Fariza Halimova

Saúde reprodutiva das mulheres de diferentes grupos étnicos

Fariza Halimova

Saúde reprodutiva das mulheres de diferentes grupos étnicos

ScienciaScripts

Imprint

Cover image: www.ingimage.com

This book is a translation from the original published under ISBN 978-620-4-98023-2.

Publisher:
Sciencia Scripts
is a trademark of
Dodo Books Indian Ocean Ltd. and OmniScriptum S.R.L publishing group

120 High Road, East Finchley, London, N2 9ED, United Kingdom
Str. Armeneasca 28/1, office 1, Chisinau MD-2012, Republic of Moldova, Europe
Printed at: see last page
ISBN: 978-620-7-62341-9

FARIZA TURSUNBAEVNA KHALIMOVA

SAÚDE REPRODUTIVA DAS MULHERES DE DIFERENTES GRUPOS ÉTNICOS

ÍNDICE DE CONTEÚDOS

A saúde reprodutiva distingue-se do problema geral de saúde devido ao seu significado social e político. Ao mesmo tempo, a análise da literatura nacional e estrangeira mostra que a proteção da saúde reprodutiva das mulheres é um dos mais importantes problemas médicos e sociais de importância estatal, uma vez que a saúde reprodutiva das mulheres é o principal potencial de reprodução da população do país, o seu recurso demográfico, sem o qual não é possível o crescimento económico nem social do Estado [30; 5; 182]. Tanto os indicadores fisiológicos da saúde reprodutiva como a natureza das suas perturbações dependem das condições climáticas, geográficas e ambientais em que a mulher vive, da sua etnia [3; 226; 141].

As mudanças socioeconómicas e políticas ocorridas na Rússia nos últimos 25 anos também afectaram os processos demográficos e tiveram um impacto no comportamento reprodutivo, sexual e migratório das pessoas, nas relações familiares e matrimoniais - [5], e muitos dos problemas e tendências relacionados com a fertilidade e a saúde reprodutiva da população estão a tornar-se relevantes não só na Rússia, mas também em muitos outros países da CEI, incluindo a República do Tajiquistão - [46; 14].

As últimas décadas do século passado caracterizaram-se por avanços significativos no diagnóstico e tratamento de várias formas de perturbações da fertilidade [3; 215]. Ao mesmo tempo, é de particular importância a ligação atualmente estabelecida entre as perturbações da função reprodutiva do organismo feminino e as suas características raciais e étnicas, as condições climático-geográficas, socioeconómicas e ambientais em que a mulher vive [145; 226].

Como demonstrado por numerosos estudos, no processo de evolução sob a influência da seleção natural, bem como sob a influência de várias condições ambientais, os representantes de diferentes grupos étnicos formaram e fixaram hereditariamente características estruturais e funcionais inerentes apenas a eles, que tinham um valor adaptativo, determinavam o tipo antropológico e influenciavam a função reprodutiva [162; 215; 216; 160; 186].

Tradicionalmente e de forma bastante justificada, a estrutura dos distúrbios reprodutivos é caracterizada por causas anatómicas, agentes infecciosos, factores endócrinos, causas genéticas e imunológicas. No entanto, apesar dos progressos alcançados, os problemas de preservação da gravidez ainda estão longe de uma solução definitiva [26; 172]. A importância do estado hormonal na formação da saúde reprodutiva está a ser intensamente estudada e as características populacionais do suporte hormonal das funções reprodutivas continuam a ser uma das áreas actuais de investigação.

A possibilidade de uma adaptação adequada do organismo da mulher ao meio ambiente é, em grande parte, proporcionada pela influência das hormonas sexuais, cuja alteração da concentração conduz a uma diferença significativa na regulação humoral das funções corporais [26; 34; 194; 212]. Ao mesmo tempo, os distúrbios reprodutivos nas mulheres (infertilidade, falha na gravidez, nado-morto, etc.) estão mais frequentemente associados à patologia endócrina. Por exemplo, a infertilidade feminina endócrina é responsável por cerca de 30-40% da estrutura dos casamentos inférteis [32].

A genética das populações humanas abre novas direcções promissoras para a avaliação da saúde das populações perante a ciência médica moderna. Atualmente, está provada a relação entre as características genéticas e demográficas das populações que determinam os seus pools genéticos e vários tipos de patologia reprodutiva - [40]. No entanto, o número destes estudos é ainda reduzido. A influência das características genéticas na saúde reprodutiva da mulher ainda não foi adequadamente abordada na literatura científica e os dados disponíveis são frequentemente contraditórios - [50]. O estudo do papel dos factores imunogenéticos nas doenças reprodutivas é considerado promissor do ponto de vista da previsão das doenças reprodutivas e do combate à infertilidade, mas este aspeto do estudo do problema ainda está longe da revelação final do papel da imunogenética na formação da saúde reprodutiva. A imunologia reprodutiva, por um lado, exige uma decifração aprofundada dos mecanismos imunológicos e, por outro lado, necessita de marcadores fiáveis das condições imunopatológicas associadas às doenças reprodutivas. A frequência da combinação de patologia autoimune e perturbações reprodutivas tem de ser avaliada numa perspetiva populacional. O exemplo da reação antifosfolipídica mostra a perspetiva de desenvolver escalas para a avaliação quantitativa do risco de doenças reprodutivas, o que permitiria começar a criar e a implementar amplamente um sistema de medidas eficazes para a sua prevenção.

Consideram-se particularmente relevantes as questões de imunogenética baseadas na genotipagem HLA, que já hoje trazem resultados que são ativamente implementados na prática clínica - [140; 139].

Com base nos sucessos da imunogenética, bem como em ligação com o rápido desenvolvimento da ciência da imunidade em geral, o estudo da imunologia do processo reprodutivo que ocorre no corpo feminino avançou significativamente nos últimos anos e é reconhecido como uma das direcções mais promissoras na resolução dos problemas das doenças reprodutivas [27; 189]. O desenvolvimento do conhecimento moderno das células do sistema imunitário e dos mecanismos moleculares da sua interação, complementado pelo crescimento das tecnologias de diagnóstico, permite-nos penetrar mais profundamente na essência das alterações imunológicas que acompanham a reprodução e trabalhar com sucesso no sentido do desenvolvimento de medidas terapêuticas eficazes relacionadas com esta área das doenças reprodutivas [37; 156; 221].

Os estudos sobre os processos auto-imunes que acompanham a realização das funções reprodutivas estão a desenvolver-se, uma vez que foi estabelecido que cerca de 20% das mulheres com insucesso habitual da gravidez e complicações da gravidez têm perturbações auto-imunes causadas por anticorpos antifosfolípidos, têm taxas elevadas de anticorpos antinucleares, bem como anticorpos para componentes da tiroide [31; 127; 179].

Todos estes problemas, apesar do seu desenvolvimento ativo, ainda têm muitos pontos em branco, enquanto as questões relacionadas com o desenvolvimento de critérios de risco para violações da saúde reprodutiva das mulheres e que permitam prever o seu desenvolvimento a nível pré-natológico continuam a ser as mais urgentes.

Objetivo do estudo: testar a abordagem de agrupamento de populações para avaliar o risco de perturbações da saúde reprodutiva em mulheres em idade fértil nas populações russa e tajique e desenvolver critérios quantitativos para essa avaliação na fase pré-natológica.

A fim de atingir o objetivo declarado, foram formulados os seguintes objectivos

objectivos da investigação:

1. Clarificar as normas fisiológicas e identificar as características populacionais das mulheres em idade fértil nas populações russa e tajique, tendo em conta as características imunogenéticas e os dados hormonais e do estado imunitário.
2. Com base em características imunogenéticas, hormonais e imunológicas informativas, efetuar uma análise de agrupamento de populações de mulheres russas e tajiques para identificar características associadas a antecedentes obstétricos favoráveis e desfavoráveis.
3. caraterizar o estado hormonal das mulheres das populações russa e tajique em risco de perturbações reprodutivas, a fim de identificar alterações quantitativas das hormonas associadas ao processo reprodutivo.
4. caraterizar o estado imunitário das populações de mulheres russas e tajiques em risco de perturbações reprodutivas, a fim de identificar alterações quantitativas nas células do sistema imunitário e nas imunoglobulinas de diferentes classes associadas ao processo reprodutivo.
5. Caracterizar o componente autoimune em mulheres das populações russa e tajique em risco de doenças reprodutivas, a fim de identificar alterações quantitativas nos auto-anticorpos que possam afetar o processo reprodutivo.
6. Criar um sistema de avaliação integral do risco de perturbações da

saúde reprodutiva em mulheres das populações russa e tajique, desenvolver algoritmos para a sua utilização e testar este sistema numa coorte de mulheres em gestação com acompanhamento posterior em catamnese.

Novidade científica do estudo

Pela primeira vez, foram apresentadas abordagens metodológicas para a avaliação do risco de perturbações da saúde reprodutiva em mulheres em idade fértil nas populações russa e tajique, bem como critérios quantitativos para essa avaliação na fase pré-natológica, com base num material clínico de dimensão fiável.

No processo de realização da investigação pela primeira vez:

- normas fisiológicas especificadas para o teor de hormonas, indicadores do estado imunitário e processos auto-imunes no sangue, tendo em conta a pertença das mulheres à população russa ou tajique;

- Foi demonstrada a elevada eficiência da abordagem de agregados populacionais na análise das perturbações da saúde reprodutiva das mulheres e na identificação de marcadores de risco para essas perturbações;

- Foi estabelecido que as populações de mulheres russas e tajiques são caracterizadas por diferentes marcadores de risco para doenças reprodutivas;

- Foi confirmado que um conjunto de variantes alélicas desfavoráveis à saúde reprodutiva, em particular os genes HLA-DRB1*04 e HLA-DQA1*0103, está associado a perturbações reprodutivas, independentemente da afiliação populacional da mulher;

- Foi demonstrado que, na população de mulheres russas com perturbações reprodutivas, se podem distinguir dois grupos de risco, um dos quais é dominado por alterações imunológicas, incluindo alterações auto-imunes, e o outro tem alterações hormonais;

- É igualmente demonstrado que, na população de mulheres tajiques com função reprodutiva prejudicada, num dos grupos de risco prevalece uma combinação de alterações imunológicas, de natureza diferente das das mulheres russas, enquanto no outro grupo de risco são observadas alterações auto-imunes características das reacções antifosfolípidas;

- Foram determinados os intervalos de critério dos desvios de cada indicador informativo em cada população de mulheres com perturbações reprodutivas;

- Foram desenvolvidos marcadores integrais de perturbações reprodutivas para cada um dos 4 grupos de risco, foram estabelecidos intervalos de valores prognósticos significativos destes marcadores e a sua eficácia prognóstica foi comprovada.

CAPÍTULO 1. ESTADO ACTUAL DO PROBLEMA DA AVALIAÇÃO DAS PERTURBAÇÕES DA SAÚDE REPRODUTIVA NAS MULHERES EM IDADE FÉRTIL

1.1 Conceito e critérios de avaliação do trabalho reprodutivo saúde da mulher

De acordo com a definição da OMS: "A saúde reprodutiva é um estado de completo bem-estar físico, mental e social e não apenas a ausência de doença ou enfermidade em todos os domínios relacionados com o sistema reprodutor, as suas funções e processos, incluindo a reprodução e a harmonia nas relações psicossociais no seio da família. A saúde da população, incluindo a saúde reprodutiva, é determinada pela situação económica e social da população, pelos processos demográficos e pelas condições ambientais de vida - [62].

No início da década de 1990, a Rússia entrou num período de despovoamento prolongado, uma das principais razões para isso foi a taxa de natalidade ultra-baixa - [7]. Em geral, de 1995 a 2008, a perda de população na Rússia totalizou 5,7 milhões de pessoas e, desde 2009, registou-se um aumento, que em 2014 ascendeu a 0,9 milhões de pessoas. Um ko, os peritos da Escola Superior de Economia da Universidade Nacional de Investigação prevêem, no futuro, a instabilidade da tendência de aumento natural, e as perspectivas de alterações no número da população da Rússia estarão em grande parte associadas a processos de migração - [76].

Neste contexto, o conceito de política demográfica da Federação Russa para o período até 2025, aprovado pelo Decreto Presidencial n.º 1351, de 9 de outubro de 2007, identificou o reforço da saúde reprodutiva e a instituição da família como áreas prioritárias da política estatal, uma vez que delas depende não só o nível de fertilidade, mas também a viabilidade das gerações futuras - [56].

A saúde reprodutiva de uma mulher implica a ausência de doenças do sistema reprodutivo, a capacidade de reproduzir a descendência e determina o número de filhos numa família: atualmente, 65,5% das famílias russas têm um filho e apenas 12,9% têm três ou mais filhos. Entre a população total da Rússia, o número de mulheres é superior a 53%, das quais 27,5% (36 milhões) estão em idade reprodutiva. No entanto, de acordo com as projecções, o número de mulheres em idade reprodutiva mais ativa (20-29 anos) pode descer para 7,5 milhões em 2021, contra 11 milhões em 2014. Verifica-se também uma deformação da estrutura etária das mulheres em idade fértil: um aumento da idade média de todas as mulheres que dão à luz (até 27,1 anos) e das primogénitas (até 24,7 anos) e uma deslocação do pico de fertilidade do grupo etário dos 20-24 anos para o grupo etário dos 25-29 anos [7].

As tendências dos factores de fertilidade na Federação Russa correspondem às tendências globais, mas têm as suas próprias especificidades. Em primeiro lugar, é a desvalorização da instituição da família, evidenciada por um declínio de 15 por cento nas taxas de casamento (de 10,6 por cento em 1980 para 9,2 por cento em 2011) e uma elevada taxa de divórcio (4,7 por cento em 2011). Na Rússia moderna, um em cada dois casamentos acaba e um em cada três filhos nasce de uma mulher solteira. A transformação do comportamento reprodutivo, caracterizada pela disseminação do início precoce da vida sexual, pela lealdade à mudança de parceiro, pela utilização de contraceptivos de baixa eficácia e pelo declínio das atitudes em relação à maternidade, até ao ponto da recusa consciente de dar à luz - "child free" - é uma consequência da revolução sexual que está a ter lugar na Rússia desde o final da década de 1980, tal como descrito por Pitirim Sorokin em 1954 para a sociedade americana. Como consequência, apenas 5% das famílias na Rússia moderna têm três ou mais filhos - [52].

A avaliação das componentes da saúde reprodutiva e do comportamento reprodutivo está indissociavelmente ligada à reprodução da população. Para manter a população pelo menos ao nível atual, é necessária uma taxa de fertilidade de 2,15. Atualmente, é de apenas 1,17 na Rússia. Analisando o nível da taxa de natalidade, abortos e morbilidade, é fácil concluir que quase todas as regiões da Rússia precisam não só de estabilização e crescimento populacional, mas também da criação de condições para melhorar a situação demográfica [66].

Muitos dos problemas e tendências descritos relacionados com a fertilidade e a saúde reprodutiva da população são registados não só na Rússia, mas também em muitos outros países da CEI.

Assim, os problemas demográficos e as questões de saúde reprodutiva estão a tornar-se cada vez mais prementes, ano após ano, na região da Ásia Central e, em especial, na República do Tajiquistão [8]. Depois de conquistar a independência em 1999, a República do Tajiquistão enfrentou grandes problemas inerentes ao período de transição, que foram ainda agravados pela instabilidade política e pela guerra civil (1992). Antes da sua independência, o Tajiquistão era o país mais pobre de todas as outras repúblicas da antiga União Soviética. Durante os anos da independência, apesar das dificuldades significativas no seu estatuto socioeconómico, o país, com o apoio da comunidade internacional, tomou medidas sérias para desenvolver uma ação global de proteção da saúde das mulheres; ratificou importantes documentos internacionais sobre a proteção dos direitos das mulheres e das crianças; desenvolveu um quadro legislativo para a proteção das mães e das crianças; e criou um serviço de cuidados de saúde reprodutiva. Em 2002, o Governo adoptou a Lei da Saúde Reprodutiva e dos Direitos Reprodutivos. Os problemas de proteção da saúde pública estão reflectidos nos documentos estratégicos "Estratégia da República do Tajiquistão sobre a proteção da saúde pública para o período até 2010" e outros. - [56].

O declínio da taxa de natalidade em vários países leva a uma redução da população e, consequentemente, a uma diminuição da percentagem de jovens na sua estrutura, o que constitui um risco demográfico significativo para o desenvolvimento de um país. Manifesta-se, antes de mais, num declínio do potencial criativo dos jovens. A necessidade de garantir a segurança demográfica, a transição para um desenvolvimento inovador determina a pertinência da investigação sobre o comportamento reprodutivo da população e os factores que o determinam [52, 86].

A saúde reprodutiva das mulheres depende de muitos factores: hereditariedade, estilo de vida, riscos profissionais e doenças de vários órgãos e sistemas. Na Rússia, no Tajiquistão e noutros países da CEI, a saúde reprodutiva das mulheres está a deteriorar-se: o número absoluto de mulheres saudáveis não ultrapassa os 6%. A situação reprodutiva é agravada pelo aumento da incidência de doenças ginecológicas, incluindo infecções sexualmente transmissíveis, uma taxa consistentemente elevada de abortos e infertilidade [7, 63].

Um fator social importante que pode ter um impacto profundo na saúde reprodutiva é o estatuto socioeconómico. Vários factores socioeconómicos, como o nível de instrução da mulher, o rendimento per capita, a disponibilidade de emprego, a idade do primeiro casamento, a esperança de vida e a mortalidade infantil, foram referidos pelos sociólogos como indicadores associados à fertilidade [126]. Verificou-se que o baixo estatuto socioeconómico, com circunstâncias agravantes, fontes de stress como a desnutrição e as dificuldades financeiras, afectam a reserva ovárica da mulher, o que deve ser tido em conta na abordagem das doentes inférteis - [126].

Um fator social, como a situação profissional da mulher antes ou durante a gravidez, desempenha um papel importante e tem sido associado a uma série de outros factores, incluindo a idade da mulher, o índice de massa corporal antes da gravidez, as intenções de gravidez, o tabagismo, o consumo de álcool e o rendimento recebido. A situação profissional foi significativamente associada a muitos factores de risco comuns para resultados adversos na gravidez - [178].

Dada esta variedade de factores que influenciam a saúde reprodutiva da mulher, vários autores concluem que são necessárias abordagens interdisciplinares para melhorar a saúde materna e reprodutiva e os resultados da gravidez das mulheres desfavorecidas em termos de educação, local de residência, fertilidade e acesso a serviços médicos - [201].

As causas dos distúrbios reprodutivos são extremamente diversas e nem sempre claramente definidas. Como já foi referido, incluem uma série de factores sócio-ambientais: maus hábitos, factores negativos do ambiente industrial, vida familiar insatisfatória, trabalho físico extenuante, situações de stress, etc. [90]. - [90]. Os factores de risco das doenças reprodutivas nas condições modernas incluem o aumento da idade materna, a obesidade, o tabagismo, o álcool, a patologia existente e as anomalias anatómicas do sistema reprodutivo [120]. Os factores médicos são separados: falhas genéticas dos cariótipos dos pais, embrião, perturbações do sistema endócrino, patologia do desenvolvimento uterino, doenças infecciosas, abortos anteriores, nados-mortos, etc. [90]. - [90].

Na Federação Russa, 12 milhões de mulheres de toda a população feminina sofrem de infertilidade e a incidência de insucesso da gravidez varia entre 10-25% de todas as gravidezes [65, 180]. A proporção de casamentos inférteis é de 12-30% e não tem tendência para diminuir, pelo que é necessário continuar a procurar formas de diagnosticar e tratar a infertilidade e a não gravidez - [57]. Os autores da República do Cazaquistão indicam um valor de 12% de casamentos inférteis, comentando que muitos indivíduos inférteis acabam por casar fora do casamento, o que torna a verdadeira incidência da infertilidade ainda mais elevada. Ao mesmo tempo, os peritos da Organização Mundial de Saúde consideram que a taxa de 15% de casamentos inférteis constitui um grave problema de saúde pública [6].

De acordo com O.I. Apolikhin, N.G. Moskaleva, V.A. Komarova [5], existem duas formas possíveis de resolver o problema da melhoria da saúde reprodutiva da nação - extensiva e intensiva. A forma extensiva envolve o tratamento das doenças existentes e das suas complicações, a chamada profilaxia terciária, que exige grandes investimentos em cuidados médicos. Esta via é dispendiosa, mas necessária, e atualmente é implementada com sucesso em centros federais que fornecem cuidados médicos especializados e lógicos de alta tecnologia. O ponto principal da via intensiva é a preservação da saúde, a prevenção primária, o trabalho de educação para a saúde e o envolvimento ativo do indivíduo no cuidado da sua própria saúde. No contexto da criação de novas tecnologias médicas, a melhor forma é reforçar a prevenção das doenças. A deteção precoce de doenças e a promoção de um estilo de vida saudável são medidas altamente eficazes e de baixo custo. Este modelo de cuidados de saúde já tinha sido criado na Rússia em 1918 por N.A. Semashko. Baseava-se em princípios unificados de organização e centralização do sistema de cuidados de saúde; igualdade de acesso aos cuidados de saúde para todos os cidadãos; atenção prioritária à infância e à maternidade; unidade de prevenção e tratamento; eliminação das bases sociais da doença; envolvimento do público nos cuidados de saúde. Atualmente, a sensibilização e a adoção de uma atitude responsável em relação à saúde revestem-se de especial importância, nomeadamente através de incentivos económicos (por exemplo, a individualização dos seguros). Os programas eficazes devem ser considerados como aqueles que, a um custo mínimo, produzem resultados sociais máximos medidos na melhoria da qualidade de vida da população do país e dos seus indicadores demográficos de saúde [5].

Por exemplo, o desenvolvimento de uma via alargada para melhorar a saúde reprodutiva nos países de baixo e médio rendimento demonstrou que, na ausência de cuidados de saúde adequados, as doenças maternas e dos recém-nascidos contribuem para elevadas taxas de mortalidade. A combinação de estratégias de procura e de prestação de serviços constitui um grande desafio. A aplicação destas intervenções teve um impacto significativo na redução dos nados-mortos e da mortalidade perinatal e neonatal - [208].

Ao mesmo tempo, para aplicar as reservas disponíveis, as regiões, para além das medidas gerais previstas nos programas estatais de proteção da saúde reprodutiva, devem concentrar os seus esforços em tarefas específicas. Cada grupo de territórios caracteriza-se por problemas próprios de saúde reprodutiva, que conduzem, por um lado, à sub-realização dos projectos reprodutivos das mulheres devido à infertilidade e, por outro, à perda de filhos desejados devido a abortos espontâneos, abortos tardios e nados-mortos [47].

Tendo em conta os conhecimentos existentes, foi delineada uma série de direcções prioritárias para a resolução dos problemas de preservação da saúde reprodutiva. Estas são, em primeiro lugar, a redução e a prevenção da mortalidade materna e perinatal, a reorientação das mulheres do aborto como principal método de controlo da natalidade para meios modernos e eficazes de contraceção, a educação sexual destinada a evitar gravidezes indesejadas e a prevenção de doenças sexualmente transmissíveis - [106].

Também deve ser tido em conta que 40-46% de 100 casais sem filhos não têm filhos devido à infertilidade masculina, que está associada à genética, às infecções sexualmente transmissíveis, à influência de factores ambientais nocivos, às condições de trabalho e aos maus hábitos na saúde reprodutiva masculina. Os factos numéricos provam de forma convincente a importância de uma atitude cuidadosa em relação à saúde reprodutiva não só das mulheres, mas também dos homens - [106, 223].

A fim de identificar os problemas específicos da região relacionados com a saúde reprodutiva, deve ser dada especial atenção à análise dos critérios existentes e ao desenvolvimento de novos critérios de avaliação da saúde reprodutiva.

De acordo com as estimativas actuais, a caraterização da saúde reprodutiva da mulher como um critério de diagnóstico ambiental inclui pelo menos 10 indicadores principais:

(1) ameaça de aborto;

(2) Toxicidade das cabras na segunda metade da gravidez;

(3) abortos espontâneos (interrupção da gravidez masculina antes das 20 semanas);

(4) trabalho de parto prematuro (interrupção da gravidez antes das 37 semanas);

(5) expulsão prematura das águas fetais;

(6) anomalias do trabalho de parto;

(7) patologia e mortalidade perinatal;

(8) mortalidade infantil;

(9) patologia neonatal;

(10) malformações congénitas - [62]. Ao mesmo tempo, a mortalidade materna e infantil deve ser considerada o indicador mais importante da saúde reprodutiva da população [- 6].

No entanto, segundo A.K.Lawson, E.E.Marsh - [183], os estudos médicos clínicos destinados a determinar os critérios das perturbações da saúde reprodutiva ignoram muitas vezes as características individuais das mulheres e, sobretudo, a sua filiação populacional.

1.2 Influência de factores étnicos e climático-geográficos sobre a saúde reprodutiva das mulheres

O estudo dos processos de adaptação de diferentes grupos étnicos às condições ambientais climáticas e geográficas é uma prioridade no domínio da investigação biomédica [2, 17, 45, 51, 189]. Ethnos é definido como "um grupo de pessoas que falam a mesma língua, reconhecem a sua origem comum, possuem um conjunto de costumes, um modo de vida, mantido e santificado pela tradição e que se distingue dos de outros grupos" - [33, 38].

Numerosos estudos mostram que os habitantes de diferentes regiões geográficas diferem entre si nas características morfofuncionais, no metabolismo básico, proteico, lipídico e mineral, no estado enzimático e hormonal, no aparelho genético da célula e nas funções reprodutivas. Estes sinais são especialmente pronunciados em habitantes de regiões com condições ambientais extremas [21, 30, 41, 68, 93, 139] ou em caso de alterações globais [173, 179, 199].

Numerosos estudos realizados por autores nacionais e estrangeiros modernos atestam que séculos de vida das populações humanas em condições habituais determinaram não só a sua aparência externa e características culturais, mas também características morfofuncionais específicas, peculiaridades da atividade vital do organismo como um todo. Há razões para crer que a maior parte das características mais importantes dos aborígenes de diferentes regiões climatogeográficas se formaram nos primórdios da história humana, ou seja, nas épocas em que a dependência humana do impacto do habitat natural era ainda muito elevada - [61, 102].

As alterações adaptativas das estruturas morfo-fisiológicas resultantes de mutações úteis à atividade vital em condições alteradas foram fixadas pela seleção natural, preservando os principais traços genéticos que caracterizam o homem. Com o desenvolvimento da produção social, a relação entre o homem e a natureza é cada vez mais mediada pelas relações sociais - [50].

Na literatura existe informação sobre a existência de diferenças étnicas das constantes fisiológicas mais importantes do organismo no funcionamento não só de sistemas enzimáticos individuais, mas também nas reacções do sistema neuroimunoendócrino ao impacto de factores exógenos e endógenos inadequados - [70, 154, 186].

O artigo de N.A. Aghajanian e I.I. Manakova [1] apresenta uma revisão dos dados sobre as características morfofuncionais e o curso das doenças em indivíduos com diferentes afiliações étnicas e raciais. É demonstrado que estas características são causadas por factores genéticos, culturais, socioeconómicos e ambientais.

O mesmo, em particular, é discutido no livro de N.G.Gomboeva [29] sobre o exemplo da análise da saúde, situação demográfica, adaptação de diferentes grupos étnicos (russos, buriates) da Transbaikalia Oriental.

A função reprodutiva do organismo feminino é particularmente sensível aos efeitos de factores ambientais nocivos de qualquer intensidade, mesmo pequena, incluindo os sublimiares [4, 64].

Do ponto de vista da sobrevivência de uma espécie biológica, o sistema reprodutor serve como um instrumento de seleção natural, em resultado do qual um número significativo de embriões inviáveis é eliminado - [83, 166].

Os resultados dos estudos de D.A.Hojamuradova e T.A.Nazarenko [101] confirmam não só a heterogeneidade e a complexidade da patologia com formas graves de lesões do sistema reprodutor, mas também a influência das peculiaridades regionais nestas doenças. É de salientar que, na República do Tajiquistão, as formas endócrinas de infertilidade nas mulheres foram encontradas sob a forma de disfunção hipotálamo-hipofisária (síndrome dos ovários poliquísticos - 24,7%), hiperprolactinemia - 18.5%, insuficiência hipotalâmico-pituitária (hipogonadismo hipogonadotrópico - 2,8%), insuficiência ovárica (hipogonadismo hipergonadotrópico - 1,6%), malformações congénitas dos órgãos reprodutores - 7,7%, hipotiroidismo (síndrome de Van Wyk-Ross-Henness) - 8,6% dos casos. A prevalência de malformações congénitas dos órgãos reprodutores e de hipotiroidismo na estrutura das formas endócrinas de infertilidade é caraterística do Tajiquistão. Tanto no período da menopausa como no da pós-menopausa, foram registadas perturbações do sistema reprodutivo nas mulheres tajiques, que apresentam peculiaridades regionais e estão relacionadas com as condições étnicas, climático-geográficas e socioeconómicas da função reprodutiva e do comportamento reprodutivo [74]. Essas peculiaridades exigem novas abordagens para a prevenção e o diagnóstico dessas doenças nesse contingente de pacientes em termos de recuperação do sistema reprodutivo - [101].

L.V. Sholokhov et al. [98], comparando diferentes grupos étnicos de Tofolaria (uma região histórica e cultural na parte central do Sayan Oriental, a oeste da região de Irkutsk), mostraram que nas raparigas de etnia Tof e nas raparigas europeias, já no grupo etário dos 7-11 anos, existem diferenças no conteúdo das fracções activas das hormonas da tiroide, indicando diferentes mecanismos de manutenção da homeostase da tiroide. Estas diferenças persistem no grupo etário dos 12-14 anos, e as alterações na parte hipofisária deste sistema juntam-se às diferenças existentes. O funcionamento da ligação hipófise-tiroide do sistema de regulação neuroendócrina nas raparigas de 15-18 anos, habitantes indígenas da Tofalaria, processa-se de forma mais económica. Isto parece ser uma consequência da adaptação a longo prazo, geneticamente determinada, do organismo dos indígenas a factores ambientais climáticos e geográficos extremos.

Uma avaliação científica das peculiaridades da saúde reprodutiva das raparigas adolescentes na Mordóvia é apresentada no trabalho de N.A. Buralkina [28], e das raparigas de diferentes grupos étnicos em Altai no artigo de E.S. Vemilyaeva e E.G. Voronkov [28].

O artigo de E.M. Aleksandrova et al [3] apresenta os resultados do estudo da patologia obstétrica, da taxa de crescimento fetal e dos indicadores morfométricos de mulheres de diferentes grupos étnicos. Foram determinadas as perspectivas da etnia no desenvolvimento de normas regionais.

No trabalho de A.V. Labygina et al. - 41] estabeleceram a importância das alterações das hormonas da tiroide na infertilidade em diferentes grupos étnicos: para as mulheres russas inférteis e férteis que vivem na República da Buriácia, os sinais informativos são os indicadores do nível da hormona da tiroide, para as mulheres Buryat inférteis e férteis - os indicadores da tiroxina ligada, e para as mulheres europeias com infertilidade, mioma uterino e endometriose que vivem na região de Irkutsk - os níveis de tiroxina e triiodotironina.

L.F. Pisareva [51] estudou o estado hormonal de mulheres de diferentes nacionalidades (Altai, Buryat, Russa, Tuvan, Khakaski) que vivem na Sibéria e no Extremo Oriente, e mostrou que cada grupo étnico é único e tem um estado hormonal que lhe é peculiar. Foram reveladas diferenças étnicas no estado físico (altura e peso) das mulheres. Presume-se que o risco de desenvolvimento de cancro da mama está associado a um desequilíbrio na homeostase hormonal causado por factores ambientais externos. A informação sobre a distribuição de indicadores quantitativos do estado hormonal e a natureza sistémica das reacções das glândulas endócrinas nos indígenas Pamirianos é também apresentada por A.V.Stepnova [28].

De acordo com I.V.Radysh et al [28], existem flutuações intra-anuais significativas da fertilidade em todas as mulheres que vivem na região polar. A peculiaridade da homeostase hormonal nas mulheres do Extremo Norte é uma elevada percentagem de elevações adicionais de prolactina e gonadotropinas no plasma sanguíneo, especialmente da hormona luteinizante. Foi estabelecido que as mulheres nas regiões polares têm uma diminuição da fertilidade durante a noite polar. Em particular, foi descrita a cessação da menstruação durante este período nas mulheres esquimós.

L.M.Christian et al. - 141], nos seus estudos, mostraram que as mulheres afro-americanas têm duas vezes mais partos prematuros do que as mulheres brancas.

F.Wakeel et al. - [226] estudaram a influência dos factores raciais e étnicos na gravidez. Utilizando modelos lineares generalizados multivariados, foi demonstrada a relação entre os factores raciais e étnicos das mulheres de Los Angeles e a gravidez.

Entre os factores importantes que têm um efeito adverso na mulher e na descendência, contam-se as influências ambientais, que são determinadas pelo estado da bacia atmosférica, do solo, da composição da água potável e dos escudos alimentares, dos fenómenos atmosféricos e da atividade solar [3, 9, 32, 109, 111]. A natureza e a quantidade dos alimentos ingeridos em certas regiões estão também frequentemente associadas à saúde reprodutiva das mulheres, como demonstram os investigadores chineses nos seus trabalhos sobre o impacto do peso a menos e do peso a mais nesta importante função [185]. Em ligação com o desenvolvimento ativo da agricultura em condições de economia de mercado, muitas novas preparações químicas de diferentes acções (herbicidas, fungicidas, insecticidas, agentes de tratamento de sementes e outros) são anualmente introduzidas na prática generalizada para aumentar o rendimento e preservar os produtos. Os mecanismos dos seus efeitos na reprodução dos organismos vivos são ativamente debatidos na literatura [1, 44].

As características ecológicas e fisiológicas do organismo feminino dos habitantes indígenas da região polar estão associadas ao facto de a idade da menarca nas raparigas Evenk ser de 13,2 anos, e nas raparigas do distrito de Nenets - 12,6-13,0 anos. Os nativos de Chukotka têm uma idade de menarca mais tardia - 13,9 anos - [42].

Um estudo efectuado por S.M. Mukhamadieva [46] sobre a função reprodutiva em climas quentes revelou que a idade média de início da menarca na Índia - nos distritos do Planalto de Dakama - é de 13,5 anos, e no estado de Bihar - 12,9 anos. Para as raparigas da Birmânia e Assamma é de 13,2 anos, na Nigéria de 14,3 anos, na Síria de 12,1 anos e no Tajiquistão de 13,5 anos. De acordo com N.B. Timofeeva (2007), no Uzbequistão, a idade média da menarca para as raparigas urbanas era de 13,2 anos, enquanto para as raparigas rurais era de 14,4 anos.

Estudos ecológicos e fisiológicos de populações indígenas revelaram um início mais tardio da menarca nas mulheres que vivem em condições montanhosas. Foi estabelecido que as raparigas das zonas montanhosas do Cáucaso têm a sua primeira menstruação dois anos mais tarde do que as suas congéneres das planícies. O mesmo se verificou no Pamir Oriental (3600-4000 metros de altitude). Verificou-se que as raparigas quirguizes amadurecem mais tarde e têm menstruações pesadas (47,1%) e dolorosas (44%) [42].

No decurso da adaptação a condições naturais, climáticas e sociais específicas, forma-se um retrato ecológico de uma nova etnia com uma cultura única e traços morfofisiológicos peculiares, que juntos constituem o "corpo" da etnia, assegurando a preservação a longo prazo da certeza biológica, social e cultural e a influência na saúde reprodutiva - [43, 104]. Nas condições modernas, há um processo de degradação do ethnos, causado pela civilização, que influencia o ethnos como um poderoso fator destrutivo - [59]. A medicina precisa de mudar os seus postulados ultrapassados, introduzir novos paradigmas cientificamente fundamentados, novos princípios morais e éticos, tendo em conta as peculiaridades individuais, incluindo o género, a idade e a etnia de uma pessoa. Isto é especialmente importante porque os problemas de reprodução estão a ser cada vez mais resolvidos com a ajuda da fertilização in vitro - [28], o que exige a consideração obrigatória destas características. A este respeito, o estudo dos problemas étnicos de adaptação de indivíduos que vivem em diferentes regiões climáticas e geográficas parece ser relevante.

1.3 O papel dos factores genéticos nas doenças funções reprodutivas

O facto de as anomalias cromossómicas poderem estar subjacentes à infertilidade, ao insucesso da gravidez e a outras manifestações de distúrbios reprodutivos é inquestionável [4, 37, 120, 124].

Muitos investigadores acreditam que as perdas fetais são, na maioria das vezes, de natureza imunológica e, por isso, os antigénios HLA (HLA - human leukocyte antygenes) desempenham um papel especial nas falhas reprodutivas [144, 146, 228]. Estão localizados na superfície de todas as células e controlam a resposta imunitária, o que significa que desempenham um papel importante no decurso do processo gestacional. Os antigénios HLA são glicoproteínas (um complexo de proteínas e hidratos de carbono), cuja composição é codificada pelo gene HLA correspondente do sexto cromossoma. Por outras palavras, a combinação individual de antigénios HLA numa determinada pessoa é determinada pela combinação individual de genes HLA. Cada um dos genes pode ter muitas dezenas de variantes (alelos) - as suas várias combinações formam o conjunto de combinações de genes acima mencionado. Existem 2 classes de antigénios HLA. A classe I inclui os antigénios dos loci A, B e C, e a classe II inclui os antigénios dos loci DR, DP e DQ. Os antigénios da classe I estão presentes na superfície de todas as células nucleares do corpo humano (bem como das plaquetas), os antigénios da classe II - na superfície de nos de células envolvidas em reacções imunológicas (linfócitos B, linfócitos T activados, monócitos, macrófagos e células dendríticas) - [13, 50, 69].

Verificou-se que os antigénios HLA partilhados são mais comuns em casais que não engravidaram do que em casais com gravidezes normais [31, 97]. Em particular, o risco de disfunção reprodutiva é maior em casais em que o potencial pai tem antigénios HLA-B13 e/ou DQB1*0501 no seu fenótipo (57).

A relação imunológica entre o embrião e o corpo da mãe influencia o curso e o resultado da gravidez. O organismo materno pode produzir anticorpos contra os antigénios do complexo principal de histocompatibilidade do embrião, o que provoca reacções de incompatibilidade imunológica entre o organismo materno e o embrião durante a implantação, o que pode resultar no fracasso da gravidez. Neste sentido, o grau de compatibilidade dos alelos HLA entre os cônjuges pode afetar o curso da gravidez, e a incompatibilidade completa dos genótipos HLA, especialmente da classe II, é um fator favorável ao desenvolvimento da gravidez - [11, 57].

O.N.Bespalova et al. [28], X.P.Wang, Q.D.Lin [28] demonstraram que alguns alelos dos genes HLA de classe II estudados são protectores (alelos DRB1*15, DQA1*101, DQA1*102, DQA1*201) em termos de desenvolvimento da gravidez, enquanto outros podem predispor para o insucesso de uma gravidez única (espontânea) e habitual (alelos DRB1*04, DQA1*103, DQA1*301 e DQB1*302).

Certos alelos dos genes HLA de classe II estão associados não só à insuficiência fetal, mas também a complicações graves da gravidez [123, 177]. Por exemplo, um estudo de associação entre alelos específicos HLA de classe Ia (HLA-A e -B) e de classe II (HLA-DRB1, - DQA1, -DQB1, - DPA1 e - DPB1) revelou que, por exemplo, o alelo HLA-DPB1*04: era significativamente mais comum entre as mulheres com pré-eclâmpsia/eclâmpsia grave - [169].

Não é só a estrutura polimórfica dos genes HLA de classe II que desempenha um papel importante na saúde reprodutiva das mulheres. Nos últimos anos, os antigénios HLA de classe I têm atraído uma atenção crescente em termos da sua associação com o cumprimento das funções reprodutivas - [5].

A este respeito, podemos concordar com os argumentos apresentados por F. Grimstad, S. Krieg [159], segundo os quais os estudos dos últimos anos têm demonstrado que, na maioria das vezes, estas causas de insucesso da gravidez esporádica e habitual são de natureza imunogenética e estão associadas a reacções anormais das células assassinas naturais e das células T endometriais como linfócitos da resposta imunitária inata e adaptativa. É neste contexto que estão a ser estudadas as variantes alélicas dos genes responsáveis pela síntese do antigénio leucocitário humano (HLA) classe I e das citocinas, tendo sido obtidos resultados promissores, embora até ao momento não sejam tão numerosos que influenciem significativamente o atual estado da arte da imunogenética reprodutiva - [73, 180].

Existe um outro aspeto relacionado com a imunogenética da reprodução. As células do sistema imunitário com atividade citotóxica possuem receptores nas suas membranas capazes de reconhecer moléculas HLA classe I e, através do sinal recebido, inibir ou ativar essas células. Entre estes receptores encontram-se os KIR - Killing Immunoglobulin Receptors, e os KLR - Killing Lectin Receptors [88, 183, 207]. Por exemplo, os KIRs, de acordo com vários investigadores, contribuem para duas funções no organismo - defesa contra agentes infecciosos (KIR A) e sucesso reprodutivo (KIR B) através da participação na limitação do crescimento do trofoblasto [28] e na formação da rede vascular da placenta [28].

O papel dos ligandos KLR na realização da saúde reprodutiva foi caracterizado mais pormenorizadamente. Em particular, a molécula HLA-G pertence à categoria de HLA não clássico de classe Ib, determina a tolerância imunitária, é reconhecida pelas células assassinas naturais e pelos linfócitos T através de KIR/KLR e, por conseguinte, desempenha um papel importante na manutenção de uma gravidez bem sucedida e na resistência materna a antigénios fetais semi-alogénicos. Foi demonstrado que certos alelos do gene HLA-G (14bp) eram significativamente menos frequentes em mulheres com insucesso habitual da gravidez, o que sugere a importância deste polimorfismo para a realização da função reprodutiva nas mulheres [112, 170]. As moléculas HLA-MICB são induzidas pelo stress, têm padrões de expressão específicos da população e estão associadas à saúde reprodutiva [19].

Foi descrito o papel dos polimorfismos genéticos e de outras moléculas não clássicas da classe I do histo sov no desenvolvimento da falha precoce da gravidez - HLA-E e HLA-F [155].

Existe um outro grupo de moléculas no sistema HLA - moléculas de classe III, que incluem, em particular, o fator de necrose tumoral α (TNFα). Foi estabelecido que um dos mecanismos de predisposição para o aborto habitual pode ser devido à hipersecreção de TNFα na interface do tecido fetal-materno [95], mas este lado da imunogenética da reprodução é ainda pouco compreendido.

O estudo do papel dos factores imunogenéticos nas perturbações dos processos reprodutivos de um casal é um dos métodos mais exigidos para o diagnóstico da infertilidade. Atualmente, a infertilidade e o insucesso da gravidez são considerados doenças multifactoriais resultantes da influência combinada de factores genéticos e ambientais, cujo papel é diferente em cada caso clínico - [57], e a nossa compreensão do papel dos factores genéticos na formação da saúde reprodutiva está em constante expansão.

1.4 Papel dos factores endócrinos nas doenças

função reprodutiva da mulher

As últimas décadas do século passado caracterizam-se por realizações significativas no domínio do diagnóstico e do tratamento de várias formas de perturbações da fertilidade. Tradicionalmente e de forma bastante justificada, os factores endócrinos são destacados na estrutura dos distúrbios reprodutivos - [28, 49, 190], porque no sistema geral de regulação neuro-hormonal do organismo as hormonas reprodutivas, possuindo um amplo espetro de ação, elevada atividade biológica, efeito metabólico pronunciado, têm um lugar especial - [120, 152]. A possibilidade de uma adaptação adequada do organismo da mulher ao meio ambiente é largamente proporcionada pela influência das hormonas sexuais, cujas alterações na concentração conduzem a diferenças significativas na regulação humoral das funções corporais - [23, 49, 28].

Estruturas do SNC como o hipotálamo e a glândula pituitária, que produzem as hormonas gonadotrópicas: as hormonas luteinizante e folículo-ulcerosa, bem como a prolactina, estão diretamente envolvidas em muitos processos fisiológicos, incluindo a morfogénese, funções celulares específicas e comportamento reprodutivo em geral e o processo gestacional em particular - [84].

O próximo elo estrutural do sistema reprodutivo é o ovário, que desempenha duas funções importantes no organismo feminino: reprodutiva, expressa na formação de células germinativas femininas, e endócrina, realizada na produção de hormonas sexuais - principalmente estrogénios e progesterona, bem como a sua principal fonte - androgénios - [39]. O ovário funciona ciclicamente e, por isso, a sua estrutura e produção endócrina dependem da fase do ciclo menstrual (ovário) ou da presença de gravidez [25, 58, 77].

No que respeita à natureza cíclica da reestruturação hormonal no organismo feminino, deve ser realçado o seguinte algoritmo. A hormona folículo-estimulante (FSH), ou folitropina, é produzida pela glândula pituitária e provoca o crescimento e a maturação dos folículos ováricos, preparando-os para a ovulação - [82]. O regulador mais importante da FSH no organismo feminino é a hormona antimülleriana (AMH), produzida por células granulosas especiais de folículos em crescimento e atualmente utilizada para determinar a reserva ovárica das mulheres - [16, 82, 137, 160], e o equilíbrio redox folicular pode ser importante para a qualidade dos embriões durante a fertilização in vitro (FIV) - [196].

Sob a influência da hormona folículo-estimulante nos ovários, o crescimento dos folículos com um tamanho de 2 a 10 mm é significativamente acelerado, o que demora cerca de 7 dias - [151]. Em seguida, é selecionado o folículo dominante, que tem receptores para a hormona luteinizante e começa a produzir estradiol no sangue - [12, 175].

Enquanto a ação biológica da FSH é diretamente dirigida à foliculogénese, o efeito da hormona luteinizante (LH) no desenvolvimento folicular está relacionado com a sua capacidade de modular a produção de esteróides sexuais (esteroidogénese) - [226].

Assim, sob a influência da hormona luteinizante, os androgénios são formados a partir do colesterol nas células theca do ovário. Os androgénios das células theca chegam às células da granulosa (células da camada granular do epitélio folicular), onde, sob a ação da hormona folículo-estimulante no complexo enzimático da aromatase, são convertidos em estrogénios, em particular, a testosterona é convertida em estradiol - [67].

A testosterona é a hormona androgénica e anabolizante natural mais importante nos homens e nas mulheres - [67]. As perturbações da função reprodutora feminina são frequentemente observadas no hiperandrogenismo, uma condição patológica causada por uma secreção alterada de androgénios, perturbações do seu metabolismo e ligação na periferia. Os androgénios, sendo precursores directos das hormonas sexuais femininas, são necessários para o desenvolvimento da função reprodutora e para a manutenção da homeostase hormonal. A violação da biossíntese e do metabolismo dos androgénios tem um efeito persistente e a longo prazo em várias partes do sistema reprodutor do corpo feminino. Neste caso, o aumento do nível de testosterona nas mulheres pode ser de origem suprarrenal ou ovárica, e a identificação da causa do hiperandrogenismo ajuda a determinar o diagnóstico do nível de desidroepiandrosterona, que é sintetizada principalmente pelo córtex suprarrenal e apenas parcialmente pelas glândulas sexuais. O hiperandrogenismo na mulher é frequentemente designado como a doença do século e está associado ao progresso científico e tecnológico, ao aumento da atividade mental e física, à urbanização e à influência de situações de stress [90, 91].

O estradiol é o principal estrogénio que funciona desde a puberdade até à menopausa; é responsável por mais de quatrocentas funções no corpo feminino. Para além dos ovários, o estradiol também pode ser produzido em pequenas quantidades na zona reticular do córtex suprarrenal. Muitos investigadores consideram que o excesso de genes estro é uma possível causa de cancro do endométrio e da mama, especialmente em mulheres obesas - [67].

À medida que o folículo dominante se forma e a produção de estradiol aumenta, os níveis de FSH diminuem e, consequentemente, os outros folículos (não-líderes) desenvolvem-se em sentido inverso, e o folículo líder passa de uma fase dependente de FSH para uma fase dependente de LH/FSH. À medida que o folículo dominante se desenvolve, enche-se de fluido folicular contendo estradiol em particular e empurra o óvulo para um dos pólos, transformando o folículo numa bolha de Graaff - [26]. Todo este mecanismo está incluído no conceito de "teoria de duas células da esteroidogénese" - [91, 175]. A ovulação é o culminar de processos neuro-humorais que asseguram as funções cíclicas do sistema reprodutor - [25].

Durante a ovulação, o folículo rebenta e o óvulo é enviado para a trompa de Falópio, enquanto o antigo folículo é substituído pelo corpo lúteo, que é uma importante formação endócrina que produz outra hormona, a progesterona. Isto leva a um aumento significativo da quantidade de progesterona no corpo, cujo nível atinge um máximo cerca de 7 dias antes do início da menstruação - [22, 28].

A progesterona não é apenas uma das hormonas esteróides, mas é praticamente o progenitor da grande maioria delas [67]. A principal função da progesterona é apoiar a gravidez, uma vez que o seu papel biológico é preparar o endométrio estimulado pelos estrogénios para a implantação de um óvulo fertilizado [54, 55, 28].

Os receptores de progesterona (dois tipos) encontram-se não só no endométrio, no miométrio, nas células da granulosa pré-ovulatórias e luteinizadas, no corpo lúteo, nos testículos, nas glândulas mamárias, mas também no endotélio, no timo, nos osteoblastos, nos brônquios, nos pulmões e no pâncreas. O defeito do recetor resulta na ausência de alterações endometriais características da fase secretora do ciclo menstrual. A resistência completa ao recetor é acompanhada de infertilidade feminina, a resistência parcial ao recetor é acompanhada de possível infertilidade e abortos espontâneos [67].

Quanto ao corpo lúteo como principal produtor de progesterona, se o óvulo não tiver sido fecundado, o corpo lúteo continua a funcionar durante 12 a 15 dias. No final deste período, morre e a mulher menstrua - [39].

Quando o óvulo é fecundado, o corpo lúteo, como já foi referido, contribui para a gravidez. Neste caso, permanece ativo durante 13 a 15 semanas a partir do momento da fecundação. Após a 15ª semana, o corpo lúteo transfere os seus "poderes" para a placenta. Nesta altura, o corpo lúteo cessa a sua atividade e forma-se uma cicatriz pouco visível no seu lugar [82, 84].

O processo de implantação de um oócito fertilizado como tal, bem como a regulação parácrina e autócrina deste processo iniciado pela implantação, requer alguma atenção [131, 161, 202, 28]. O processo de implantação decorre em várias fases: (1) adesão instável do oócito voren fertilizado (blastocisto) à camada funcional do endométrio (bainha dupla decis), (2) adesão estável, (3) fase de invasão com a formação de trofoblasto com processos subsequentes de angiogénese - [142, 220, 28]. Durante a fase de adesão estável, as moléculas de adesão - E-caderinas das vilosidades do blastocisto (pinopods) - [220] e integrinas da membrana decidual - [135, 211, 28], reguladas pelo estradiol - [157], bem como as glicoproteínas uterinas MUC1, cuja expressão é regulada pelo progeste ron - [162, 28], desempenham um papel muito importante. Os factores de crescimento - fator de crescimento epidérmico - [212, 229, 28], fator de necrose tumoral α produzido pelo trofoblasto e pelas células endometriais - [28] e outros são de grande importância no processo de implantação para o desenvolvimento do trofoblasto e da membrana decidual através da atividade proliferativa das células. O significado funcional mais importante na realização de todos estes processos pertence, em primeiro lugar, à progesterona [156, 165, 167, 178, 28].

Voltando ao papel regulador das hormonas sexuais, pode acrescentar-se que, nas mulheres em idade fértil, a secreção de gonadotropinas desempenha um papel muito importante na regulação do ciclo menstrual. Durante a menopausa, a produção de hormonas sexuais diminui e, devido ao feedback negativo, a secreção de gonadotropinas pela glândula pituitária (em particular, FSH) aumenta significativamente, revelando-se mais elevada do que no período fértil [14, 24, 53, 105]. Níveis baixos de gonadotrofinas podem ser observados, por exemplo, na insuficiência hipofisária - [53, 105, 222]. No caso de atraso no desenvolvimento sexual, o diagnóstico de perturbações hormonais nas raparigas segue o padrão correspondente à deteção de insuficiência ovárica. Um nível elevado de FSH no sangue é a base para um exame endocrinológico e genético completo. Em casos de puberdade precoce, a concentração de gonadotrofinas no sangue está elevada em comparação com o nível normal para esta idade (53).

No lobo anterior da glândula pituitária, as células lactotróficas sintetizam outra hormona importante para a realização da função reprodutiva - a prolactina. O número destas células lactotróficas aumenta drasticamente durante a gravidez sob a influência do estrogénio. A prolactina é uma das hormonas mais antigas da glândula pituitária, uma vez que é encontrada, exceto nos mamíferos, em animais sem sistemas de lactação - [56, 98, 126]. Os receptores de prolactina estão presentes em células de muitos tecidos: no fígado, rins, glândulas supra-renais, testículos, ovários, útero e outros tecidos. A principal função da prolactina é estimular a lactação; além disso, como tem uma estrutura semelhante à da hormona do crescimento, pode ter um efeito semelhante no organismo, embora em menor grau [66].

Verificou-se que tanto a hiperprolactinémia como a hipoprolactinémia contribuem para a disfunção reprodutiva e são frequentemente a causa de infertilidade, não só nas mulheres mas também nos homens [163, 230].

Os sistemas hipotalâmico-hipofisário-ovárico e hipotalâmico-hipofisário-tiroideu estão intimamente ligados, o que se deve à presença de mecanismos centrais de regulação comuns. As funções dos sistemas sexual e tiroideu são reguladas por hormonas trópicas do lobo anterior da glândula pituitária. A hormona libertadora de tirotropina (tiroliberina) do hipotálamo é um estimulante não só da hormona da tiroide (TTH), mas também da prolactina hipofisária, pelo que a disfunção do sistema pituitário-tiroide leva a alterações não só nas gonadotrofinas, mas também na prolactina - [67].

De facto, a patologia endócrina mais comum nas mulheres em idade reprodutiva é a doença da tiroide [79, 99]. A patologia da tiroide pode ser a causa de puberdade prematura ou tardia, distúrbios menstruais, infertilidade, galactorreia, falha na gravidez, patologia fetal e neonatal. Por sua vez, o estado do sistema reprodutor tem um impacto significativo na função da tiroide. Este facto é confirmado pelas alterações da função tiroideia durante a gravidez e a lactação em doentes com tumores benignos e processos hiperplásicos dos órgãos genitais femininos. Está agora provado que os estrogénios têm um efeito estimulante pronunciado na glândula tiroide, principalmente devido à intensificação da síntese de globulina de ligação à tiroxina no fígado. Além disso, os estrogénios aumentam a sensibilidade dos tirotrofos hipofisários à tirolil berina. Pelo contrário, em condições de hipoestrogenismo prolongado, a sensibilidade dos tirotróficos à tirolibérina diminui, o que pode ser considerado como um dos possíveis mecanismos para o desenvolvimento de hipotiroidismo secundário em mulheres com condições hipoestrogénicas [79, 92, 99].

Nas últimas décadas, o trabalho experimental forneceu provas da presença de receptores para a hormona tiroideia e para a triiodotironina no ovário e, por conseguinte, de uma influência direta da função da tiroide na esteroidogénese e na maturação dos oócitos. As hormonas da tiroide actuam unidireccionalmente com a hormona folículo-estimulante, tendo um efeito direto sobre a função das células da granulosa (incluindo a sua diferenciação morfológica), estimulam a secreção de progesterona e estradiol; influenciam a capacidade de fertilização dos ovócitos, a qualidade e a viabilidade dos embriões - [79, 100].

Vários distúrbios reprodutivos nas mulheres são frequentemente acompanhados por alterações na função das glândulas supra-renais, que se manifestam por níveis sanguíneos aumentados de esteróides como o cortisol e a 17-hidroxiprogesterona, um produto intermédio da síntese de esteróides no córtex suprarrenal e nas gónadas [72].

Na prática clínica, quase nunca se encontram perturbações isoladas das glândulas endócrinas. Normalmente, existe uma perturbação predominante das funções de uma glândula em combinação com perturbações mais ou menos pronunciadas de outras funções associadas. Isto é uma consequência da interação das hormonas entre si, que se pode manifestar já ao nível da sua síntese. Neste sentido, o estudo das hormonas deve ser efectuado de forma abrangente, tendo em conta a sua ação permissiva [53, 92, 99, 108].

1.5 O papel do sistema imunitário na perturbação função reprodutiva da mulher

Atualmente, sabe-se que cerca de 80% das perdas de gravidez recorrentes previamente inexplicadas estão associadas a perturbações imunológicas não reconhecidas - [207].

Um método importante de exame em pacientes com função reprodutiva prejudicada é o estudo do estado imunitário, uma vez que o sistema imunitário do trato reprodutivo feminino, de acordo com S.K. Lee et al. - 184] tem duas funções principais: defesa contra micróbios e preservação da gravidez durante um período definido.

O estudo da imunologia do processo reprodutivo que ocorre no organismo feminino avançou muito significativamente nos últimos anos [27, 225, 90], com as três principais populações de linfócitos - células B, células T e células natural killer - a serem caracterizadas em pormenor na gravidez e nas doenças reprodutivas, sendo o endométrio o principal biótopo onde se desenvolvem todos os principais processos imunológicos moleculares [28; 90] e celulares - [90] processos imunológicos, bem como alterações estruturais e funcionais - [227, 90], é o endométrio - [200]. Uma função muito importante neste biótopo pertence a várias citocinas do sistema imunitário, tais como o fator de crescimento epidérmico na implantação do ovo fertilizado - [90], o fator de necrose tumoral α - [127, 129, 141], a interleucina-1 - [191, 90], a interleucina-6 e o seu recetor no endométrio gp130 - [150, 28], a interleucina-10 - [221], as quimiocinas - [182].

A imunofenotipagem dos linfócitos do sangue periférico e a avaliação da presença de células imunocompetentes nos tecidos permite-nos identificar anomalias e determinar a composição quantitativa das células responsáveis pela produção de citocinas pró-inflamatórias e auto-anticorpos [90].

As células assassinas naturais (NK, NK, CD16+CD56+), sendo linfócitos da imunidade inata, desempenham um papel importante nos mecanismos de defesa imunitária e contribuem quer para o sucesso reprodutivo, quer para o insucesso da gravidez - [214, 231, 90], como o comprova a correspondência de um aumento do conteúdo de NK no sangue das mulheres com o desenvolvimento de perturbações reprodutivas - [145, 168, 192].

Isto deve-se à capacidade de as CE expressarem na sua superfície uma categoria especial de receptores - receptores inibitórios e activadores, cujos ligandos são moléculas HLA de classe I. A maior parte dos receptores são de natureza imunoglobulina (KIR) e são identificados na superfície das CE através dos marcadores CD158a-z. Os ligandos para estes receptores são mais frequentemente as moléculas de histocompatibilidade clássicas [HLA-A,B,C] de classe I, embora em casos isolados os KIR possam interagir com algumas moléculas de histocompatibilidade não clássicas de classe I, como o HLA-G. Para além dos KIRs, as CEs têm receptores de lectina inibitórios e activadores (KLRs), cujos principais ligandos são moléculas de histocompatibilidade de classe I não clássicas, bem como moléculas celulares induzidas pelo stress. Assim, os receptores inibitórios das CEs têm um papel predominante na interação com os NLAs clássicos de classe I na superfície das células saudáveis, pelo que as células saudáveis não são expostas à influência citotóxica das CEs. Se a célula for estranha (portadora de moléculas HLA alogénicas), ou estiver danificada por um processo patológico, ou for induzida por stress, provocará um ataque das células assassinas naturais através do efeito sobre os receptores activadores [88, 110, 22].

As células natural killer estão amplamente representadas no local de contacto materno-fetal, onde, no início da gravidez, estão presentes células trofoblásticas fetais caracterizadas por uma expressão marcada de HLA-G (moléculas de histocompatibilidade de classe I não clássicas) [88, 153, 28]. Quando a placenta começa a se formar, a expressão de HLA-C (moléculas de histocompatibilidade de classe I clássica) começa a predominar [149, 90]. As CEs no revestimento uterino decidual representam cerca de 20-30% do número de células de origem medular, onde limitam o crescimento do trofoblasto e controlam o desenvolvimento da placenta - [110, 198].

O HLA-G solúvel interage com os receptores KIR - activadores de receptores natural killer activados por imunoglobulinas CD158d, que iniciam vias de sinalização de reacções pró-inflamatórias e pró-angiogénicas. Como resultado da ativação constante do CD158d, as CE apresentam alterações morfológicas, que indicam o envelhecimento destas células e a formação de um fenótipo secretor (em vez de citotóxico). O programa do fenótipo secretor é normalmente implementado em resposta a oncogenes ou a danos no ADN, e os produtos secretores segregados ajudam a limitar o crescimento celular e a reparação dos tecidos. No útero das mulheres grávidas, os produtos secretórios induzidos pelos sistemas de sinalização do CD158d estimulam a remodelação vascular e a angiogénese através da formação de tubos de células endoteliais, ou seja, desempenham um papel essencial no desenvolvimento da placenta no início da gravidez [271]. Existem provas do papel dohaplótipo KIR nas perturbações reprodutivas das mulheres [116, 221, 28].

À medida que a placenta se forma, tem sido indicado que a expressão de HLA-C começa a predominar, servindo como indutor de sinais predominantemente inibitórios, e alguns alelos de genes responsáveis pela interação destas moléculas com os KIR das células natural killer podem combinar-se com a rutura da barreira placentária e inibir o crescimento fetal - [149].

Há também provas de que a expressão de KIR e KLR no útero fora da gravidez depende da fase do ciclo menstrual [193], embora a questão do significado biológico deste fenómeno ainda não tenha sido resolvida.

Há provas de um mecanismo regulador semelhante que envolve receptores de lectina inibitórios e activadores (KLR) em linfócitos Tγδ [119], que também povoam a membrana decidual.

Para além das CE e dos Tγδ, outra categoria de linfócitos da imunidade inata, os ECT (CD3+CD56+), está elevada na mucosa uterina [110, 145, 176]. Estas células que povoam as membranas mucosas têm um efeito regulador muito pronunciado através da produção de citocinas e, dependendo da sua subpopulação, podem regular o rácio de células T-helper tipo 1 e tipo 2 (ou seja, o rácio de reacções celulares e humorais), e podem ter um efeito imunossupressor - [89].

Entre as células da imunidade inata, os macrófagos da membrana decidual uterina desempenham um papel importante na formação da placenta. Entre eles, distinguem-se dois fenótipos - CD11c elevado (20%) e CD11c baixo (68%). A expressão de CD11c high está associada ao metabolismo lipídico, à inflamação e à apresentação de antigénios fetais, enquanto os macrófagos CD11c low estão associados à formação da matriz extracelular, à regulação do tecido muscular e ao crescimento celular no processo de formação da placenta - [188].

Quanto ao envolvimento dos linfócitos T nos processos imunitários relacionados com a reprodução, a prolactina desempenha um papel muito importante. Esta hormona actua como uma citocina em contacto com as células do sistema imunitário. Em particular, a análise das vias de sinalização intracelular no processo de ativação dos genes da IL-2 como fator de crescimento das células T e da prolactina sugere que a ação destas duas citocinas é altamente coordenada quando actuam simultaneamente nos receptores dos linfócitos T [90].

O teor de linfócitos T na membrana decidual é bastante elevado no período inicial após a sua formação, embora um pouco inferior ao dos CE, mas no final da gravidez o seu número diminui para 5-8% do número total de leucócitos. As células T desta localização incluem tanto as CD4+ (células T-helper) como as CD8+ (linfócitos T citotóxicos, CTL). Curiosamente, durante a gravidez, as células T-helper de tipo 1 predominam ligeiramente na membrana decidual, enquanto as células T-helper de tipo 2 predominam no sangue [110].

A literatura científica discute o papel das células T-helper de tipo 17 nas perturbações da saúde reprodutiva da mulher. Estas células produzem citocinas de ação pró-inflamatória acentuada. Foi relatado que o conteúdo de células Tx17 está significativamente aumentado na membrana decidual de mulheres sem gravidez - [28, 90]. No entanto, foi demonstrado que isso ocorre apenas na presença de hemorragia - [28], e foi sugerido que o aumento de Tx17 é uma consequência e não uma causa de aborto espontâneo - [90].

Sabe-se que, durante a gestação, os linfócitos T maternos estão envolvidos em reacções imunitárias dirigidas contra aloantigénios paternos presentes no feto. Neste contexto, as células com atividade imunossupressora começam gradualmente a desempenhar um papel crescente na composição da membrana decidual uterina durante a gravidez, que é o principal mecanismo para assegurar a tolerância imunológica da mãe a estruturas antigénicas semi-alogénicas do feto. A maior parte é constituída por células T reguladoras (Treg, CD3+CD4+CD25+FoxP3+) - [117, 176, 181, 206] - linfócitos de origem tímica ou periférica, cuja principal função é segregar citocinas de ação imunossupressora - fator de crescimento transformador β (TGFβ), IL-35, IL-10 e outras. - [110, 117]. A julgar pelos dados experimentais, a importância das Treg no desenvolvimento da imunotolerância materna ao feto forma-se bastante cedo, pois a introdução destas células em animais experimentais imediatamente antes do desenvolvimento da gravidez promove o aumento dos níveis de citocinas destas células - TFRβ e IL-10, e após o início da gravidez não tem qualquer efeito [90]. Também foi demonstrado que a deficiência de Tregs formadas a partir de linfócitos T de outras subpopulações (as chamadas T-regs induzíveis) em mulheres tende a causar abortos espontâneos no início da gravidez [121].

Para além das Treg, os linfócitos B reguladores (Breg), que segregam uma citocina supressora como a IL-10, estão também envolvidos no processo de imunossupressão na gravidez [176].

Foi estabelecido que as gonadotrofinas, a progesterona e o estradiol estão envolvidos na formação de um conjunto de células T e B reguladoras, ou seja, no desenvolvimento da tolerância imunitária do corpo da mãe aos antigénios fetais, se actuarem em concentrações fisiológicas. Este efeito não se verifica se o nível de hormonas sexuais exceder a norma fisiológica - [174].

Assim, o desenvolvimento da gravidez durante a realização da função reprodutiva requer tolerância do organismo feminino a antigénios paternos geneticamente estranhos ao feto em desenvolvimento. Um dos principais mecanismos evolutivamente fixados dessa imunotolerância é um aumento sistémico da proporção da população celular de células T reguladoras maternas (FohP3+) específicas para antigénios fetais. A diminuição ou ausência deste efeito está associada ao desenvolvimento de complicações como a eclâmpsia, o parto prematuro e a falência espontânea da gravidez [143, 171, 194].

No entanto, o destino destas células T reguladoras após o parto não é claro. Será que desaparecem após o nascimento e são geradas de novo em cada gravidez ou são mantidas durante um longo período de tempo? Se persistirem, contribuem para a realização da função reprodutiva numa fase posterior da vida e causam algum dano ao corpo da mulher?

Sabe-se agora que as células T CD4+ específicas do antigénio materno persistem em níveis elevados durante os primeiros 100 dias após o nascimento, e que o nível de Tregs maternas com esta especificidade diminui gradualmente após o parto. Em gravidezes subsequentes, o conjunto de células reguladoras torna-se ainda maior do que na gravidez inicial. Estas observações sugerem que podem ser formadas células reguladoras de memória - [28]. Uma conclusão muito importante destes dados é que quanto mais frequentemente uma mulher engravidar, melhor será a sua função reprodutiva.

Quanto ao papel dos linfócitos B na realização da função reprodutiva, está relacionado com a produção de anticorpos por estas células e é interpretado de forma bastante ambígua, uma vez que as células B desempenham um certo papel tanto na formação da tolerância imunitária como na patologia da gravidez [28], os linfócitos B1 como linfócitos das membranas mucosas e os seus produtos secretórios - imunoglobulinas, que têm especificidade múltipla e podem, portanto, participar na interação com auto-antigénios - [110].

Acredita-se que é o aumento do nível de linfócitos B1 em combinação com um aumento do número de células assassinas naturais, realizando reacções de citotoxicidade visível de anticorpos, que é o fator decisivo no desencadeamento de reacções associadas ao descolamento da placenta e à falha da gravidez, em particular, em processos auto-imunes na glândula tiroide - [177].

O rácio das fracções de imunoglobulina no sangue (IgG, IgM, IgA) produzidas pelos linfócitos B, bem como os índices de fagocitose, que estão em grande parte relacionados com a formação de anticorpos, também podem indicar possíveis distúrbios no curso dos processos imunitários no organismo do doente [28, 121]. Ao mesmo tempo, a maioria dos estudos modernos considera a participação dos linfócitos B e das imunoglobulinas de diferentes classes (IgM, IgG, IgA, IgE) por eles produzidas na patogénese das doenças reprodutivas, principalmente na perspetiva do seu papel nos processos auto-imunes, frequentemente associados à gestação [148, 28].

1.6 Processos e doenças auto-imunes função reprodutiva da mulher

Como decorre dos dados acima apresentados, as perturbações reprodutivas nas mulheres são frequentemente de natureza imunitária, estando um dos mecanismos mais importantes de insucesso da gravidez associado a uma quebra da tolerância imunológica aos antigénios fetais devido a uma deficiência geneticamente determinada ou fenotipicamente determinada do sistema de células T e B reguladoras. Neste contexto, estão criadas as condições para o desenvolvimento de um processo autoimune, cujas manifestações incluem um aumento do nível de células CE e de linfócitos B1, e uma perturbação do rácio de células T-helper do tipo 1 e do tipo 2 [158, 205].

A relação entre as doenças auto-imunes e a reprodução parece ser bidirecional: por um lado, as doenças auto-imunes podem afetar negativamente as mulheres em idade reprodutiva e, por outro lado, a gravidez dos homens pode afetar as manifestações das doenças auto-imunes. Assim. As doenças auto-imunes não só aumentam o risco de aborto mas também diminuem a fertilidade feminina em geral, tal como o sucesso do tratamento de doenças não fetais. Ao mesmo tempo, a gravidez pode ter um impacto na melhoria da evolução de uma doença autoimune ou no seu agravamento. Durante a gravidez, muitas doenças auto-imunes entram em remissão, mas voltam a manifestar-se no período pós-parto - [177, 28, 90].

Foi observado que aproximadamente 20% das mulheres com aborto habitual têm distúrbios auto-imunes causados por anticorpos antifosfolípidos. Além disso, a presença de anticorpos antinucleares, bem como de anticorpos para componentes da tiroide - tiroperoxidase e tiroglobulina - é frequentemente elevada em mulheres com anomalias reprodutivas [36, 114, 204, 205].

A tiroidite autoimune tem consequências importantes para a conceção, a ocorrência de complicações na gravidez e o resultado da mesma. Além disso, a tiroidite autoimune pode agravar o período pós-parto e afetar negativamente o resultado da fertilização in vitro - [197]. Por último, as consequências da tiroidite autoimune podem ter implicações importantes para a descendência. A.F.Muller, A.Berghout - [194] mostraram a associação entre hipo e hiperfunção autoimune durante a gravidez e complicações obstétricas. A tiroidite pósobstétrica, segundo os autores, está associada à presença de auto-anticorpos para a tiroperoxidase, ou seja, é uma tiroidite autoimune.

No decurso da investigação, os cientistas conseguiram demonstrar de forma fiável a relação entre o nível de auto-anticorpos contra a tiroperoxidase e a presença de infertilidade feminina. A disfunção da tiroide na presença de anticorpos contra a tiroperoxidase é um pré-requisito para a disfunção dos ovários. Nas mulheres com esta manifestação autoimune, em primeiro lugar, há uma diminuição do nível de tiroxina livre, que na gravidez é acompanhada por disfunção do trato urogenital, desenvolvimento fetal prejudicado e risco de aborto espontâneo - [28]. Na tiroidite autoimune do endométrio, a produção de IL-4 e IL-10 pelas células T, citocinas tão importantes para o processo gestacional, está significativamente reduzida, e são induzidos linfócitos B policlonais sem especificidade de órgão, o que pode prejudicar a imunotolerância associada à gravidez [213, 28, 90]. A prática clínica confirma que um aumento múltiplo e simultâneo do nível de anticorpos contra a tiroperoxidase e a tiroglobulina em mulheres grávidas foi muitas vezes acompanhado por parto prematuro e falha na gravidez [132].

De acordo com K. Rorre et al. - 28], a tiroidite autoimune pode não afetar a implantação normal do embrião, mas o risco de perdas reprodutivas precoces aumenta significativamente. Ao mesmo tempo, J.Bellver et al. - 28] confirmaram a elevada prevalência de autoanticorpos da tiroide em doenças reprodutivas.

A síndrome antifosfolipídica está ainda mais difundida como causa de disfunção reprodutiva nas mulheres [71, 125, 140, 203, 28].

A síndrome antifosfolipídica é uma condição autoimune de hipercoagulação que está associada a anticorpos antifosfolipídicos - [28].

De acordo com conceitos modernos, a base da síndrome antifosfolipídica é a formação de auto-anticorpos no organismo em títulos elevados, interagindo com membranas fosfolipídicas plasmáticas carregadas negativamente e proteínas-glicoproteínas associadas. Os principais componentes dos anticorpos antifosfolipídicos são a cardio-lipina, a fosfatidilserina, a fosfatidiletanolamina e o ácido fosfatídico, com carga negativa, e os componentes proteicos são a β2glicoproteína-I, a anexina V e a protrombina [35, 75, 28].

Os anticorpos envolvidos na patogénese da síndrome antifosfolipídica prevêem que o tav é uma família de imunoglobulinas heterogéneas, auto e aloimunes, pertencentes a diferentes classes: IgG, IgA, IgM - [94, 28].

A relação entre autoanticorpos de diferentes especificidades e a patogénese da síndrome antifosfolipídica não é uniforme. Assim, os anticorpos IgG para a β2-glicoproteína-1, mais especificamente, os auto-anticorpos para o primeiro domínio desta proteína - [118, 159], uma vez que provocam a perda fetal devido à estimulação da trombose - [113], desempenham um papel importante no desenvolvimento da patogénese da gravidez.

Os auto-anticorpos IgG para a protrombina também estão intimamente relacionados com as manifestações da síndrome antifosfolipídica [130, 28, 90]. A importância diagnóstica destes auto-anticorpos no reconhecimento da síndrome antifosfolipídica é particularmente elevada quando a anti-β2-glicoproteína-1 e o antioagulante lúpico são detectados em paralelo com eles [28].

Os anticorpos antifosfolípidos, que incluem os chamados anticorpos anti-cardiolipina e o anticoagulante lúpico, são um grupo de anticorpos heterogéneos que se ligam a compostos de proteínas fosfolípidas. Muito mais frequentemente são determinados auto-anticorpos para fosfolípidos (APA), que incluem anticorpos totais para cardiolipina, fosfatidilserina, fosfatidil linositol, ácido fosfatidílico. Ao mesmo tempo, na prática clínica, a determinação imunoenzimática de anticorpos contra a cardiolipina, que é a principal fração dos AFA, serve como um dos testes mais valiosos e normalizados para o diagnóstico da síndrome antifosfolipídica - [85, 215].

A presença de auto-anticorpos para a anexina V também é de alguma importância no diagnóstico da síndrome antifosfolípide. As anexinas são uma família de 12 proteínas capazes de interação dependente de cálcio com fosfolípidos [28], e a anexina V compete com os factores de coagulação, perturbando os processos de coagulação do sangue [134]. Uma vez que a anexina é expressa pela placenta numa quantidade bastante grande - [136], a presença de anticorpos contra ela no organismo da mulher promoverá a trombose no tecido placentário - [90].

A presença de um conjunto de auto-anticorpos contra fosfolípidos, denominado anticoagulante lúpico, pode ser detectado pelo prolongamento do tempo de coagulação do sangue através de vários testes [28], e a sua deteção no sangue é uma manifestação qualitativa da ação de certos níveis de auto-anticorpos contra fosfolípidos no sistema hemostático [87, 172].

A patogénese da síndrome antifosfolipídica é a seguinte. A trombose, um fator-chave da doença, pode resultar de uma variedade de mecanismos, incluindo o envolvimento de células endoteliais, monócitos, plaquetas, componentes do sistema de coagulação e bloqueio das vias fibrino-líticas e anti-coagulantes. O gatilho é a ligação de anticorpos antifosfolípidos a receptores nas células alvo, causando a sua ativação e levando à trombose em grandes vasos - [164]. Os receptores que se ligam a esses auto-anticorpos são extremamente diversos na sua composição. Incluem a anexina A2 nas células endoteliais - [224, 28], o recetor 2 da apolipoproteína E nos monócitos, endotélio e células trofoblásticas - [28], o recetor das lipoproteínas de baixa densidade - [90] e a megalina [28] nas células endoteliais, os receptores Toll-like 2 e 4 nos monócitos e nas células endoteliais - [115, 28]. Também foi demonstrado que a β2-glicoproteína-1 pode residir na superfície das plaquetas e fixar anticorpos apropriados - [90]. O resultado de todas estas interacções é a hiperplasia vascular com o desenvolvimento de vasculopatia crónica com perturbações dos processos de coagulação sanguínea - [138].

A síndrome antifosfolipídica manifesta-se por trombose arterial ou venosa em vasos de vários calibres e está estreitamente associada a perturbações da reprodução - [130, 133] e a complicações da gravidez sob a forma de pré-eclampsia/eclampsia - [216, 90]. De acordo com M. Sugiura-Ogasawara et al. [90], a causa do aborto espontâneo da gravidez numa fase posterior da progressão da síndrome antifosfolipídica é o desenvolvimento de vasculopatia trombótica das artérias espirais da placenta. Para além da patologia da gravidez, a síndrome caracteriza-se por gangrena e úlceras das extremidades, enfartes de órgãos, sintomas neurológicos (acidentes vasculares cerebrais, esclerose múltipla, síndrome convulsiva), algumas doenças psiquiátricas e outros sintomas, perturbações da coagulação sanguínea. Como resultado, o risco de microtrombose aumenta e, nas mulheres grávidas, a formação da placenta é perturbada e ocorre um aborto espontâneo - [122].

Os anticorpos anticardiolipina, anti-β2-glicoproteína 1 e anticoagulante lúpico, como mencionado, são os principais grupos de auto-anticorpos definitivos para o desenvolvimento desta síndrome - [28]. Em gestações únicas com síndrome antifosfolipídica primária, os anticorpos anticardiolipina são o sinal mais comum de síndrome antifosfolipídica - [90]. Ao mesmo tempo, os anticorpos contra a β2-glicoproteína I foram o principal sinal associado a uma baixa taxa de natalidade, uma elevada incidência de pré-eclâmpsia, restrição do crescimento fetal intrauterino e nados-mortos, em comparação com a presença de anticorpos anticardiolipina ou de anticoagulante lúpico isoladamente. Se os três sinais forem registados, então, de acordo com G. Saccone et al. - 28], apesar da terapia, a probabilidade de uma gravidez bem sucedida é de apenas 30%.

Nos últimos anos, muitos investigadores concentraram os seus esforços no desenvolvimento de métodos para quantificar o risco de trombose e perda fetal na síndrome antifosfolipídica [130, 28]. Para este efeito, são propostas escalas cujo cálculo se baseia na combinação de vários sinais laboratoriais da síndrome antifosfolipídica. Exemplos disso são as escalas introduzidas, em particular, no Reino Unido (UK), como, por exemplo, a escala aPL-S, que inclui 6 indicadores baseados em auto-anticorpos (anticorpos IgG/IgM para cardiolipina, anticorpos

IgG/IgM para β2-glicoproteína-1, anticorpos IgG/IgM para fosfolípidos/protrombina) e 5 indicadores de determinação do anticoagulante lúpico - [28, 90], bem como a escala GAPSS baseada em 16 indicadores - [90].

Resumo do capítulo 1

1 A proteção da saúde reprodutiva das mulheres é um dos problemas médicos e sociais mais importantes do Estado, uma vez que a saúde reprodutiva das mulheres é o principal potencial de reprodução da população do país, o seu recurso demográfico, sem o qual não é possível o crescimento económico nem social do Estado.

2. Tanto os indicadores fisiológicos da saúde reprodutiva como a natureza das suas perturbações dependem das condições climáticas, geográficas e ambientais em que a mulher vive e da sua etnia.

3 O estudo do papel dos factores imunogenéticos nas doenças reprodutivas é extremamente promissor do ponto de vista do prognóstico das doenças reprodutivas e da luta contra a infertilidade, mas este aspeto do estudo do problema ainda está longe da revelação final do papel da imunogenética na formação da saúde reprodutiva.

4. A importância do estado hormonal na formação da saúde reprodutiva é indiscutível e está a ser intensamente estudada, sendo as características populacionais do suporte hormonal das funções reprodutivas uma das áreas actuais de investigação.

5. A imunologia reprodutiva requer, por um lado, uma interpretação aprofundada dos mecanismos imunológicos e, por outro, marcadores fiáveis das condições imunopatológicas associadas às doenças reprodutivas.
6. A frequência da combinação de patologia autoimune e perturbações reprodutivas tem de ser avaliada numa perspetiva populacional.
7. Todas as causas e condições das perturbações da saúde reprodutiva estão intimamente relacionadas e, normalmente, realizam-se em combinações complexas entre si.
8. O exemplo da síndrome antifosfolipídica mostra a perspetiva de desenvolver escalas para a avaliação quantitativa do risco de perturbações da saúde reprodutiva, o que permitiria começar a criar e a aplicar amplamente um sistema de medidas eficazes para a sua prevenção.

CAPÍTULO 2. MATERIAIS E MÉTODOS DE INVESTIGAÇÃO

2.1 Objectivos do estudo

O trabalho foi realizado no âmbito da Investigação Científica Internacional da CEI conduzida pela Instituição Educativa Orçamental do Estado Federal de Ensino Superior "Lipetsk State Pedagogical University sytet", Departamento de Disciplinas Biomédicas, Lipetsk, Rússia, e pela Universidade Médica Estatal do Tajiquistão (República do Tajiquistão).

Foi selecionado para este estudo um grupo de mulheres clinicamente saudáveis com idades compreendidas entre os 20 e os 43 anos. De 2010 a 2015 inclusive, foram examinadas 1025 mulheres - 515 mulheres residentes em Lipetsk Oblast (Rússia) e 510 mulheres residentes em Faizabad (República do Tajiquistão).

De acordo com a classificação moderna das categorias etárias, a faixa etária dos 15-49 anos é considerada a idade fértil das mulheres - [23]. Dentro desta faixa etária bastante ampla, por sua vez, existem várias categorias de anéis: (1) mulheres na idade de atividade reprodutiva precoce - 15-19 anos; (2) mulheres na idade de maior atividade reprodutiva - 20-34 anos; (3) mulheres na idade de atividade reprodutiva decrescente - 35-44 anos; (4) mulheres na idade de atividade reprodutiva tardia - 45-49 anos - [96]. Tendo em conta o facto de que o principal contingente da população em estudo deve ser constituído por mulheres que deram à luz, o presente estudo incluiu mulheres de duas categorias etárias - a segunda e a terceira, ou seja, dos 20 aos 44 anos de idade.

±Assim, todas as mulheres em observação estavam em idade fértil - dos 20 aos 44 anos, sendo a sua idade média de 28,1 0,7 anos. Ao mesmo tempo, de acordo com as características étnicas e os factores climáticos e geográficos dos locais de residência, as mulheres inquiridas pertenciam a duas populações - russa e tajique.

Foi colhido sangue venoso de todas as 1025 mulheres para a tipagem HLA por análise genética molecular e para determinar a gama de valores normativos dos indicadores hormonais e do estado imunitário, componente autoimune em cada população. Após a especificação dos valores da população de referência, as mulheres foram seleccionadas para a formação final dos grupos de estudo, de acordo com os critérios de inclusão e não inclusão, bem como de exclusão do estudo, tendo em conta os antecedentes obstétricos.

Os critérios de inclusão para o estudo incluíam:

1) Ausência de doenças crónicas;
2) ausência, no momento do estudo, de alterações pronunciadas (para além dos valores de referência) do estado hormonal, do estado imunitário, do componente autoimune do sangue, bem como dos resultados de estudos laboratoriais clínicos gerais de sangue e urina;
3) Idades 20-44.

Os critérios de não inclusão no estudo foram:

1) a presença de doenças agudas de qualquer etiologia na mulher na altura do estudo;
2) antecedentes de patologia somática grave da mulher, incluindo doenças ginecológicas, patologia endócrina, patologias imunopatológicas;
3) a presença de doença mental na mulher;
4) gravidez e lactação na altura do estudo.

Critérios de exclusão do estudo:

1) recusa da investigação (ausência de consentimento informado) e/ou não cumprimento do programa de investigação;
2) patologia somática ou outra patologia grave desenvolvida no decurso da investigação.

No decurso da investigação, o sangue das mulheres dos grupos de observação foi analisado quanto ao estado hormonal, ao estado imunitário e à presença de uma componente autoimune, tendo sido efectuada uma análise genética molecular.

2.2 Características da população dos grupos de estudo

Uma das características mais importantes das mulheres dos grupos de estudo eram as suas características populacionais, incluindo tanto as diferentes subraças e etnias, como as diferentes condições climáticas e geográficas de residência.

A população de mulheres russas incluía representantes do grupo étnico eslavo oriental de raça caucasóide que vivia na região de Lipetsk. O Oblast de Lipetsk faz *parte da* Federação Russa, situa-se na parte central da planície da Europa Oriental e caracteriza-se por um clima moderadamente continental (de acordo com a classificação climática de Köppen: Dsb), com Verões quentes e Invernos moderadamente frios. Todas as estações do ano são claramente definidas. °°A temperatura média em janeiro é de -10 C e em julho de +19 C. A precipitação é de cerca de 500 mm por ano. O período de vegetação é de 180-190 dias.

A população de mulheres tajiques era constituída por membros da raça Pamir-Fergana do interflúvio centro-asiático, a sub-raça mais oriental da raça euro-póide distribuída na Ásia Central. Na altura do estudo, as mulheres viviam em Faizabad, por volta de . Este distrito da República do Tajiquistão é uma zona tipicamente montanhosa, rodeada por montanhas pertencentes aos sistemas montanhosos mais elevados da Ásia Central - o Tien Shan e o Pamir. O distrito está localizado no vale Hissar, densamente povoado e fértil, a uma altitude de 750-930 metros acima do nível do mar. O clima do distrito de Faizabad é subtropical acentuadamente continental (de acordo com a classificação dos climas de Köppe on:Dsb), um pouco atenuado pela posição montanhosa da cidade. O verão em Faizabad é longo e quente e a precipitação é muito rara. O inverno é relativamente curto, com precipitação abundante, lembrando remotamente o clima mediterrânico.

2.3 Métodos de investigação

2.3.1 Método de análise genética molecular (PCR)

™ As amostras de ADN foram obtidas a partir de linfócitos do sangue periférico utilizando kits de reagentes e o protocolo para o isolamento de ADN de vários materiais biológicos "DLAtom DNAPrep 100" (Rússia).

A distribuição dos antigénios HLA de classe I (A, B, C), bem como a determinação dos alelos polimórficos dos loci HLA-DRB1, HLA-DQA1 e HLA-DQB1 foram efectuadas utilizando um conjunto de reagentes da DNA-Technology, de acordo com as instruções de utilização recomendadas pelo fabricante.

O estudo do transporte de genes HLA de classe I e a genotipagem de variantes alélicas de HLA de classe II (loci DRB1, DQA1, DQB1) foi efectuado por modificação do método de reação em cadeia da polimerase sob a forma de PCR alelo-específica, tendo em conta o polimorfismo de comprimento de fragmentos amplificados (ALLP) e o polimorfismo de comprimento de fragmentos de restrição (RFLP), utilizando um termociclador para amplificação de ácidos nucleicos iCycler com um módulo ótico lem iCycler iQ5, de acordo com as instruções de utilização, bem como num termociclador fabricado pela NPO DNA-Technology LLC DTprime, utilizando software de apoio ao processamento automático de dados.

O princípio da determinação de variantes alélicas tendo em conta o polimorfismo de comprimento de fragmentos de restrição consiste em amplificar phi cy num determinado locus genético utilizando PCR. Em seguida, o produto da amplificação é clivado por endonucleases de restrição. Isto produz fragmentos de diferentes tamanhos, que, quando electroforeseados, formam perfis que são diferentes para diferentes variantes alélicas do locus.

O princípio do método de deteção do polimorfismo de comprimento de fragmento amplificado difere do método anterior na medida em que a restrição é efectuada antes do início da PCR. O ADN dos leucócitos sanguíneos é cortado em fragmentos utilizando uma restritase e, em seguida, é efectuada a PCR. Como resultado, formam-se fragmentos de diferentes tamanhos que, quando electroforeseados, produzem perfis que são diferentes para diferentes variantes alélicas do locus do gene HLA classe I e classe II.

A combinação dos métodos acima referidos permitiu a identificação de:

- Genes HLA-A - A1, A2, A3, A9, A10, A11, A19, A28, A29;
- Genes HLA-B - B5, B7, B8, B12, B13, B14, B15, B16, B17, B18, B21, B22, B27, B35, B40;
- Genes HLA-C - Cw2, Cw3, Cw4, Cw5;
- DRB1*01, DRB1*04, DRB1*07, DRB1*08, DRB1*09, DRB1*11, DRB1*12, DRB1*13, DRB1*14, DRB1*15, DRB1*16, DRB1*17 variantes alélicas no locus do gene HLA-DRB1;
- no locus do gene HLA-DQA1, variantes alélicas DQA1*0101, DQA1*0102, DQA1*0103, DQA1*0201, DQA1*0301, DQA1*0302, DQA1*0401, DQA1*0501;
- No locus do gene HLA-DQB1, as variantes alélicas DQB1*7, DQB1*15, DQB1*0201, DQB1*0301, DQB1*0302, DQB1*0303, DQB1*0308, DQB1*0401-2, DQB1*050, DQB1*0501, DQB1*0502, DQB1*0503, DQB1*0601, DQB1*0602, DQB1*0602-8.

2.3.2 Métodos de avaliação do estado hormonal

Na obtenção das características do estado hormonal, avaliámos os indicadores dos sistemas hipotálamo-hipófise-ovário, tiroide e corticosteróides em mulheres de diferentes grupos étnicos, tendo em conta as condições climatológicas e geográficas de residência. Estudámos a concentração de gonadotrofinas - hormona folículo-estimulante (FSH), hormona luteinizante (LH), prolactina, estradiol, progesterona, 17-OH-progesterona (17-OP); hormonas da tiroide - hormona tireotrópica (TTH), triiodotironina total (T3), tiroxina total (T4); androgénios - testosterona, dihidroepiandrosterona (DHEA-C); hormona esteroide - cortisol.

As mulheres foram examinadas de acordo com as recomendações para a análise laboratorial das hormonas sexuais femininas, com o estômago vazio, entre as 8 e as 10 horas da manhã. A colheita de sangue venoso foi efectuada na sala de procedimentos, num volume de 10 ml, em três tempos breves, mas de 30 em 30 minutos. A fim de excluir a variabilidade dos dados, o exame foi efectuado nos 3-5 dias do ciclo menstrual: hormona luteinizante (LH), hormona folículo-estimulante (FSH), estradiol, prolactina, testosterona e no 20-22º dia do ciclo, progesterona. ºUma vez obtidas as amostras de soro, estas foram conservadas a -20 C.

Os níveis hormonais foram determinados ***por imunoensaio em fase sólida***, utilizando anticorpos monoclonais imobilizados e outros reagentes produzidos pela DRG e um conjunto de equipamentos (fotómetro de pastilha "OPSYS MR" (leitor) da empresa "THERMOLABSYSTEMS", vassoura de pastilha PP2-428 da empresa "IMMEDTECH", impressora "EPSON"), de acordo com as instruções de utilização dos dispositivos e reagentes. Os resultados foram processados automaticamente com o aparelho DRGELIZAMAT e o seu programa informático DRGRegressionProgram.

Determinação da hormona folículo-estimulante (FSH). Os anticorpos monoclonais específicos para o determinante antigénico único da subunidade β da FSH são imobilizados na superfície dos poços de uma placa de microtítulo, que actuam como uma fase sólida. Quando se adicionaram aos poços amostras de soro contendo FSH endógena e um conjugado enzimático (anticorpos policlonais para FSH marcados com peroxidase de rábano), a incubação resultou na formação de um complexo imune triplo do tipo sanduíche imobilizado na fase sólida. Após a remoção do material não ligado por lavagem, a quantidade de conjugado ligado (proporcional à concentração de FSH na amostra) é determinada pela adição de um substrato de peroxidase (tetrametilbenzidina), que inicia a reação para formar um produto de reação de cor azul. A intensidade da coloração é diretamente proporcional à concentração de FSH na amostra. A reação enzimática é interrompida pela adição de 50 μl de solução de paragem a cada poço.

A densidade ótica é lida a um comprimento de onda de 450±10 nm num leitor de microplacas nos 10 minutos seguintes à paragem da reação. Os resultados são processados e calculados traçando uma curva padrão com a absorvância média de cada padrão de referência em relação à sua concentração em ng/ml com o valor da absorvância e a concentração. A concentração de FSH é quantificada em mUI/ml relativamente a uma série de padrões de referência.

Determinação da hormona luteinizante (LH). Os anticorpos monoclonais específicos para o determinante antigénico único da subunidade β da LH são imobilizados na superfície dos poços de uma placa de micro rotissagem, que actuam como uma fase sólida. Quando as amostras de soro contendo LH endógena e um conjugado enzimático (anticorpos policlonais para LH marcados com peroxidase de rábano) foram adicionadas aos poços, a incubação resultou na formação de um complexo imune triplo do tipo sanduíche imobilizado na fase sólida. Após a remoção do material não ligado por lavagem, a quantidade de porta ligada (proporcional à concentração de LH na amostra) é determinada pela adição de substrato de peroxidase (tetrametilbenzidina), que inicia a reação formando um produto de reação de cor azul. A reação enzimática é interrompida pela adição de

50 µl de solução de paragem a cada alvéolo, nos mesmos intervalos de tempo.

A densidade ótica foi lida a um comprimento de onda de 450±10 nm num leitor de microplano shet nos 10 minutos seguintes à paragem da reação. Os resultados foram processados e contados de forma automatizada. A intensidade da coloração é diretamente proporcional à concentração de LH na amostra. Esta concentração é quantificada em mIU/ml relativamente a uma série de padrões de referência.

Determinação da hormona lactogénica prolactina. Os anticorpos monoclonais específicos do local antigénico único da molécula de prolactina são imobilizados na superfície dos poços da placa de microtítulo, que actuam como fase sólida. Quando se adicionam aos poços amostras de soro contendo prolactina endógena e um conjugado enzimático (anticorpos policlonais contra a prolactina marcados com peroxidase de rábano), a incubação resulta na formação de um complexo imune triplo do tipo sanduíche imobilizado na fase sólida. Após a remoção do material não ligado por lavagem, a quantidade de conjugado ligado (proporcional à concentração de prolactina na amostra) é determinada pela adição de substrato de peroxidase, que inicia a reação para formar um produto de reação de cor azul.

A densidade ótica é lida a um comprimento de onda de 450±10 num leitor de microplacas nos 10 minutos seguintes à paragem da reação. Os resultados são processados e calculados traçando uma curva padrão que representa a absorvância média de cada padrão de referência em função da sua concentração em ng/ml com o valor da absorvância e a concentração.

Definição de estradiol. Uma quantidade de estradiol no sangue e a sua quantidade fixa no conjugado de estradiol com peroxidase de rábano competem pelos centros activos do soro policlonal anti-estradiol, que é sorvido em micropainéis. Após 2 horas de incubação, procede-se à lavagem para interromper a reação de competição. Após a adição da solução de enzima-substrato, a concentração de estradiol é determinada como um valor inversamente proporcional à intensidade da coloração de densidade ótica resultante. A reação é interrompida adicionando 50 µl da solução residual a cada alvéolo em intervalos de tempo iguais e medindo a densidade ótica (DO) nos alvéolos com um comprimento de onda de 450 ± 10 nm. As medições da DO devem ser efectuadas o mais tardar 10 minutos após a conclusão do trabalho com a solução de paragem. Os resultados são processados automaticamente com o instrumento DRGELIZAMAT e o seu programa informático DRGRegressionProgram.

Definição de progesterona. Uma quantidade de progesterona pesquisada no sangue e a sua quantidade fixa no conjugado de progesterona com peroxidase de rábano competem pelos centros activos do soro policlonal anti-progesterona, que é sorvido em micropainéis. Após 2 horas de incubação, procede-se à lavagem para interromper a reação de competição. Após a adição da solução de enzima-substrato, a concentração de progesterona é determinada como um valor inversamente proporcional à intensidade da coloração resultante por densidade ótica num comprimento de onda de 450±10nm. As medições da DO são efectuadas, o mais tardar, 10 minutos após a conclusão do trabalho com a solução de paragem. Os resultados são processados automaticamente com o aparelho DRGELIZAMAT e o seu programa informático DRGRegressionProgram.

Determinação da testosterona. A determinação da testosterona livre baseia-se na utilização de um imunoensaio enzimático competitivo. Os anticorpos monoclonais de ratinho contra a testosterona são imobilizados na superfície interna dos poços da placa. A testosterona livre da amostra compete com a testosterona conjugada e ligada para se ligar aos anticorpos. Isto resulta na formação de uma "sanduíche" ligada ao plástico contendo peroxidase. Durante a incubação com a solução de tetrametilbenzidina (TMB), ocorre a coloração das soluções nos poços. A intensidade da coloração é inversamente proporcional à concentração de testosterona livre na amostra de teste. A DO do conteúdo dos alvéolos da placa é medida no prazo de 15 minutos após a aplicação do reagente de paragem num fotómetro de varrimento vertical a um comprimento de onda de 450 nm. A concentração de testosterona livre nas amostras de ensaio é determinada pelo gráfico de calibração da dependência da densidade ótica em relação ao teor de testosterona livre nas amostras de calibração.

Determinação do sulfato de di-hidroepiandrosterona (DHEA-C). O princípio do método baseia-se na competição da DGEA-C da amostra medida e da DGEA-C marcada com peroxidase pelos centros de ligação dos anticorpos específicos do sulfato de desidroepiandrosterona imobilizados na superfície dos poços de uma placa de poliestireno. A quantidade de conjugado ligado é detectada utilizando o substrato 3,3`,5,5`-tetrametilbenzidina (TMB). A intensidade da cor dos produtos da reação enzimática de oxidação do substrato é inversamente proporcional à concentração de sulfato de dehidroepiandrosterona contida na amostra em análise. A DO dos alvéolos da placa é medida num fotómetro de varrimento vertical, num comprimento de onda de 450 nm, nos 15 minutos seguintes à aplicação do reagente de paragem. A concentração de testosterona livre nas amostras de ensaio é determinada pelo gráfico de calibração da dependência da densidade ótica em relação ao teor de testosterona livre nas amostras de calibração.

Determinação da hormona da tiroide (TSH). Os reagentes necessários para o imunoensaio incluem anticorpos altamente purificados e específicos em excesso (conjugados com enzimas e imobilizados) para reconhecer diferentes epítopos individuais e antigénios naturais. Durante o ensaio, a imobilização ocorre na superfície das microcélulas por interação entre a estreptavidina, que reveste as células, e os anticorpos exógenos biotinilados anti-TTG adicionados. Quando se misturam anticorpos monoclonais biotinilados, um conjugado enzimático e soro contendo o antigénio venoso nativo, ocorre uma reação (sem concorrência ou dificuldades espaciais) entre o antigénio nativo e os anticorpos, formando um complexo soluto-rimo-sanduíche. A interação é ilustrada pela seguinte equação: ka EnzAb(p)+AgTSH+BtnAb(m) EnzAb(p) -AgTSH - BtnAb(m) k-a em que BtnAb(m) = anticorpo monoclonal biotinilado (quantidade em excesso); AgTSH = antigénio nativo (quantidade variável); EnzAb(p) = anticorpo policlonal marcado com enzima (quantidade em excesso); EnzAb(p) -AgTSH - BtnAb(m) = complexo antigénio-anticorpo em sanduíche; ka = constante de velocidade de associação; k -a = constante de velocidade de dissociação. Simultaneamente, o complexo é invertido nas células devido à reação de alta afinidade da estreptavidina e dos anticorpos biotinilados.

Esta interação é ilustrada pela equação: EnzAb(p) - AgTSHBtnAb(m) + StreptavidinC.W. ⇒ complexo imobilizado em que StreptavidinC.W. = estreptavidina imobilizada em células Complexo imobilizado = complexo sanduíche ligado a uma superfície sólida. Depois de atingido o equilíbrio, a fração ligada ao anticorpo é separada dos antigénios não ligados por decantação ou lavagem. A atividade enzimática na fração de anticorpos ligados é diretamente proporcional à concentração de antigénio nativo. A absorvância do conteúdo celular é medida a 450 nm (comprimento de onda de referência 620-630 nm). As medições devem ser efectuadas no prazo de 30 minutos após a adição da solução de paragem.

Determinação da triiodotironina total (T3). É utilizado um teste ELISA competitivo que utiliza anticorpos T3 imobilizados, conjugado enzimático T3 e antigénio T3 nativo. Quando os anticorpos imobilizados, o conjugado enzimático T3 e o soro contendo antigénio T3 livre são misturados, ocorre uma reação competitiva entre o antigénio T3 livre nativo e o conjugado enzimático para um número limitado de locais de ligação.

A interação é ilustrada pela seguinte equação: ka EnzAg + Ag + AbC.W. AgAbC.W. + EnzAgAbC.W AgAbC.W. k-a Abc.w - anticorpos imobilizados monoespecíficos (quantidade constante) Ag - antigénio livre nativo (quantidade variável) EnzAg - conjugado antigénio-enzima (quantidade constante) AgAbc.w. - complexo antigénio-anticorpo EnzAgAbc.w. - comp lex conjugado antigénio-enzima - anticorpo Ka - constante da taxa de associação K-a - constante da taxa de dissociação K = Ka / K-a = constante de equilíbrio Depois de atingido o equilíbrio, a fração de anticorpos ligados é separada dos antigénios não ligados por decantação ou aspiração. A atividade enzimática na fração de anticorpos ligados é inversamente proporcional à concentração de antigénio livre nativo.

A absorvância do conteúdo celular é medida 30 minutos após a adição da solução de paragem a um comprimento de onda de 450 nm. Utilizando vários padrões com um valor conhecido de concentração de antigénio, é construída uma curva de calibração, a partir da qual é calculada a concentração de amostras desconhecidas.

Determinação da tiroxina total (T4). Princípio do método: quando se misturam anticorpos imobilizados, conjugado enzimático e soro contendo antigénio livre nativo, ocorre uma reação competitiva para os locais de ligação dos anticorpos imobilizados entre o antigénio livre nativo e o conjugado enzima-antigénio. A interação é ilustrada pela seguinte equação: ka EnzAg + Ag + AbC.W. AgAbC.W. + EnzAgAbC.W. k-a AbC.W. = Ag = antigénio nativo (quantidade variável) EnzAg = conjugado enzima-antigénio (quantidade constante) AgAbC.W. = complexo antigénio-anticorpo EnzAg AbC.W. = ka = constante da taxa de associação k-a = constante da taxa de dissociação

K = ka / k-a = constante de equilíbrio Uma vez atingido o equilíbrio, a fração ligada ao anticorpo é separada do antigénio não ligado por decantação ou lavagem. A atividade enzimática na fração ligada ao anticorpo é inversamente proporcional à concentração do antigénio nativo. Se forem utilizados vários padrões com concentrações de antigénio conhecidas, é construída uma curva de calibração a partir da qual é calculada a concentração das amostras a testar.

Determinação da hormona esteroide cortisol. O método de determinação baseia-se num imunoensaio enzimático competitivo em fase sólida, utilizando anticorpos monoclonais. Nos poços da placa, após a adição da amostra e do conjugado, ocorre a ligação competitiva do cortisol sérico e do cortisol conjugado com peroxidase aos anticorpos monoclonais contra o cortisol imobilizados na superfície interna dos poços. Durante a incubação com a solução de tetrametilbenzidina, ocorre a coloração da solução nos poços. O grau de coloração é inversamente proporcional à concentração de cortisol nas amostras analisadas. Medir o valor da densidade ótica das soluções nos poços das tiras num espetrofotómetro de varrimento vertical a um comprimento de onda de 450 nm. A medição é efectuada 2 a 3 minutos após a paragem da reação. Após a medição da densidade ótica da solução nos poços, a concentração de cortisol nas amostras analisadas é calculada com base no gráfico de calibração.

2.3.3 Métodos de avaliação do estado imunitário

O sangue venoso foi submetido ao estudo. A preparação do sangue para o estudo foi efectuada por método de hardware utilizando a estação de preparação automática de amostras BD FACS Sample Prep Assistant II (Becton Dickinson, EUA).

A composição fenotípica dos linfócitos foi estudada com o ***citofluorímetro de fluxo*** zoológico BD FACSCanto II (Becton Dickinson, EUA). A determinação foi efectuada com base num conjunto normalizado de anticorpos monoclonais (MCAT) BD Multitest 6-Color TBNK Reagent (BD Bioscien ces), que permitiu determinar simultaneamente o teor de linfócitos CD45+CD3+, CD45+CD3+CD4+, CD45+CD3+CD8+, CD45+CD3+CD56+, CD45+CD16+CD56+, CD45+CD19+ no sangue. As contagens de linfócitos B1 no sangue foram determinadas numa amostra de sangue separada; em cada caso, foi utilizado um conjunto de dois anticorpos monoclonais: PE-Su5 anti-CD19 ICAT marcado (IOTest, Beckman Coulter, EUA) e PE anti-CD5 ICAT marcado (IOTest, Beckman Coulter, EUA). O estudo foi efectuado em total conformidade com as instruções de utilização dos instrumentos e dos anticorpos monoclonais.

O método de citometria de fluxo baseia-se na medição ótica e de fluorescência de várias células sanguíneas, que atravessam raios de luz laser monocromáticos na seguinte ordem, juntamente com o fluxo do fluido de reação. Neste caso, as propriedades físicas de todas as células, a sua dimensionalidade, a granularidade citoplasmática são medidas numa única célula que não deve ser corada. As células sanguíneas são examinadas com um conjunto de anticorpos conjugados com fluorocromo que são dirigidos a componentes intracelulares e membranares das células. Uma suspensão monodispersa com células coradas com marcadores fluorescentes foi colocada num recipiente especial de um citómetro de fluxo, a partir do qual a amostra foi introduzida através de uma ponta especialmente concebida, sob uma certa pressão, no centro do fluxo de fluido, que se movia na mesma direção a alta velocidade. As células que eram apanhadas pelo fluxo de um líquido especial formavam uma cadeia, e cada célula formava uma "concha" líquida. Os dados processados foram automaticamente registados, analisados e apresentados sob a forma de histogramas unidimensionais especiais, em que o eixo das abcissas mostra a intensidade de fluorescência das células hematológicas e o eixo das ordenadas mostra o número de células hematológicas com uma determinada intensidade de fluorescência, como

Os níveis de imunoglobulinas das classes IgM, IgG e IgA foram estudados ***por análise imunoenzimática em fase sólida***, utilizando conjuntos de anticorpos monoclonais imobilizados e outros reagentes produzidos pela VectorBest (Rússia) e um conjunto de equipamentos (fotómetro (leitor) OPSYS MR fabricado pela THERMOLABSYSTEMS, pastilha PP2-428 vosher fabricada por "IMMEDTECH", impressora "EPSON") em conformidade com as instruções de utilização dos instrumentos e reagentes.

Na primeira fase, as amostras de calibração com concentrações conhecidas de IgA, IgG, IgM e as amostras a analisar são incubadas em poços de uma placa com anticorpos monoclonais imobilizados (MCAT) para IgA, IgG, IgM. A placa é então lavada. Na segunda etapa, as IgA, IgG, IgM ligadas nos poços são tratadas com um conjugado de peroxidase de MCAT para as cadeias leves (lambda e kappa) de imunoglobulinas humanas. Após lavagem do excesso de conjugado, os complexos imunes formados "ICAT- IgA, IgG, IgM - conjugado imobilizado" são detectados por reação enzimática da peroxidase com peróxido de hidrogénio na presença de cromogénio (tetrametilbenzidina). A intensidade da cor do cromogénio é proporcional à concentração de IgA, IgG, IgM na amostra analisada. Depois de parar a reação da peroxidase com um reagente de paragem, os resultados são tidos em conta espectrometricamente. A concentração de IgA, IgG, IgM nas amostras é determinada de acordo com o gráfico de calibração.

2.3.4 Métodos de avaliação dos níveis de auto-anticorpos e outros marcadores de reacções antifosfolipídicas

Na avaliação do papel do componente autoimune nos distúrbios da saúde reprodutiva, estudámos os níveis de auto-anticorpos para a tiroglobulina, tiroperoxidase, bem como a concentração total de anticorpos antifosfolípidos da classe IgG para a cardio-lipina, fosfatidilserina, fosfatidilinositol e ácido fosfatídico, anticorpos para os cofactores: β-2-glicoproteína-I e anexina-V, protrombina. Foi efectuada a determinação paralela de anticoagulantes de tipo lúpico no plasma.

A determinação dos níveis de auto-anticorpos para vários componentes dos próprios fluidos biológicos e tecidos foi efectuada por ***análise imunoenzimática indireta, utilizando*** o princípio de ELISA-ELISA indireto em fase sólida no analisador BioRad, fabricado pela SanofiDiagnostics-Pasteur (França - EUA), utilizando um conjunto de reagentes e a empresa monoclonal "Orgentec", de acordo com as instruções de utilização dos dispositivos e reagentes.

Determinação dos níveis de auto-anticorpos para os componentes da tiroide - tiroglobulina e tiroperoxidase. O método baseia-se no princípio do imunoensaio enzimático indireto de duas fases. Os anticorpos específicos para a tiroglobulina, presentes na amostra de soro testada ou no calibrador, ligam-se à tiroglobulina purificada imobilizada na superfície dos poços da microplaca. As proteínas séricas não ligadas são removidas por lavagem. Adiciona-se então aos poços um conjugado de anticorpo de cabra marcado com peroxidase de rábano para IgG humana, que se liga ao complexo antigénio-anticorpo imobilizado na superfície dos poços. O conjugado não ligado é removido por lavagem.

A adição de substrato resulta numa cor cuja intensidade é diretamente proporcional à concentração de anticorpos específicos da tiroglobulina ou da tiroperoxidase. A concentração de anticorpos contra a tiroglobulina ou a tireoperoxidase nas amostras testadas é calculada a partir da curva de calibração.

Determinação dos auto-anticorpos totais da classe IgG contra a cardiolipina, a fosfatidilserina, o fosfatidilinositol e o ácido fosfatidílico. Foram utilizadas placas cujas células foram revestidas com fosfolípidos vegetais humanos altamente purificados (cardiolipina, fosfatidilserina, fosfatidilinositol e ácido fosfatidílico). Os anticorpos para fosfolípidos requerem β2-glicoproteína-I como cofator, pelo que as células foram saturadas com β-2-glicoproteína-I humana altamente purificada. A placa foi dividida em 12 tiras de 8 células cada. Foi efectuada a ligação dos auto-anticorpos presentes no ensaio.

A formação do complexo de sanduíche e a reação da cor da enzima ocorreram nas seguintes fases de reação.

Fase 1- Foram introduzidos nas microcélulas calibradores, controlos e amostras de soro pré-diluídas de doentes. Os anticorpos eventualmente presentes foram ligados aos antigénios imobilizados nas microcélulas. Após uma incubação de 30 minutos, as células foram lavadas, tendo a solução de lavagem removido os componentes do soro não ligados.

Fase 2: Foi adicionada às células uma solução de conjugado anti-IgG humano com peroxidase para a deteção de auto-anticorpos associados aos chamados antigénios imobilizados. Após uma incubação de 15 minutos, o excesso de conjugado enzimático foi removido com uma solução de lavagem.

Fase 3: A solução de substrato cromogénico contendo TMB foi adicionada às células. Durante os 15 minutos de incubação, a cor da solução tornou-se azul. O desenvolvimento da cor foi interrompido pela adição de ácido clorídrico 1M como solução de paragem e incubado durante 15 minutos. A solução mudou de cor para amarelo. A intensidade da cor foi diretamente proporcional à concentração de anticorpos IgG na amostra e a densidade ótica foi determinada no comprimento de onda de 450 nm do espetrómetro, tendo os resultados sido calculados.

Determinação de auto-anticorpos da classe IgG para a β2-glicoproteína I. O método foi desenvolvido para a determinação semi-quantitativa de auto-anticorpos totais da classe G para a β2-glicoproteína I. As células do comprimido foram revestidas com β-2-glicoproteína I altamente purificada. A pastilha é utilizada para 96 determinações de uma só vez. O ensaio liga os auto-anticorpos presentes.

Formação de complexos em sanduíche e reação corada da enzima nas seguintes fases de reação: Fase 1 - Os controlos e as amostras de soro pré-diluídas dos doentes foram introduzidos nas microcélulas. Os anticorpos eventualmente presentes foram ligados aos antigénios imobilizados nas microcélulas. Após uma incubação de 30 minutos, as células foram lavadas. A solução de lavagem removeu os componentes do soro não ligados. Fase 2: foi adicionada às células uma solução mista de conjugado anti-IgG humano com peroxidase para determinar a cisão dos auto-anticorpos ligados aos antigénios imobilizados. Após uma incubação de 15 minutos, o excesso de conjugado enzimático foi removido com uma solução de lavagem. Fase 3: foi adicionada às células uma solução de substrato cromogénico com TMB. Durante os 15 minutos de incubação, a cor da solução tornou-se azul. O desenvolvimento da cor foi interrompido pela adição de ácido clorídrico 1M como solução de paragem. A solução mudou de cor para amarelo. A intensidade da coloração, determinada por espetrofotómetro a um comprimento de onda de 450 nm, é diretamente proporcional à concentração de anticorpos IgG presentes na amostra.

Determinação de auto-anticorpos da classe IgG para a anexina V. O ensaio liga os auto-anticorpos presentes no sangue à anexina V recombinante humana altamente purificada, que reveste as células da placa.

A reação processa-se em três fases.

Fase 1 - Calibradores, controlos e amostras pré-diluídas de soro de doentes são introduzidos nas microcélulas. Os anticorpos presentes ligam-se aos antigénios imobilizados nas microcélulas. Após 30 minutos de incubação, as células são lavadas. A solução de lavagem remove os componentes não ligados do soro.

Fase 2: É adicionada às células uma solução de conjugado anti-IgG humano com peroxidase para a determinação de auto-anticorpos ligados a antigénios imobilizados. Após 15 minutos de incubação, o excesso de conjugado enzimático é removido com uma solução de lavagem.

Fase 3: A solução de substrato cromogénico contendo TMB foi adicionada às células. Durante os 15 minutos de incubação, a cor da solução tornou-se azul. O desenvolvimento da cor foi interrompido pela adição de ácido clorídrico 1M como solução de paragem. A solução mudou de cor para amarelo. A intensidade da cor, diretamente proporcional à concentração de anticorpos IgG na amostra, é determinada por espetrometria a um comprimento de onda de 450 nm.

Determinação de auto-anticorpos da classe IgG contra a protrombina. São utilizadas células em comprimidos revestidas com protrombina humana recombinante altamente purificada. O ensaio envolve a ligação dos auto-anticorpos presentes e a formação de um complexo em sanduíche, seguido de uma reação enzimática colorida nas fases seguintes.

Fase 1 - Calibradores, controlos e amostras pré-diluídas de soro de doentes são introduzidos em microcélulas para ligar os auto-anticorpos séricos aos antigénios imobilizados nas microcélulas. Após 30 minutos de incubação, as células são lavadas. A solução de lavagem remove os componentes do soro não ligados.

Fase 2: é adicionada às células uma solução de conjugado anti-IgG humano com peroxidase para a deteção de auto-anticorpos ligados aos anti- genes imobilizados. Após uma incubação de 15 minutos, o excesso de conjugado enzimático é removido com uma solução de lavagem.

Fase 3: A solução de substrato cromogénico contendo TMB foi adicionada às células. Durante os 15 minutos de incubação, a cor da solução tornou-se azul. O desenvolvimento da cor é interrompido pela adição de ácido clorídrico 1M como solução de paragem. A solução muda de cor para amarelo. A intensidade da coloração é diretamente proporcional à concentração de anticorpos IgG na amostra quando os poços são examinados com um espetrofotómetro a um comprimento de onda de 450 nm. Os resultados são então calculados.

TMPara o rastreio de anticoagulantes do tipo lúpico, foram utilizados o teste Express-Lupus e o teste de protrombina com veneno de víbora diluído (teste lebetox).

TMA determinação do anticoagulante lúpico na variante original do ***teste*** de rastreio gov (***Express-Lupus-test)*** baseia-se numa avaliação comparativa dos resultados do registo do tempo de tromboplastina parcial activada (TTPA) no plasma da pessoa testada com dois reagentes: altamente sensível ao anticoagulante lúpico (TTPA+) e pouco sensível (TTPA-).

A presença de HA no plasma leva a um tempo de coagulação relativamente mais longo no teste com APTVBA+ do que com o reagente APTVBA. A diferença no tempo de coagulação obtido ao realizar o APTV com diferentes reagentes APTV (sensível à ação do VA e pouco sensível à ação do VA) permite calcular o índice NR [10], que no nosso estudo com valores de 1,5 U indica a presença de anticoagulante lúpico no plasma testado.

O progresso do trabalho envolve várias etapas:

$^{o}{}_{BA+}{}^{o}$*Passo 1: Introduzir* 0,1 ml de plasma do doente na cuvete do coagulómetro; incubar a +37 C durante 1 min; adicionar 0,1 ml de reagente APTV - temperatura ambiente; incubar a +37 C durante 3 min.$^{o}{}_{BA+}$Adiciona-se à mistura 0,1 ml de solução de trabalho de cloreto de cálcio (preliminarmente aquecida a +37 C) e regista-se o tempo de coagulação; de forma semelhante (utilizando o reagente APTV), determina-se o tempo de coagulação no plasma normal de controlo (ou plasma RNP).

°*Passo 2: Adicionar* 0,1 ml de plasma do doente à cuvete do coagulómetro; incubar a +37 C durante 1 min.BA-°°BA-Adicionar 0,1 ml de reagente APTV diluído à temperatura ambiente; incubar à temperatura de +37 C durante 3 min; adicionar 0,1 ml de solução de trabalho de cloreto de cálcio (à temperatura de +37 C) à mistura e registar o tempo de coagulação; de forma semelhante (utilizando o reagente APTV), determinar o tempo de coagulação no plasma normal de controlo (ou plasma RNP da empresa LLC "Technologiya-Standart", cat. n.° 012). № 012).

O indicador *NR* é calculado de acordo com as fórmulas:

$$R_1 = \frac{t_1}{t_2}; \quad R_2 = \frac{t_3}{t_4}; \quad NR = \frac{R_1}{R_2},$$

*1*BA+*em que: t* - tempo de coagulação do plasma do doente com o reagente do VAPT;

*2*BA+t - tempo de coagulação do plasma normal de controlo com o reagente APTV ;

*3*BA-t - tempo de coagulação do plasma do doente com o reagente APTV ;

*4*BA-t - tempo de coagulação do plasma normal de controlo com o reagente APTV ;

*1*BA+ R é o índice de prolongamento do tempo de coagulação no doente, em comparação com o controlo, no teste com o reagente APTV;

2 -BA-Índice *R* de prolongamento do tempo de coagulação no doente, em comparação com o controlo, no teste com o reagente APTV;

NR é um rácio que quantifica o efeito hipocoagulante da VA.

O princípio do ***teste lebetox*** consiste em determinar o tempo de coagulação do plasma citrato recalcificado rico em plaquetas sob a influência de uma solução de veneno de gyurza (lebetox). Para obter o plasma rico em plaquetas, é recolhido sangue venoso para um tubo que contém citrato de sódio a 3,8%, numa relação de volume de 9:1 entre o sangue e o citrato de sódio.

O sangue é centrifugado a 1000 rpm (240 g) durante 7 minutos para obter plasma rico em plaquetas. Um prolongamento do tempo de lebetox pode dever-se, nomeadamente, à presença de um anticoagulante de tipo lúpico no sangue. Paralelamente, o tempo de lebetox é determinado no plasma normal de controlo [10]. Nos nossos estudos, o tempo lebetox de coagulação no exame manual não deve exceder 3 minutos.

O processo de determinação inclui os seguintes procedimentos. Adiciona-se 0,1 ml de solução de lebetox a 0,1 ml de plasma testado num tubo de ensaio. °O tubo é agitado e colocado durante 30 segundos num banho de água a uma temperatura de +37 C. °Adiciona-se à mistura 0,1 ml de solução de cloreto de cálcio a 0,277% (previamente aquecida num banho de água a +37 C) e liga-se um cronómetro. Registar o tempo de coagulação (formação de fibrina) com agitação periódica do tubo de ensaio. Em paralelo, determinar o tempo de lebetox no plasma normal de controlo. O abrandamento da coagulação em comparação com o controlo em mais de 1,2 vezes pode estar associado à ação do anticoagulante lúpico.

2.4 Tratamento matemático e tratamento estatístico análise de dados

Ao comparar indicadores com diferentes unidades de medida, a percentagem de desvio dos indicadores nos grupos de risco em relação ao controlo (PO, considerado como 100%) foi calculada de acordo com a fórmula 1:

Fórmula 1

$$\text{ПО} = \frac{\text{Показатель в группе риска} - \text{Показатель в группе контроля}}{\text{Показатель в группе контроля}} \times 100\% + 100\%$$

O tratamento estatístico dos dados foi efectuado com recurso ao pacote estatístico ti SPSS (versão 21), de acordo com as instruções de utilização me .

Para determinar o intervalo de valores de referência, foi utilizada uma análise interactiva de todo o conjunto de dados obtidos **do cubo OLAP**.

Para determinar o grau de informatividade dos factores estudados e dos índices venosos honestos quantitativos, foi efectuada uma análise de variância com cálculo do coeficiente canónico normalizado da função discriminante (SCCDF).

Para formar grupos de estudo de acordo com os dados analisados, recorreu-se à análise de clusters, tendo em conta os indicadores mais informativos.

Para o tratamento estatístico dos dados quantitativos, utilizámos os métodos de estatística discriminativa com a determinação de indicadores de mediana, mínimo e máximo.

A comparação de valores devido à ausência de distribuição normal dos dados foi efectuada utilizando estatísticas não paramétricas. Na análise das frequências dos dados, foi utilizada uma análise de variância de um fator (ONE WAY ANOVA) para determinar a homogeneidade ou heterogeneidade da distribuição da frequência de ocorrência de uma caraterística nos grupos comparados, utilizando o critério de Fisher. O teste de Mann-Whitney foi utilizado para analisar indicadores quantitativos. As diferenças foram consideradas confiáveis com $p < 0,05$.

Para desenvolver uma metodologia de cálculo dos marcadores integrais dos distúrbios da saúde reprodutiva, foi utilizada a análise de regressão para obter uma equação de regressão linear dentro de cada população e dos grupos de risco correspondentes.

Para determinar o intervalo de valores laboratoriais e marcadores com significado prognóstico, foi calculado o seu intervalo de confiança de 95%.

A relação entre a sensibilidade e a especificidade dos critérios obtidos na avaliação da precisão prognóstica de cada sinal ou indicador informativo foi estabelecida pelo método de regressão linear com construção de curva ROC e cálculo da área sob a curva - AUROC [80, 219, 342].

CAPÍTULO 3. ABORDAGEM PRÉ-NATOLÓGICA E POR AGREGADOS POPULACIONAIS PARA AVALIAR A SAÚDE REPRODUTIVA DAS MULHERES

3.1. Fundamentos metodológicos da avaliação pré-natológica

Saúde reprodutiva das mulheres em diferentes populações

Uma vez que o objetivo do estudo era investigar a saúde reprodutiva das mulheres na fase pré-natológica, tentou-se, em primeiro lugar, clarificar as normas fisiológicas (valores de referência) dos indicadores estudados para mulheres em idade fértil pertencentes às populações russa e tajique.

Para este efeito, foi utilizada a análise interactiva de dados (On-Line Analytical Processing - **OLAP-cube**), segundo a qual o intervalo dos valores de referência se situava no intervalo $X \pm \sigma$ (média ± desvio-padrão).

De acordo com esta informação, foram analisados dados de 510 mulheres clinicamente saudáveis que vivem na região da Terra Negra Média da Rússia (população russa) e de 515 mulheres saudáveis que vivem no Tajiquistão (população tajique).

Em primeiro lugar, determinou-se o estado hormonal de todas essas mulheres em cada população e, com base nos dados obtidos, formou-se um intervalo de valores de referência para cada população em estudo, conforme apresentado na Tabela 1. As Figuras 1 e 2 mostram as percentagens de desvio dos intervalos de referência dos indicadores do estado hormonal obtidos para cada bala em relação aos intervalos de referência dos mesmos indicadores recomendados nas fontes bibliográficas actuais.

Como se depreende da tabela e da figura, em geral, a amplitude de variação dos valores de referência dos indicadores nos nossos estudos foi um pouco mais estreita do que a indicada na literatura, o que é perfeitamente compreensível devido às limitações da população de mulheres.

Tabela 1. Intervalos de referência dos indicadores do estado hormonal sanguíneo em mulheres de diferentes populações

Testado valor laboratorial	Valores de referência recomendados na literatura	Valores de referência refinados	
		X ± σ	Área populacional estabelecida
População de mulheres russas			
Hormona folículo-estimulante (FSH), IU/L	3,5 - 6,0	4,8 ± 1,7	3,1 - 6,1
Hormona luteinizante (LH), UI/L	4,0 - 9,0	4,8 ± 1,4	3,4 - 6,2
Prolactina, nmol/l	120 - 500	208,9 ± 107,4	101,5 - 316,2
Estradiol, pmol/l	228 - 400	268,6 ± 46,0	222.6 - 314,6
Progesterona, nmol/l	20 - 90	37,4 ± 18,9	18,5 - 56,3
17-OH-progesterona (17-OP), nmol/L	2,0-3,3	2,8 ± 1,3	1,5 - 4,1
Testosterona, nmol/l	1,5 - 2,5	2,1 ± 1,3	0,8 - 3,4
Dihidroepiandrosterona (DHEA-C), nmol/L	1,3 - 6,0	4,5 ± 1,8	2,7 - 6,3
Hormona da tiroide (TSH), mUI/L	0,4 - 4,0	1,8 ± 1,77	0,03 - 3,57
Triiodotironina total (T3 total), nmol/l	2,0 - 3,3	2,0 ± 1,3	0,7 - 3,3
Tiroxina total (T4 total), nmol/L	77 - 142	101,9 ± 24,2	77,7 - 126,1
Cortisol, nmol/l	200 - 400	272,0 ± 63,6	208,4 - 335,6
População de mulheres tajiques			
Hormona folículo-estimulante (FSH), IU/L	3,5 - 6,0	3,9 ± 1,6	2,3 - 5,5
Hormona luteinizante (LH), UI/L	4,0 - 9,0	5,0 ± 1,4	3,6 - 6,4
Prolactina, nmol/l	120 - 500	172,6 ± 51,6	121,0 - 224,2
Estradiol, pmol/l	228 - 400	240,8 ±	228,0 -
Progesterona, nmol/l	20 - 90	29,2 ± 8,8	20,4 - 38,0
17-OH-progesterona (17-OP), nmol/L	2,0-3,3	3,1 ± 1,0	2,0 - 4,6
Testosterona, nmol/l	1,5 - 2,5	2,3 ± 1,0	1,3 - 3,3
Dihidroepiandrosterona (DHEA-C), nmol/L	1,3 - 6,0	4,9 ± 1,9	3,0 - 6,8

Hormona da tiroide (TSH), mIU/L	0,4 - 4,0	1,6 ± 1,3	0,3 - 2,9
Triiodotironina total (T3 total), nmol/l	2,0 - 3,3	2,3 ± 1,0	1,3 - 3,3
Tiroxina total (T4 total), nmol/l	77 - 142	104,4 ± 25,5	78,8 - 120,0
Cortisol, nmol/l	200 - 400	278,0 ± 63,9	214,3 - 341,9

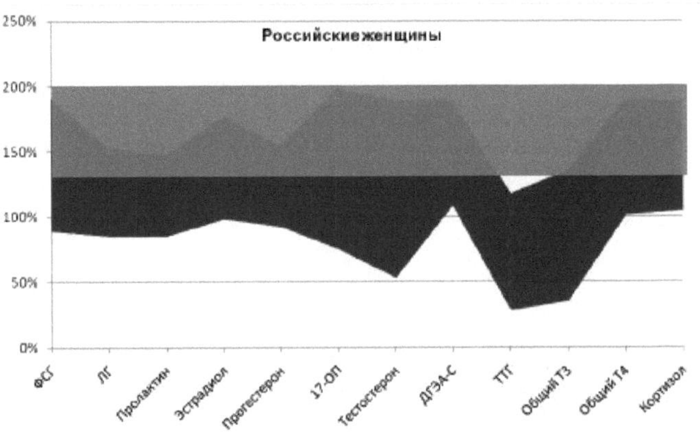

Fig. 1. Valores de referência dos indicadores do estado hormonal em mulheres da população russa (cor azul) em comparação com dados da literatura (cor verde)

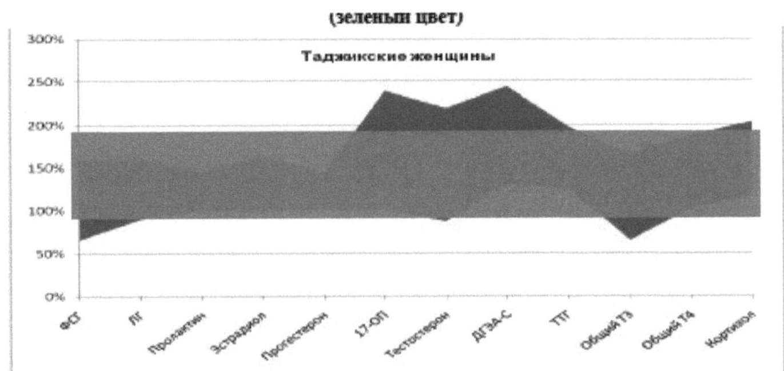

Fig. 2. Valores de referência dos indicadores do estado hormonal em mulheres da população tajique (cor vermelha) em comparação com com dados da literatura (cor verde)

Na população de mulheres russas, os valores reflexos dos indicadores de andrógenos no sangue e hormônios da tireoide eram um pouco mais baixos do que os valores geralmente aceitos, enquanto na população de mulheres tajiques, pelo contrário, o nível de andrógenos no sangue era significativamente maior, e o conteúdo de hormônios da tireoide, com exceção da triiodotironina total, correspondia aos padrões geralmente aceitos.

Do mesmo modo, utilizando a análise interactiva de dados em **cubo OLAP**, foram obtidos intervalos de valores de referência para parâmetros imunológicos, que são apresentados como valores absolutos no Quadro 2 e como percentagens de desvio dos valores padrão nas Figuras 3-4.

Tabela 2. Intervalos de referência dos indicadores do estado imunitário no sangue em mulheres de diferentes populações

Testado valor laboratorial	**Valores de referência recomendados na literatura**	**Valores de referência refinados**	
		X ± σ	**Área populacional estabelecida**
População de mulheres russas			
Linfócitos T (CD3+), %	61 - 85	69,8 ± 4,4	65,4 - 74,2
T-helpers (CD3+CD4+), %	20 - 40	35,7 ± 2,4	33,3 - 38,1
Linfócitos T citotóxicos	19 - 35	21,8 ± 5,0	16,8 - 26,8
ECT (CD3+CD56+), %	1 - 6	4,2 ± 2,1	2,1 - 6,3
Células assassinas naturais	8 - 18	13,5 ± 2,9	10,6 - 18,8
Linfócitos B (CD19+), %	7 - 17	9,5 ± 4,1	5,4 - 13,6
Linfócitos B1 (CD19+CD5+), %	0,5 - 2,1	1,3 ± 0,3	1,0 - 1,6
IgM, mg/ml	0,5 - 1,9	1,2 ± 0,5	0,7 - 1,7
IgG, mg/ml	8 - 16	11,1 ± 2,5	8,6 - 13,6
IgA, mg/ml	0,8 - 2,8	1,7 ± 0,7	1,0 - 2,4
População de mulheres tajiques			
Linfócitos T (CD3+), %	61 - 85	67,7 ± 4,1	59,0 - 71,8

T-helpers (CD3+CD4+), %	20 - 40	34,8 ± 2,1	30,1 - 37,5
Linfócitos T citotóxicos	19 - 35	20,4 ± 2,6	17,8 - 23,6
ECT (CD3+CD56+), %	1 - 6	3,8 ± 2,8	1,0 ± 6,6
Células assassinas naturais	8 - 18	13,0 ± 3,7	8,7 - 20,1
Linfócitos B (CD19+), %	7 - 17	12,7 ± 5,9	6,8 - 18,6
Linfócitos B1 (CD19+CD5+), %	0,5 - 2,1	1,8 ± 0,6	1,2 - 2,4
IgM, mg/ml	0,5 - 1,9	1,2 ± 0,4	0,5 - 1,8
IgG, mg/ml	8 - 16	11,7 ± 1,8	9,9 - 15,6
IgA, mg/ml	0,8 - 2,8	1,6 ± 0,6	0,6 - 2,4

$

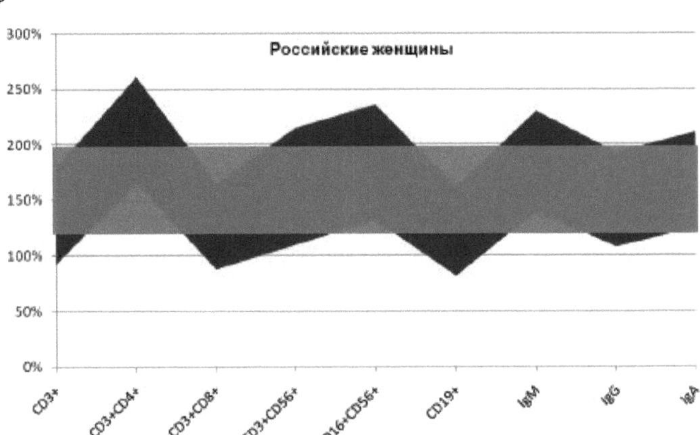

Fig. 3. Valores de referência dos indicadores do estado imunitário em mulheres da população russa (cor azul) em comparação com dados da literatura (cor verde)

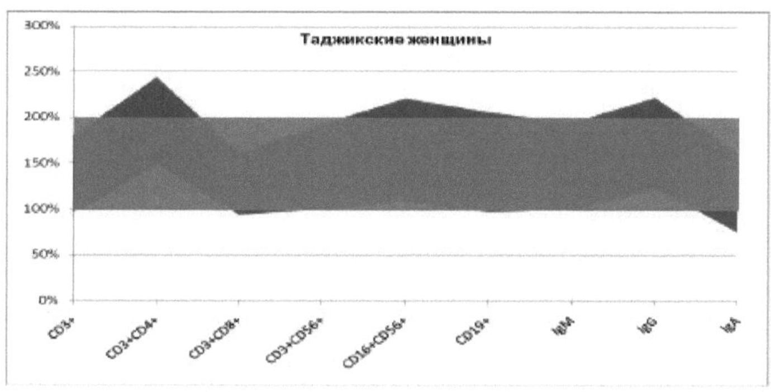

Figura 4. Valores de referência dos indicadores do estado imunitário nas mulheres da população tajique (cor vermelha) em comparação com com dados da literatura (cor verde)

Como se depreende dos dados apresentados, os desvios nos valores de referência dos indicadores do estado imunitário por nós obtidos em relação à gama padrão de valores de referência não foram muito significativos. Na população russa de mulheres, a percentagem de células T-helper, EKT, ven killers naturais e níveis de IgM foram ligeiramente mais elevados, com um intervalo de variação mais estreito. Na população tajique, o desvio mais significativo a favor de um aumento foi dado apenas pela proporção de células T-helper no sangue.

Quadro 3: Intervalos de referência dos indicadores do estado autoimune no sangue de mulheres de diferentes populações

Testado valor laboratorial	**Valores de referência recomenda dos na literatura**	**Valores de referência refinados**	
		X ± σ	**Área populaciona l estabelecida**
1	2	3	4
População de mulheres russas			
Auto-anticorpos IgG para a tiroglobulina,	≤ 4,1	4,5 ± 0,4	4,1 - 4,9
Autoanticorpos IgG para	≤ 18	22,2 ± 3,2	19,0 - 25,4
Autoanticorpos IgG para	≤ 10 unidades/ml	4,2 ± 2,9	1,3 - 7,1

Autoanticorpos IgG para	≤ 10 unidades/ml	4,6 ± 2,6	2,0 - 7,2
Autoanticorpos IgG para	≤ 5 unidades/ml	2,1 ± 1,1	1,0 - 3,2
Autoanticorpos IgG para	≤ 10 unidades/ml	4,3 ± 2,5	1,8 - 6,8
Anitcoagulante lúpico	0,7 A 1,1 UNIDADE	0,95 ± 0,25	0,7 - 1,2
Anitcoagulante lúpico	≤ 3 min.	1,7 ± 1,0	0,7 - 2,7
População de mulheres tajiques			
Auto-anticorpos IgG para a tiroglobulina	≤ 4,1 UI/ml	3,35 ± 0,95	2,4 - 4,3
Autoanticorpos IgG para	≤ 18 UI/ml	16,2 ± 6,9	9,3 - 23,1
Autoanticorpos IgG para	≤ 10 unidades/ml	8,8 ± 3,1	5,7 - 11,9
Autoanticorpos IgG para	≤ 10 unidades/ml	8,85 ± 2,75	6,1 - 11,6
Autoanticorpos IgG para	≤ 5 unidades/ml	4,7 ± 1,6	3,1 - 6,3
Autoanticorpos IgG para	≤ 10 unidades/ml	8,45 ± 3,15	5,3 - 11,6
Anitcoagulante lúpico	0,7 A 1,1 UNIDADE	1,0 ± 0,6	0,4 - 1,6
Anitcoagulante lúpico	≤ 3 min.	1,9 ± 0,9	1,0 - 2,8

A última fase desta secção da investigação consistiu na determinação da gama de valores de referência dos auto-anticorpos IgG do sangue para componentes individuais da glândula tiroide e componentes proteico-lipídicos do sistema hemostático. Estes dados estão reflectidos no Quadro 3, que apresenta os valores numéricos dos indicadores, e nas Figuras 5-6, que mostram graficamente as percentagens de desvio dos indicadores da componente autoimune do sangue nas populações russa e tajique de mulheres em relação às normas geralmente aceites e abrangidas pela literatura científica moderna.

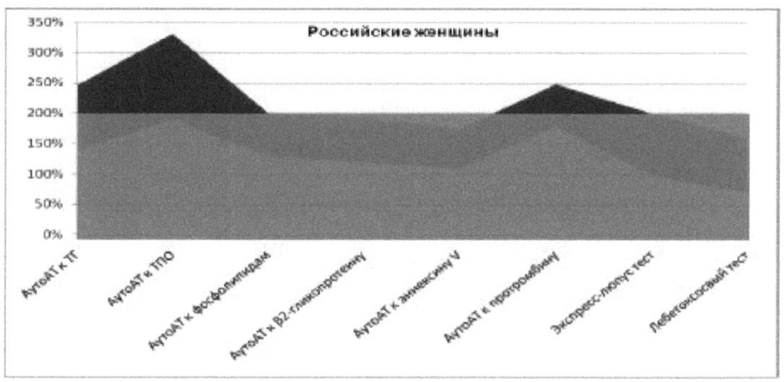

Figura 5. Valores de referência dos índices de componentes auto-imunes em mulheres da população russa (cor azul) em comparação com dados da literatura (cor verde)

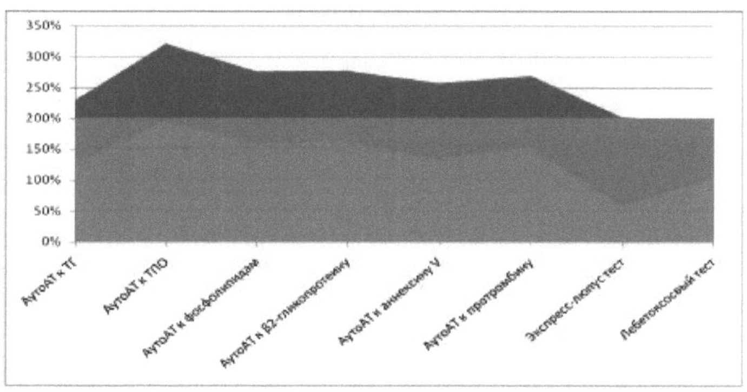

Figura 6. Valores de referência dos índices de componentes auto-imunes nas mulheres da população tajique (cor vermelha) em comparação com com dados da literatura (cor verde)

Como se pode ver na tabela e nas figuras, os valores de referência da componente autoimune, tanto na população de mulheres russas como na de mulheres tajiques, excederam ligeiramente os valores indicados nas recomendações de outros autores, sendo a única diferença o facto de as mulheres russas apresentarem níveis mais elevados de auto-anticorpos para os componentes da tiroide e para a protrombina, enquanto as mulheres tajiques mostraram um aumento dos níveis de todos os auto-anticorpos testados.

Assim, estes estudos permitiram clarificar os valores de referência do estado hormonal, estado imunitário e componente autoimune nas mulheres das populações estudadas. Estes estudos criaram uma base para a seleção das mulheres de cada população em grupos de estudo cujos indicadores laboratoriais se encontravam dentro dos valores de referência em mais de 80% dos exames, mas que apresentavam diferenças na história obstétrica.

Os seguintes grupos foram planeados de acordo com os antecedentes obstétricos em cada população de mulheres em idade fértil:

1) mulheres que deram à luz e cuja gravidez/gravidez terminou com o parto de crianças saudáveis a termo - grupo de controlo com função reprodutiva preservada;
2) mulheres que deram à luz e têm um historial de gravidez/gravidez que terminou em trabalho de parto prematuro, feto incompleto ou nado-morto - um grupo de risco com perturbações reprodutivas;
3) mulheres em gestação que planeiam engravidar e que se destinam a ser observadas por um obstetra-ginecologista durante os três anos seguintes, após exame laboratorial - um grupo para testar os métodos de previsão do risco de perturbações reprodutivas propostos neste trabalho.

Além disso, é de salientar que, apesar da presença de dados anamnésicos sobre perturbações reprodutivas no grupo de risco, as mulheres destes grupos não apresentavam sinais de tais perturbações, uma vez que os resultados das análises clínicas e laboratoriais do seu sangue não se afastavam significativamente dos valores de referência, ou seja, as perturbações reprodutivas, caso existissem, encontravam-se a um nível pré-natológico. Era nestes casos que a previsão do risco de perturbações reprodutivas era mais necessária.

Os resultados da seleção e caraterização dos grupos de estudo formados são apresentados no Quadro 4.

Quadro 4: Composição qualitativa e quantitativa dos grupos de estudo
nas populações russa e tajique

Investigado população	**Grupo de estudo**	**Características do grupo de estudo**		
		Numérico composição	**Médio idade**	**% de referência a valores diferentes**
População russa	Controlo sem perturbações	28 pessoas.	29,3 ± 3,9 anos	82,8% - 100%
	Grupo de risco com	53 pessoas.	29,8 ± 2,6 anos	82,8% - 100%
	Controlo da eficácia do prognóstico	26 pessoas.	22,1 ± 1,1 anos	82,8% - 96,6%
População tajique	Controlo sem perturbações	28 pessoas.	30,0 ± 2,7 anos	82,8% - 100%
	Grupo de risco com	57 pessoas.	31,4 ± 5,2 anos	82,8% - 96,6%
	Controlo da eficácia do prognóstico	29 pessoas.	21,3 ± 0,9 anos	82,8% - 96,6%

Como mostra a tabela, dentro de cada população, utilizando os critérios de inclusão/não inclusão e exclusão, foi possível formar três grupos de observação em que os desvios em relação aos valores de referência não foram inferiores a 80% do conjunto de teste.

A população russa incluía 107 mulheres de um total de 510, incluindo 28 mulheres no grupo de controlo, 53 mulheres no grupo de risco e 26 mulheres no grupo de controlo do desempenho prognóstico. Nos dois primeiros grupos, a idade média das mulheres era aproximadamente igual, enquanto o grupo de mulheres que não deram à luz era significativamente mais jovem.

Na população tajique, 113 mulheres de um total de 515 foram seleccionadas para investigação posterior. Entre elas, havia 28 mulheres com função reprodutiva preservada (controlo), 57 mulheres com sinais de disfunção reprodutiva e 28 mulheres em gestação para controlar a eficácia da previsão do risco de distúrbios reprodutivos aproximadamente nas mesmas categorias etárias que na população russa.

3.2 Características da população feminina fértil

Nesta fase do estudo, foram determinadas as diferenças populacionais em mulheres de diferentes etnias e regiões de residência, em termos de um conjunto de características hormonais, imunológicas, da presença de uma componente autoimune e imunogenéticas.

Em primeiro lugar, foi analisado o estado hormonal das mulheres de diferentes populações, cujos resultados são apresentados na Tabela 5 e na Figura 7.

Tabela 5. Indicadores do estado hormonal no sangue de mulheres pertencentes a diferentes populações

Indicadores estado hormonal	**Indicador mediano**		**p**
	Russo mulheres, n = 107	**Mulheres tajiques, n = 113**	
Hormona folículo-estimulante (UI/L)	4,8 [1,1; 7,7]	3,9 [0,4; 8,5]	<0,001
Hormona luteinizante (IU/L)	4,5 [1,7; 8,5]	4,9 [1,4; 8,9]	0,121
Prolactina (mME/ml)	132,2 [125,8;	208,8 [121,0; 220,0]	0,146
Estradiol (pmol/l)	233,5 [200,9;	249,0 [220,3; 253,4]	0,140
Progesterona (nmol/l)	24,5 [19,1; 56,7]	34,7 [17,9; 39,3]	0,019
17-OP (nmol/l)	2,6 [0,2; 6,6]	3,1 [0,7; 5,0]	0,015

Testosterona (nmol/l)	2,0 [0,2; 6,6]	2,0 [0,1; 5,2]	0,643
DHEAc (nmol/l)	3,6 [1,7; 6,4]	4,4 [2,0; 8,9]	<0,00 1
Hormona tiroideia (mME/l)	0,8 [0,1; 5,2]	1,3 [0,1; 3,1]	0,007
Triiodotironina total (nmol/ml)	1,7 [0,1; 7,0]	1,9 [0,1; 3,8]	0,660
Tiroxina total (nmol/l)	85,5 [81,7; 127,2]	99,7 [78,0; 120,0]	0,102
Cortisol (nmol/l)	317,4 [207,4;	251,0 [244,1; 350,0]	0,310

Nota: n - número de mulheres no grupo; p - probabilidade de diferenças nos grupos de comparação; a cor cinzenta indica a fiabilidade das diferenças pelo teste de Mann-Whitney a p < 0,005

A figura 7 mostra a percentagem de desvio dos indicadores das mulheres russas e tajiques em relação aos valores médios.

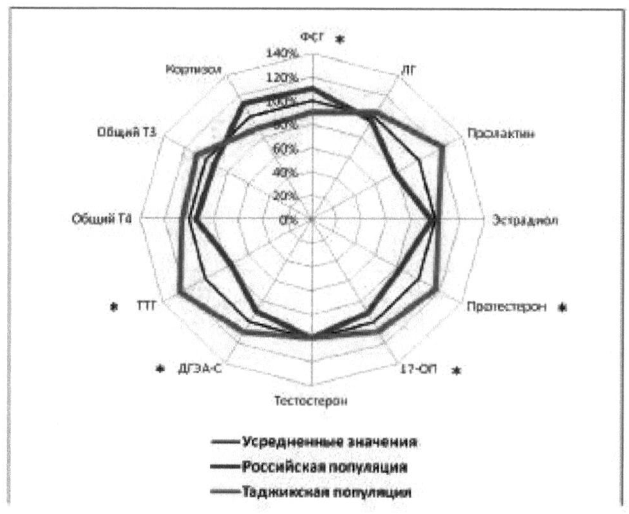

Figura 7. Percentagens de desvio em relação aos valores médios dos indicadores
Estado hormonal em mulheres de diferentes populações
(* - as diferenças entre os valores dos indicadores são estatisticamente fiáveis)

Os dados obtidos mostraram que existiam diferenças significativas no estado hormonal entre as populações de mulheres russas e tajiques, que se estendiam, em primeiro lugar, ao nível da hormona folicular multirreguladora, que era significativamente mais elevada nas mulheres russas. Além disso, foram observadas diferenças significativas nos níveis de progesterona, 17-OH-progesterona, sulfato de dihidroepiogénio e hormona da tiroide, que eram mais elevados nas mulheres da população tajique.

A Tabela 6 (valores absolutos) e a Figura 8 (percentagem de desvios em relação aos valores médios) apresentam os resultados das análises para identificar diferenças interpopulacionais nos indicadores do estado imunitário das mulheres russas e tajiques.

Quadro 6: Indicadores do estado imunitário no sangue de mulheres pertencentes a diferentes populações

Indicadores estado imunitário	**Indicador mediano [mínimo, máximo]**		**p**
	Russo mulheres, n = 107	**Mulheres tajiques, n = 113**	
Linfócitos T (CD3+), %	70,4 [64,3; 74,5]	66,1 [55,6; 75,2]	0,156
T-helpers (CD3+CD4+), %	35,7 [31,0; [illegible]	33,6 [29,9; [illegible]	0,112
Linfócitos T citotóxicos (CD3+CD8+), %	18,7 [16,1; 28,3]	21,2 [13,2; 24,3]	< 0,001
ECT (CD3+CD56+), %	3,7 [2,1; 7,0]	1,6 [0,9; 6,0]	< 0,001
Células assassinas naturais (CD16+CD56+), %	12,5 [10,0; 20,4]	10,6 [3,2; 22,9]	< 0,001
Linfócitos B (CD19+), %	7,0 [4,5; 13,6]	13,2 [7,9; 19,9]	< 0,001
IgM, mg/ml	1,2 [0,1; 2,1]	1,1 [0,1; 2,7]	0,173
IgG, mg/ml	10,3 [7,9; 13,9]	12,7 [9,9; 16,3]	< 0,001
IgA, mg/ml	1,9 [0,9; 3,5]	1,2 [0,1; 3,0]	< 0,001

Nota: n - número de mulheres no grupo; p - probabilidade de diferenças nos grupos de comparação; a cor cinzenta indica a fiabilidade das diferenças pelo teste de Mann-Whitney a p < 0,005

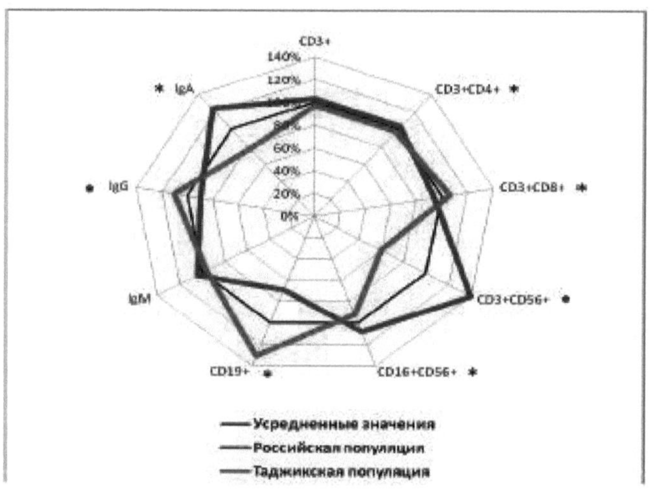

Figura 8. Percentagens de desvio em relação aos valores médios dos indicadores estado imunitário em mulheres de diferentes populações
(* - as diferenças entre os valores dos indicadores são estatisticamente fiáveis)

Como resultado da determinação de possíveis diferenças entre o estado imunitário das mulheres de diferentes populações, verificou-se que o conteúdo sanguíneo de linfócitos T, células T auxiliares e níveis de IgM não diferiam significativamente. O número relativo de linfócitos T citotóxicos, de células B e os níveis de IgG eram mais elevados na população feminina tajique, enquanto o número de células EKT e de células assassinas naturais e os níveis de IgA se desviaram significativamente para valores mais elevados nas mulheres russas.

Os sinais de componente autoimune no sangue das mulheres de ambas as populações foram investigados da mesma forma (Quadro 7, Figura 9).

Tabela 7. Índices de componentes auto-imunes no sangue de mulheres de diferentes populações

Indicadores estado imunitário	Indicador mediano [mínimo, máximo]		p
	Russo mulheres, n = 107	Mulheres tajiques, n = 113	
1	2	3	4
Auto-anticorpos IgG para a tiroglobulina, UI/ml	4,6 [4,1; 5,0]	2,8 [2,6; 4,2]	< 0,001
Autoanticorpos IgG para tiroperoxidase, UI/ml	24,0 [10,8; 26,0]	12,3 [10,8; 41,3]	< 0,001
Total de auto-anticorpos IgG para fosfolípidos	3,5 [1,0; 7,1]	7,1 [5,0; 13,8]	< 0,001
Autoanticorpos IgG para β-glicoproteína I	3,6 [1,2; 8,6]	7,3 [5,6; 12,6]	< 0,001
1	2	3	4
Autoanticorpos IgG para	2,3 [1,0; 4,3]	4,6 [1,9; 7,5]	< 0,001
Autoanticorpos IgG para protrombina	4,2 [1,2; 8,7]	7/0 [4,7; 13,6]	< 0,001
Anitcoagulante lúpico (teste do lúpus), unidades/ml	0,9 [0,6; 1,5]	1,1 [0,1; 3,9]	0,063
Anitcoagulante lúpico (ensaio Lebetox), min.	1,4 [0,4; 3,7]	1,9 [0,1; 4,2]	< 0,001

Nota: n - número de mulheres no grupo; p - probabilidade de diferenças nos grupos de comparação; a cor cinzenta indica a fiabilidade das diferenças pelo teste de Mann-Whitney a $p < 0,005$

Como se pode ver na tabela e na figura, a fiabilidade das diferenças entre as populações para os indicadores da componente autoimune foi bastante acentuada e dizia respeito a quase todos os parâmetros, com exceção do anticoagulante lúpico no teste lúpus express.

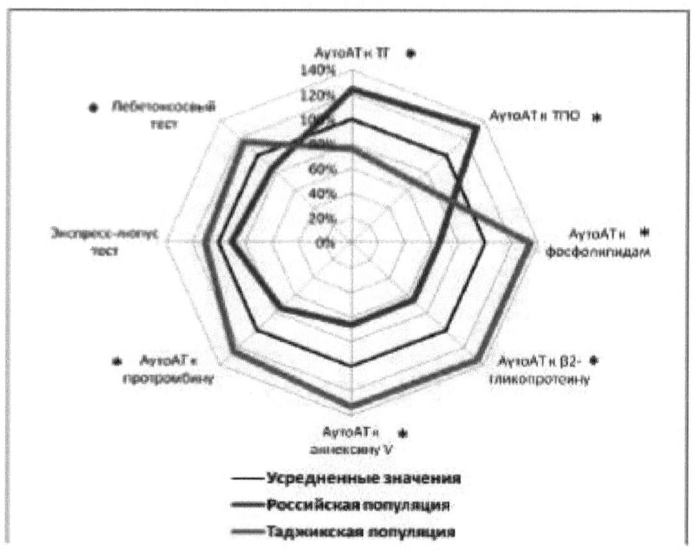

Figura 9. Percentagens de desvio em relação aos valores médios dos indicadores
componente autoimune em mulheres de diferentes populações
(* - as diferenças entre os valores dos indicadores são estatisticamente fiáveis)

Ao mesmo tempo, o nível de auto-anticorpos para componentes da tiroide foi corretamente mais elevado na população de mulheres russas, e os níveis de auto-anticorpos para componentes proteicos kovo-lipídicos do sistema hemostático, que caracterizam as reacções anti-fosfo-lipídicas, foram mais elevados na população tajique.

ıUma vez que a principal fonte de auto-anticorpos é a subpopulação B de linfócitos [306], seria interessante estabelecer a forma como estas células estão representadas no sangue de mulheres de diferentes populações e se as diferenças na variação dos níveis de auto-anticorpos para componentes do sistema da tiroide e da hemostase em diferentes populações podem ser caracterizadas utilizando estas medidas quantitativas.

Os resultados da determinação da percentagem de linfócitos B1 no sangue de mulheres das populações russa e tajique são apresentados na Figura 10.

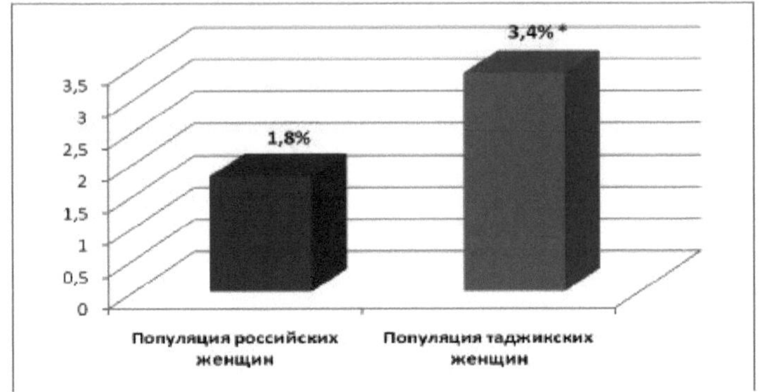

Figura 10. ₁Teor de linfócitos B no sangue de mulheres de diferentes grupos populacionais

₁Como se depreende da figura, o teor de linfócitos B no sangue das mulheres tajiques é quase duas vezes superior ao da população russa, o que, patogenéticamente, pode estar associado a um nível mais elevado de anticorpos contra os componentes da hemostase e a uma maior predisposição das mulheres tajiques para o desenvolvimento de reacções anti-fosfolípidos, com a sua capacidade de afetar a saúde reprodutiva.

Uma categoria separada de estudos populacionais foi uma análise em grande escala das características específicas das categorias de mulheres estudadas a nível genético. Foi analisado o transporte dos genes HLA de classe I e II nas mulheres das populações em estudo - 515 mulheres russas e 510 mulheres tajiques.

Para investigar a frequência da ocorrência de genes do complexo principal de histocompatibilidade de classe I (MHC-I) nas populações de mulheres russas e tajiques, o sangue de cada uma delas foi submetido a uma análise genética molecular utilizando PCR. Os resultados do estudo que compara o transporte destes genes em representantes de diferentes populações estão reflectidos na Tabela 8.

Quadro 8: Frequência de ocorrência de diferentes genes da classe I do complexo principal de histocompatibilidade nas populações de mulheres russas e tajiques

Opções Genes MNS-I		Frequência de ocorrência variantes dos genes do MNS-I numa população	Frequência de ocorrência variantes dos genes do MNS-I numa população	p
1		2	3	4
HLA-A	A1	89 pessoas / 17,3%	93 pessoas / 18,1	0,734
	A2	149 pessoas / 28,6	116 pessoas / 22,8	0,421
	A3	67 pessoas / 13,0%	74 pessoas / 14,5%	0,389
	A9	63 pessoas / 12,3%	68 pessoas / 13,2%	0,416
	A10	83 pessoas / 16,2%	87 pessoas / 17,1	0,289
	A11	14 pessoas / 2,8 por	12 pessoas / 2,4%	0,754
	A19	21 pessoas / 4,1 por	21 pessoas / 4,2%	0,920
	A28	22 pessoas / 4,3%	25 pessoas / 4,9%	0,511
	A29	7 pessoas / 1,4%	14 pessoas / 2,8 por	0,034
1		2	3	4
HLA-B	B5	37 pessoas / 7,1 por	36 pessoas / 7,1 por	0,946
	B7	20 pessoas / 3,9 por	17 pessoas / 3,4%	0,564
	B8	36 pessoas / 7,0%	37 pessoas / 7,3%	0,328
	B12	53 pessoas / 10,1	53 pessoas / 10,2%;	0,710
	B13	28 pessoas / 5,5%	30 pessoas / 5,9 por	0,345
	B14	14 pessoas / 2,8 por	15 pessoas / 2,8 por	0,879
	B15	25 pessoas / 4,9%	27 pessoas / 5,3%	0,253
	B16	36 pessoas / 7,0%	42 pessoas / 8,3%	0,212
	B17	26 pessoas / 5,1 por	24 pessoas / 4,7%	0.187
	B18	59 pessoas / 11,5%	53 pessoas / 10,2%;	0,266
	B21	15 pessoas, / 3,0%	16 pessoas / 3,2%	0.719
	B22	11 pessoas / 2,2%	12 pessoas / 2,4%	0,692
	B27	37 pessoas / 7,1 %	36 pessoas / 7,1 por	0,963
	B35	65 pessoas / 12,7%	66 pessoas / 13,0%	0,895
	B40	53 pessoas / 10,1	46 pessoas / 9,1 por	0,289
HLA-C	Cw2	175 pessoas /	108 pessoas / 21,1	0,044
	Cw3	211 pessoas /	235 pessoas / 46,1	0,217
	Cw4	12 pessoas / 2,4%	17 pessoas / 3,3%	0,059

	Cw5	117 pessoas / 22,6 por cento	150 pessoas / 29,5 por cento	0,128

[2]Nota: n - número de mulheres; p - probabilidade de diferenças interpopulacionais; a cinzento indica a fiabilidade das diferenças segundo o critério do χ a $p < 0,05$

Como se depreende do quadro, as diferenças na frequência de ocorrência de várias variantes de genes que codificam moléculas HLA de classe I nas populações de mulheres russas e tajiques foram mínimas. Apenas duas diferenças significativas foram registadas: na população de mulheres russas, a presença do gene HLA-Cw1 foi 1,6 vezes mais frequente, e na população de mulheres tajiques, o HLA-A29 foi detectado 2 vezes mais frequentemente.

Além disso, foram investigadas as variantes alélicas em três loci dos genes HLA-D (HLA-DRB1, HLA-DQA1, HLA-DQB1) que controlam a resposta imunitária. Os genes associados a perturbações reprodutivas nas mulheres - alelos HLA-DRB1*04, HLA-DQA1*103, HLA-DQA1*301, HLA-DQB1*302 - mereceram especial atenção. Os resultados obtidos para a frequência de alelos pertencentes a três loci diferentes dos genes HLA-D são apresentados nas Figuras 11-13.

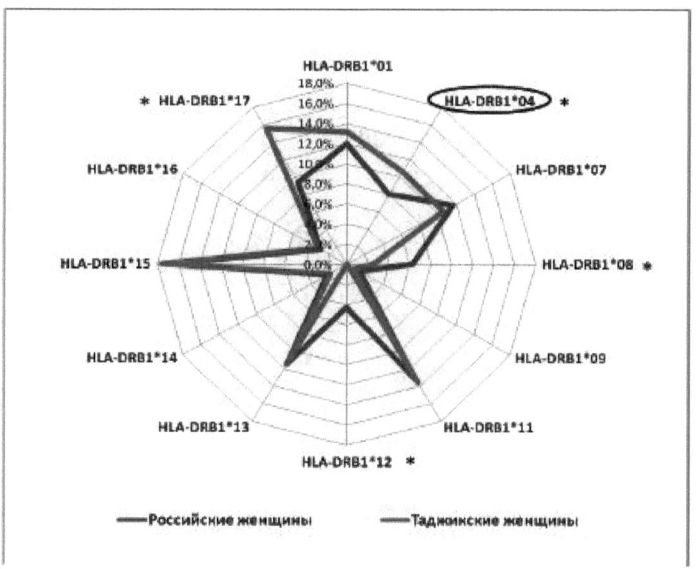

Figura 11: Frequência de ocorrência de diferentes alelos do locus HLA-DRB1
em mulheres das populações russa e tajique
(* - as diferenças entre os valores dos indicadores são estatisticamente fiáveis, oval
os alelos com prognóstico reprodutivo desfavorável estão assinalados)

Como se pode ver na Figura 11, existem certas diferenças populacionais no locus do gene HLA-DRB1. Os alelos HLA-DRB1*08 e HLA-DRB1*12 são mais frequentemente encontrados na população de mulheres russas, enquanto o alelo HLA-DRB1*17 foi registado com uma frequência significativamente maior na população de mulheres tajiques.

Quanto ao alelo HLA-DRB1*04 associado a uma maior incidência de não gravidez [11, 338], foi significativamente mais frequente nas mulheres da população tajique (1,4 vezes), o que sugere que a natureza genética da não gravidez pode ter sido ligeiramente mais frequente na população tajique.

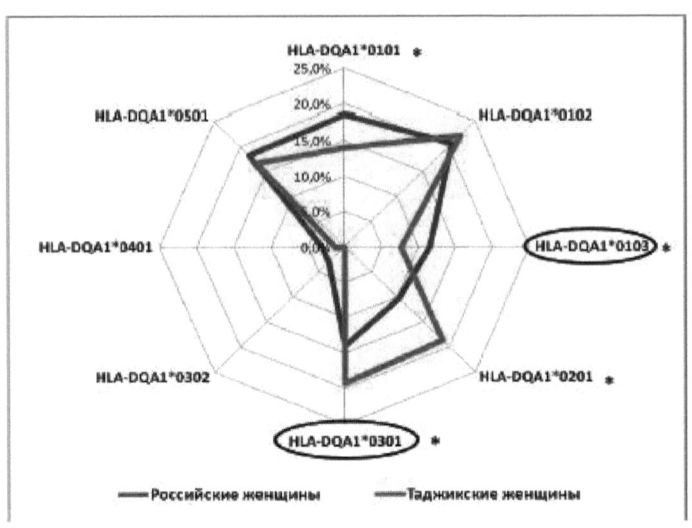

Figura 12. Frequência de ocorrência de diferentes alelos do locus HLA-DQA1 em mulheres das populações russa e tajique

(* - as diferenças entre os valores dos indicadores são estatisticamente fiáveis, oval os alelos com prognóstico reprodutivo desfavorável estão assinalados)

A Figura 12 mostra a presença de peculiaridades populacionais no locus do gene HLA-DQA1. No grupo de mulheres da população russa, a frequência dos alelos HLA-DQA1*0101 (1,3 vezes) e HLA-DQA1*0103 (1,6 vezes) foi significativamente mais elevada, estando o primeiro associado a propriedades protectoras em relação à patologia reprodutiva e o segundo, pelo contrário, ao insucesso da gravidez. Ao mesmo tempo, os alelos HLA-DQA1*0201 (1,9 vezes) e HLA-DQA1*0301 (1,5 vezes) eram significativamente mais frequentes na população de mulheres tajiques em comparação com elas. Tal como no caso anterior, as perturbações da saúde reprodutiva não são características do alelo HLA-DQA1*0201, enquanto no caso do alelo HLA-DQA1*0301 o acompanham. Por outras palavras, foram registadas variantes de prevalência de alelos indesejáveis neste locus nas populações russa e tajique estudadas.

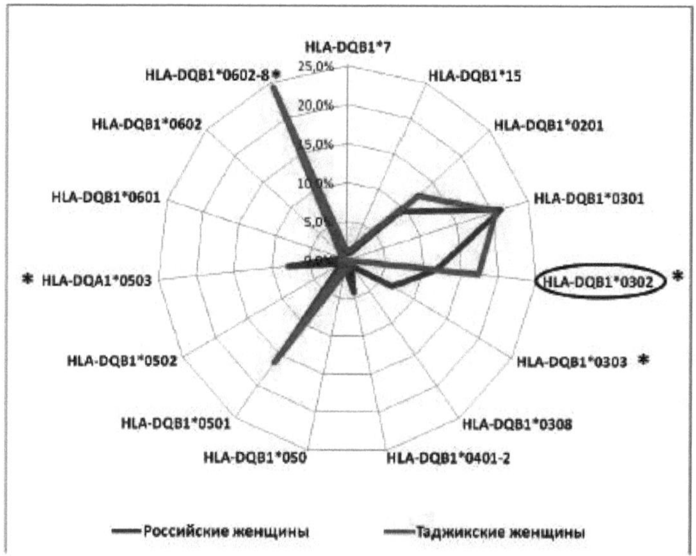

Figura 13: Frequência de ocorrência de diferentes alelos do locus HLA-DQB1 nas mulheres das populações russa e tajique
(* - as diferenças entre os valores dos indicadores são estatisticamente fiáveis, oval
os alelos com prognóstico reprodutivo desfavorável estão assinalados)

As diferenças reveladas entre as populações no locus do gene HLA-DQB1 (Fig. 13) incluíam uma maior frequência dos alelos HLA-DQB1*0303 (7 vezes) e HLA-DQB1*0503 (8 vezes) nas mulheres russas, embora, em geral, não fosse significativa. Na população de mulheres tajiques, os alelos HLA-DQB1*0302 (1,5 vezes) e HLA-DQB1*0602-8 (1,4 vezes) foram registados com uma frequência bastante elevada e significativamente diferente, sendo o primeiro considerado desfavorável em associação com a disfunção reprodutiva (não gravidez).

Assim, este fragmento do estudo permitiu-nos estabelecer que existem diferenças entre as populações de mulheres russas e tajiques numa série de parâmetros do estado hormonal e imunitário, bem como ao nível das variantes alélicas dos genes que controlam a resposta imunitária. Ao mesmo tempo, os alelos favoráveis e desfavoráveis em termos de distúrbios reprodutivos ocorrem com uma frequência aproximadamente igual nas populações, mas nas mulheres tajiques foram registados com um pouco mais de frequência.

Os dados obtidos mostram também que, em diferentes populações, ao avaliar a saúde reprodutiva, é necessária uma abordagem diferenciada não só para estabelecer normas fisiológicas (valores de referência) para estas categorias de parâmetros, mas também para avaliar a saúde reprodutiva das mulheres em geral.

3.3 Uma abordagem de grupo para avaliar a saúde reprodutiva das mulheres que vivem na região central da Terra Negra da Rússia

Nesta secção da investigação, foi feita uma tentativa de desenvolver um princípio de agrupamento das mulheres que vivem na região central da Terra Negra da Rússia, o que tornaria possível formar um grupo de risco para ameaças à saúde reprodutiva das mulheres e criar, com base nesse prognóstico, a perspetiva de desenvolver um sistema de tratamento fiável e medidas preventivas.

Na população de mulheres russas em idade reprodutiva, como já foi indicado, foram monitorizadas 107 pessoas, das quais 28 tiveram todas as suas gravidezes anteriores a seis que terminaram com o nascimento de crianças saudáveis, ou seja, eram mulheres com saúde reprodutiva preservada.

Cinquenta e três mulheres apresentavam sinais de problemas de saúde reprodutiva, uma vez que os seus antecedentes obstétricos incluíam não gravidez, parto prematuro, atraso no crescimento fetal ou nado-morto.

Vinte e seis mulheres que não deram à luz também foram incluídas, mas esta categoria não foi incluída nesta série de estudos.

O atributo de saúde reprodutiva preservada ou prejudicada foi utilizado como base para a análise discriminante dos resultados do inquérito a 81 mulheres russas nas categorias acima referidas. O objetivo da análise discriminante era identificar as características mais informativas que caracterizavam as diferenças entre a saúde reprodutiva preservada e a saúde reprodutiva comprometida, e o grau de discrepância entre os grupos foi determinado de acordo com a magnitude do coeficiente da função discriminante canónica normalizada (SCDCF). A análise discriminante permitiu revelar os sinais, estabelecidos como novos e com maior informatividade. O SCCDF > 0,5 foi considerado como valor condicional do valor informativo mais elevado.

Os sinais dessa divisão pelo grau de informatividade, ordenados pelo valor do SCCDF, são apresentados na Tabela 9, sendo que os primeiros 8 indicadores têm valores de SCCDF na faixa acima do valor condicional de 0,5.

Neste fragmento do estudo, havia 8 dos 29 parâmetros informativos para diferenciação com base na saúde reprodutiva, e os mais significativos eram os níveis de tiroxina T4 e estradiol, bem como parâmetros imunológicos como o conteúdo de células assassinas naturais e linfócitos T citotóxicos no sangue. $_2$Seguiram-se indicadores como os níveis de auto-anticorpos IgG para a β-glicoproteína 1, progesterona, auto-anticorpos para a tiroglobulina, prolactina.

Tabela 9. Coeficientes canónicos normalizados da função discriminante dos parâmetros sanguíneos informativos
em mulheres russas com diferentes estatutos de saúde reprodutiva

Contagens sanguíneas informativas	**[SCCDF].**
1	**2**
Nível de tiroxina total, T4 (nmol/l)	2,602
Nível de estradiol (pmol/l)	2,601
Número de células assassinas naturais, CD16+CD56+ (%)	2,035
Número de linfócitos T citotóxicos, CD3+CD8+ (%)	1,471
2Nível de auto-anticorpos IgG para a β-glicoproteína (unidades/ml)	1,005
Nível de progesterona (nmol/l)	0,917
Nível de auto-anticorpos de tiroglobulina (UI/ml)	0,699
Nível de prolactina (mME/ml)	0,515
Número de linfócitos B, CD19+ (%)	0,458
Número de linfócitos T, CD3+ (%)	0,429
Número de ECTs, CD3+CD56+ (%)	0,419
Nível de auto-anticorpos IgG para a tiroglobulina, UI/ml	0,352
Nível de hormona folículo-estimulante, IU/L	0,249
Nível de IgG, mg/ml	0,226
Nível de hormona luteinizante, IU/L	0,210
Nível de sulfato de dihidroepiandrosterona, nmol/L	0,209
Nível de testosterona, nmol/l	0,208
Nível de anticoagulante lúpico, U/mL	0,189
Nível de 17-OH progesterona, nmol/L	0,184
Tempo de coagulação do sangue no teste de lebetox, min	0,159
Nível de auto-anticorpos IgG para protrombina, U/ml	0,154
Nível de triiodotironina total, nmol/l	0,135
Nível de hormonas da tiroide, mME/l	0,094
Nível de IgM, mg/ml	0,074
1	**2**
Nível de IgA, mg/ml	0,048
Nível de auto-anticorpos IgG totais para fosfolípidos, U/ml	0,041
Nível de auto-anticorpos IgG para a	0,012

Nível de auto-anticorpos IgG para a anexina V, unidades/ml	0,009
Nível de cortisol, nmol/l	0,006

Nota: Os valores SCCDF > 0,5 estão assinalados a cinzento

Utilizando estas características informativas, foi efectuada uma análise de agrupamento dos parâmetros laboratoriais em estudo. A divisão mais racional em 3 grupos acabou por ser, e as características de cada grupo, bem como a presença dessas características nos grupos de estudo, estão reflectidas na Tabela 10.

Tabela 10. Resultados do processamento de clusters indicadores sanguíneos informativos nas mulheres russas

Indicadores informativos	**Centros valores de agrupamento**			**Correspondência dos grupos de estudo com**		
	Agregado 1 n = 28	**Agregado 2 n = 27**	**Agregado 3 n = 26**	**Agregado 1**	**Aglomerado 2**	**Aglomerado 3**
Progesterona (nmol/l)	23,2	23,2	55,0	28 mulheres com saúde reprodutiva preservada (Grupo 1)	27 mulheres com problemas de saúde reprodutiva (Grupo 2)	26 mulheres com problemas de saúde reprodutiva (Grupo 3)
Estradiol (pmol/l)	232,0	232,0	300,4			
Prolactina (mME/ml)	131,1	131,1	310,5			
Tiroxina total T4 (nmol/l)	85,2	85,2	124,9			
Autoanticorpos contra a tiroglobulina (UI/ml)	95,6	95,6	85,0			
TSTL, CD3+CD8+ (%)	18,2	21,4	18,2			
EQ, CD16+CD56+ (%)	12,0	15,1	12,0			
2Anticorpos IgG para a β-glicoproteína	3,2	5,0	3,2			

Como se depreende da tabela, a comparação dos valores dos indicadores informativos nos diferentes grupos mostrou que, para os primeiros 5 sinais relacionados com o estado hormonal das mulheres, os grupos 1 e 2 coincidiam totalmente, mas diferiam nestes indicadores do grupo 3. Para os restantes 3 sinais que caracterizam o estado imunitário, os clusters 1 e 3 coincidiram, mas diferiram do cluster 2.

Como resultado, verificou-se que o grupo de 28 mulheres saudáveis (a seguir designado por grupo 1) correspondia totalmente aos valores quantitativos do grupo 1 em todos os indicadores testados.

Quanto ao grupo de 53 mulheres russas com alterações patológicas na saúde reprodutiva, foi dividido no processo de agrupamento em 2 subgrupos de 27 e 26 pessoas.

Um dos subgrupos (a seguir designado por "grupo 2") correspondia totalmente ao grupo 2 no que respeita à gama de valores dos indicadores informativos e caracterizava-se por diferenças nos índices imunológicos. O segundo subgrupo (a seguir designado por grupo 3) correspondia totalmente ao grupo 3, que se caracterizava pela presença de particularidades no estado hormonal.

Assim, do ponto de vista do estudo em curso e de acordo com os resultados da análise de clusters, entre as 81 mulheres seleccionadas para o estudo, é razoável distinguir 3 grupos de estudo na população de mulheres russas: (1) grupo 1 de 28 mulheres saudáveis com saúde reprodutiva preservada; (2) grupo 2 com distúrbios reprodutivos presumivelmente associados a anomalias nas características imunológicas; (3) grupo 3 com distúrbios reprodutivos presumivelmente associados a anomalias no estado hormonal.

A fim de confirmar a validade do agrupamento e os pressupostos utilizados para avaliar a sua natureza na população de mulheres russas, foi determinada a percentagem de desvios dos indicadores informativos em grupos com funções reprodutivas afectadas em relação aos das mulheres saudáveis, como mostra a Figura 14.

Os dados apresentados confirmam plenamente o facto de que cada grupo formado tem características pronunciadas e estatisticamente confirmadas, cujo significado clínico e fisiológico ainda necessita de ser decifrado.

Deve prestar-se especial atenção ao facto de, no grupo 2, as alterações mais pronunciadas serem observadas nos indicadores imunológicos - maior número de células com atividade citotóxica (linfócitos T citotóxicos e células assassinas naturais), bem como maior teor de anticorpos da classe IgG para a β2-glicoproteína. No grupo 3 com patologia reprodutiva, as alterações hormonais prevalecem entre as anomalias detectadas nos indicadores - maior teor sanguíneo de estradiol e, especialmente, de progesterona e prolactina, enquanto o nível de auto-anticorpos para a tiroglobulina era inferior ao das mulheres do grupo de controlo.

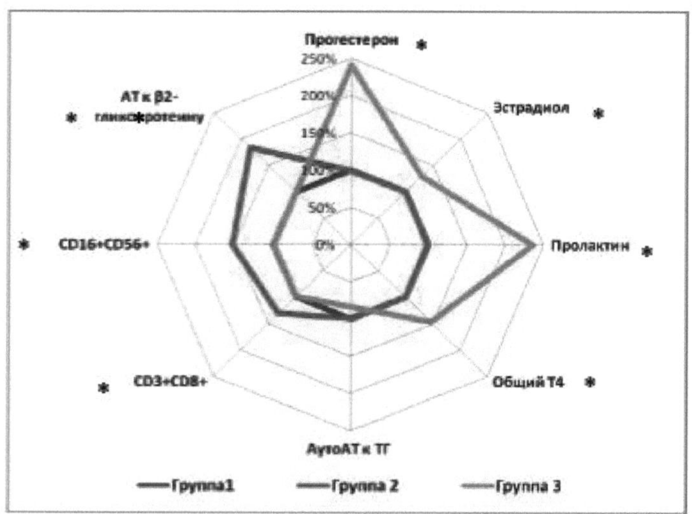

Figura 14: Percentagem de desvio dos indicadores informativos Mulheres russas com patologias reprodutivas das mulheres com patologias reprodutivas em mulheres saudáveis

(* - as diferenças entre os valores dos indicadores são estatisticamente fiáveis)

Para completar este corpo de investigação, seria desejável determinar se existem diferenças entre os subgrupos a nível genético, em particular na presença de alelos característicos da não gravidez.

Os resultados de tais análises genéticas para loci individuais de genes que controlam a resposta imunitária são apresentados nas Figuras 15-17.

A Figura 15 mostra que o locus do gene HLA-DRB1 em mulheres saudáveis da população russa é dominado pela variante do alelo HLA-DRB1*12. Na presença de patologia reprodutiva, o maior número de alelos específicos frequentes deste locus foi observado no grupo 2 - HLA-DRB1*01, HLA-DRB1*04, HLA-DRB1*11, HLA-DRB1*13, e no grupo 3 os alelos predominantes foram HLA-DRB1*07 e HLA-DRB1*15 (sendo este último favorável).

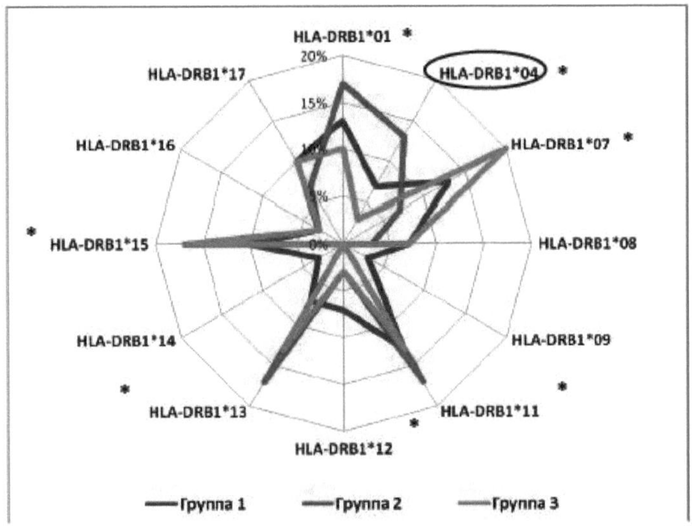

Figura 15: Frequência de ocorrência de diferentes alelos do locus HLA-DRB1
em mulheres de diferentes grupos da população russa
(* - as diferenças entre os valores dos indicadores são estatisticamente fiáveis, oval
os alelos com prognóstico reprodutivo desfavorável estão assinalados)

Deve ser dada atenção ao facto de que no grupo 2, no qual prevalecem as anomalias imunológicas, o alelo desfavorável para o aborto espontâneo da gravidez HLA-DRB1*04 é registado com relativa frequência (em 13% dos casos), enquanto no grupo de controlo 1 ocorre em 7,5% dos casos (1,7 vezes menos frequentemente), e no grupo de risco 3 - apenas em 3% dos casos (4,3 vezes menos frequentemente).

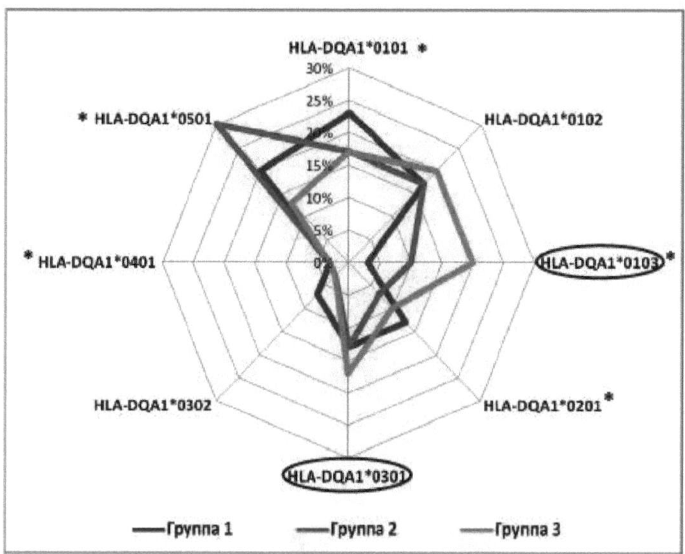

Figura 16: Frequência de ocorrência de diferentes alelos do locus HLA-DQA1 em mulheres de diferentes grupos da população russa

(* - as diferenças entre os valores dos indicadores são estatisticamente fiáveis, oval os alelos com prognóstico reprodutivo desfavorável estão assinalados)

Ao analisar as variantes alélicas no locus HLA-DQA1, verificou-se uma situação diferente (Figura 16).

A maior diversidade de alelos era caraterística de mulheres saudáveis - HLA-DQA1*0101, HLA-DQA1*0201, HLA-DQA1*0302, dos quais os dois primeiros são considerados favoráveis do ponto de vista da saúde reprodutiva e ocorrem com uma frequência de 23% e 13,5%, respetivamente.

Nas mulheres com patologia reprodutiva, verificou-se a prevalência de alelos únicos - HLA-DQA1*0501 no grupo 2 e HLA-DQA1*0103 no grupo 3. O alelo HLA-DQA1*0103 é considerado desfavorável e está associado ao insucesso fetal; regista-se no grupo 3, onde se observam as particularidades do estado hormonal, com uma frequência de 20% (em cada cinco mulheres), o que é 2 vezes mais frequente do que no grupo 2 e 6,7 vezes mais frequente do que no grupo de controlo de mulheres com saúde reprodutiva preservada.

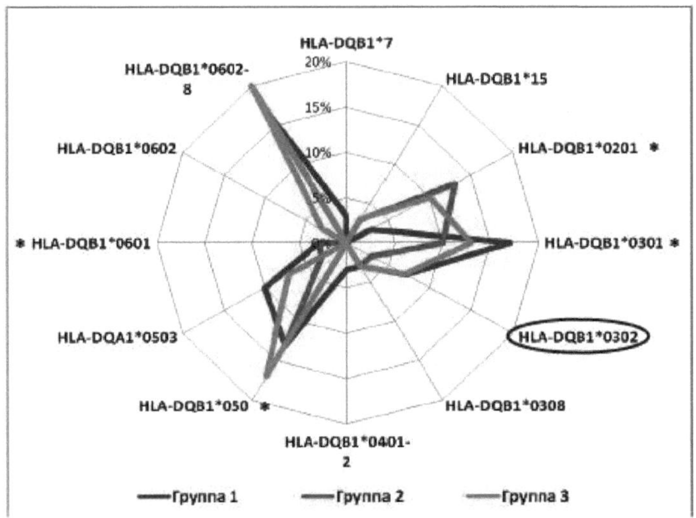

Figura 17: Frequência de ocorrência de diferentes alelos do locus HLA-DQB1
em mulheres da população russa
(* - as diferenças entre os valores dos indicadores são estatisticamente fiáveis, oval
os alelos com prognóstico reprodutivo desfavorável estão assinalados)

Uma distribuição semelhante foi determinada para o locus HLA-DQB1 (Figura 17). Dois alelos - HLA-DQB1*0301 e HLA-

DQB1*0503 - prevaleceram nas mulheres saudáveis, o HLA-DQB1*0201 nas mulheres com patologia reprodutiva do grupo 2 e o HLA-DQB1*050 nas mulheres com patologia reprodutiva do grupo 3, cuja associação com perturbações reprodutivas não foi previamente registada. Quanto ao alelo HLA-DQB1*0302, que é considerado desfavorável do ponto de vista da sua associação com o aborto fetal, foi registado em apenas 7% das mulheres tanto do grupo 3 com risco de perturbações reprodutivas como do grupo 1 com função reprodutiva preservada, e no grupo 2 com perturbações reprodutivas baseadas em características imunológicas - apenas em 3% dos casos.

Assim, de acordo com os indicadores laboratoriais testados, a população estudada de mulheres russas, para além das diferenças interpopulacionais, tem um conjunto de características genotípicas e fenotípicas que podem ser utilizadas para avaliar o estado da sua saúde reprodutiva. Foram identificadas duas categorias de características associadas a perturbações reprodutivas. Uma categoria diz respeito a anomalias no estado imunitário e a segunda categoria diz respeito a anomalias nos níveis das hormonas sexuais. Até agora, sabe-se também que ambas as categorias de anomalias podem, em princípio, ser de natureza genética, estando as anomalias do estado imunitário presumivelmente associadas à presença do alelo HLA-DRB1*04 e as anomalias das hormonas sexuais ao transporte do alelo HLA-DQA1*0103.

3.4 Uma abordagem de grupo para a avaliação da saúde reprodutiva

Mulheres que vivem no distrito de Faizabad, no Tajiquistão

Esta secção da investigação analisou a relação entre critérios laboratoriais seleccionados que caracterizam as características genéticas, o estado hormonal e imunitário e os sinais da síndrome antifosfolipídica e a saúde reprodutiva das mulheres que vivem no Tajiquistão.

cTal omo no caso do estudo de uma população de mulheres russas, foram monitorizadas 85 mulheres em idade reprodutiva, das quais 28 tiveram gravidezes pré-natais que terminaram com o nascimento de crianças saudáveis (mulheres saudáveis) e 57 tinham sinais de problemas de saúde reprodutiva (falha na gravidez, nascimentos prematuros). A saúde reprodutiva das mulheres em idade fértil não foi analisada neste estudo.

Quadro 11. Coeficientes canónicos normalizados da função discriminante dos indicadores sanguíneos informativos em mulheres tajiques com diferentes estados de saúde reprodutiva

Contagens sanguíneas informativas	[SCCDF].
1	2
2Nível de anticorpos IgG contra a β-	3,879
Nível de cortisol (nmol/l)	3,326
Nível de auto-anticorpos da tiroperoxidase	2,649
Nível total de anticorpos IgG contra	2,086
Nível de estradiol (pmol/l)	1,496
Nível de anticorpos IgG para protrombina	1,166
Nível de prolactina (mME/ml)	0,723
Nível de tiroxina total T4 (nmol/l)	0,528
Nível de auto-anticorpos de tiroglobulina	0,508
Número de linfócitos T, CD3+ (%)	0,410
Nível de progesterona, nmol/l	0,272
Nível de hormona luteinizante, IU/L	0,216
1	2
Nível de anticoagulante lúpico, U/mL	0,216
Nível de sulfato de dihidroepiandrosterona,	0,193
Nível de 17-OH progesterona, nmol/L	0,187

Tempo de coagulação do sangue no teste de lebetox, min	0,175
Número de células T-helper, CD3+CD4+ (%)	0,153
Nível de anticorpos IgG contra a anexina V (unidades/ml)	0,153
Nível de hormonas da tiroide, mME/l	0,132
Número de células assassinas naturais, CD16+CD56+ (%)	0,133
Número de linfócitos T citotóxicos, CD3+CD8+ (%)	0,127
Número de ECTs, CD3+CD56+ (%)	0,125
Nível de testosterona, nmol/l	0,123
Nível de IgG, mg/ml	0,117
Nível de IgA, mg/ml	0,110
Nível de triiodotironina total, nmol/l	0,104
Nível da hormona folículo-estimulante, IU/L	0,095
Nível de IgM, mg/ml	0,083
Número de linfócitos B, CD19+ (%)	0,010

Nota: Os valores SCCDF > 0,5 estão assinalados a cinzento

O sinal de saúde reprodutiva preservada ou prejudicada foi utilizado como base para a análise discriminante. Nove indicadores informativos de tal distinção, ordenados pelo valor do SCCDF, são apresentados no Quadro 11. Tal como na população de mulheres russas, os valores do coeficiente acima de 0,5 foram considerados como o valor condicional do SCCDF a partir do qual uma caraterística foi considerada altamente informativa.

Como resulta da análise discriminante, o conjunto dos indicadores mais informativos da saúde reprodutiva e os resultados da sua classificação nas mulheres tajiques são fundamentalmente diferentes dos das mulheres russas. Enquanto neste último caso os mais significativos foram os níveis das hormonas tirocina e estradiol, bem como o conteúdo sanguíneo das células assassinas naturais e dos linfócitos T citotóxicos, na população tajique o lugar principal foi ocupado pelos níveis de cortisol, estradiol, progesterona, prolactina e os níveis de vários auto-anticorpos, incluindo os que determinam o desenvolvimento da reação antifosfoli id.

Além disso, foi efectuada uma análise de agrupamento dos indicadores laboratoriais em estudo, cujos resultados são apresentados no Quadro 12. semelhança da população russa, para as mulheres tajiques, a divisão mais racional em 3 grupos e, consequentemente, a atribuição de 3 grupos de estudo revelou-se a mais racional.

Como se depreende do quadro, nos primeiros 6 indicadores, que caracterizam em certa medida o estado hormonal, os grupos 1 e 3 coincidem completamente, enquanto o grupo 2 tem uma certa particularidade: os três primeiros indicadores eram mais baixos e os três indicadores seguintes tinham valores mais elevados.

Tabela 12. Resultados do processamento de clusters parâmetros sanguíneos informativos em mulheres tajiques

Indicadores informativos	**Centros valores de**			**Correspondência dos grupos de estudo com**		
	Agre gado 1	**Agre gado 2**	**Agre gado 3**	**Agre gado 1**	**Aglo mera do**	**Aglo mera do**
Estradiol (pmol/l)	249,7	230,3	249,7	28 mulheres com saúde reprodutiva preservada (grupo 1)	27 mulheres com problemas de saúde reprodutiva (grupo 2)	29 mulheres com problemas de saúde reprodutiva (grupo 3)
Prolactina (mME/ml)	209,8	125,1	209,8			
Tiroxina total T4 (nmol/l)	100,3	79,9	100,3			
Autoanticorpos para tiroglobulina	54,3	84,3	54,3			
Autoanticorpos para a tiroperoxidase	23,8	45,5	23,8			
Cortisol (nmol/l)	250,4	340,2	250,4			
Anticorpos IgG para fosfolípidos humanos	6,5	6,5	9,6	28 mulheres com saúde	28 mulheres com	29 mulheres com
2Anticorpos IgG para a β-glicoproteína	7,2	7,1	10,0			

Anticorpos IgG para protrombina (unidades/ml)	6,6	10,0	10,0			

Para os três últimos indicadores informativos associados à reação antifosfolipídica, cada grupo é caracterizado por características específicas, sendo que todas as 28 mulheres com função reprodutiva preservada se enquadram no grupo 1 (doravante designado por grupo 5). Este grupo foi caracterizado pelos intervalos de valores de todos os indicadores informativos dentro da norma fisiológica convencional (valores de referência). Metade das mulheres com saúde reprodutiva comprometida correspondeu ao grupo 2 (a seguir designado por grupo 6), e as restantes mulheres com antecedentes obstétricos desfavoráveis corresponderam ao grupo 3 (a seguir designado por grupo 7).

A natureza dos desvios nos intervalos de valores dos indicadores de perturbações da saúde reprodutiva nas mulheres da população tajique é particularmente ilustrada na Figura 18.

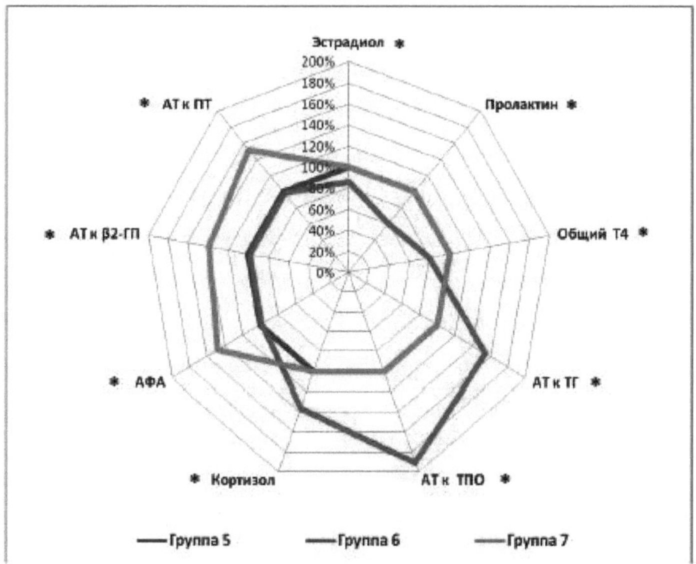

Figura 18: Percentagem de desvio dos indicadores informativos

Mulheres tajiques com patologia reprodutiva das mulheres com patologia reprodutiva em mulheres saudáveis do ponto de vista reprodutivo
(* - as diferenças entre os valores dos indicadores são estatisticamente fiáveis)

A figura mostra a percentagem de desvios dos dados nos grupos 5 e 6 (patologia reprodutiva) em relação aos do grupo 1 (mulheres saudáveis). O grupo 5, ao qual pertence metade das mulheres com perturbações reprodutivas, difere de forma bastante desfavorável, com uma diminuição do nível das hormonas sexuais informativas e de uma das suas hormonas tiroideias, um aumento do nível de cortisol e um aumento seletivo dos auto-anticorpos para as proteínas da tiroide. $_2$Uma outra parte das mulheres com perturbações reprodutivas do grupo 6 caracteriza-se por um aumento seletivo de anticorpos IgG contra fosfolípidos, β-glicoproteína e protrombina.

Como se depreende dos dados obtidos, o próprio princípio de agrupamento de dados nas populações de mulheres russas e tajiques coincide aproximadamente: (1) existe um grupo de controlo separado de mulheres com saúde reprodutiva preservada, (2) o grupo com distúrbios reprodutivos na anamnese é dividido em dois subgrupos aproximadamente iguais.

Ao mesmo tempo, o conjunto de características de informação em cada população em consideração difere significativamente um do outro, o que afecta, em primeiro lugar, as características dos grupos com distúrbios reprodutivos. Assim, nas mulheres russas, o princípio de cluster permite-nos distinguir um grupo com peculiaridades da composição celular-fenotípica dos imunogramas (grupo 2), bem como anomalias auto-imunes únicas, e um grupo com peculiaridades do estado hormonal no sentido de um aumento do conteúdo das hormonas sexuais e das hormonas individuais da tiroide (grupo 3). Nas mulheres da população tajique, entre a categoria com anamnese obstétrica desfavorável, foi possível identificar um grupo com desvios no estado hormonal no sentido de uma diminuição das hormonas sexuais e da tiroxina no sangue, com um aumento dos auto-anticorpos para os componentes da tiroide e dos níveis de cortisol (grupo 6), bem como um grupo com alterações no conteúdo de auto-anticorpos no sentido de uma reação antifosfolipídica (grupo 7).

Além disso, foram estudadas variantes alélicas de loci individuais de genes que controlam a resposta imunitária em mulheres tajiques (Figuras 19-21).

A Figura 19 mostra que o locus do gene HLA-DRB1 em mulheres saudáveis da população tajique é dominado pela variante do alelo HLA-DRB1*17, enquanto o alelo HLA-DRB1*12 era mais comum nas mulheres russas do que noutros grupos.

Na presença de patologia reprodutiva, o maior número de alelos específicos frequentes do locus indicado foi observado no grupo 6 - HLA-DRB1*01, HLA-DRB1*04, HLA-DRB1*13, e como na população de mulheres russas, enquanto no grupo 6 os alelos predominantes foram HLA-DRB1*11 e HLA-DRB1*15 (o primeiro como no grupo 2, e o último como no grupo 3 em mulheres russas). O alelo HLA-DRB1*04, como já foi referido, estava associado a perturbações reprodutivas, e o alelo HLA-DRB1*15 estava associado a propriedades proteicas. A frequência de ocorrência do alelo desfavorável HLA-DRB1*04 no grupo 6 foi de 13%, tal como na população de mulheres russas.

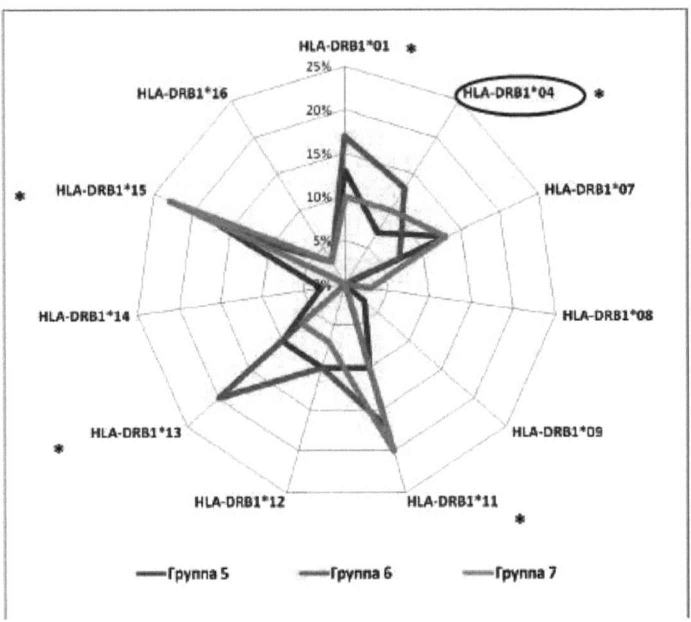

Figura 19: Frequência de ocorrência de diferentes alelos do locus HLA-DRB1 em mulheres de diferentes grupos da população tajique
(* - as diferenças entre os valores dos indicadores são estatisticamente fiáveis, oval os alelos com prognóstico reprodutivo desfavorável estão assinalados)

Assim, foram detectadas diferenças alélicas no locus HLA-DRB1 em mulheres saudáveis das populações russa e tajique, mas em mulheres com doenças reprodutivas, independentemente da afiliação ao grupo, o conjunto de variantes alélicas em geral coincide completamente.

Os resultados da análise das variantes alélicas no locus HLA-DQA1 são apresentados na Figura 20. As mulheres reprodutivamente saudáveis foram caracterizadas pela prevalência dos alelos HLA-DQA1*0102 (um alelo favorável caraterístico da saúde reprodutiva) e

HLA-DQA1*0301 (nas mulheres russas - HLA-DQA1*0101, HLA-DQA1*0201, HLA-DQA1*0302).

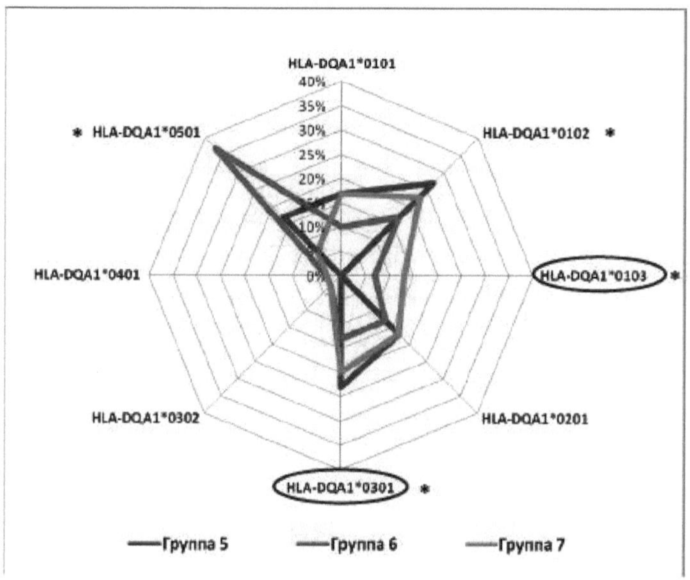

Figura 20: Frequência de ocorrência de diferentes alelos do locus HLA-DQA1 em mulheres de diferentes grupos da população tajique
(* - as diferenças entre os valores dos indicadores são estatisticamente fiáveis, oval os alelos com prognóstico reprodutivo desfavorável estão assinalados)

O alelo HLA-DQA1*0501 foi registado com maior frequência em mulheres tajiques com patologia reprodutiva no grupo 6 e o alelo HLA-DQA1*0103 no grupo 7. Este último alelo é considerado desfavorável e está associado ao insucesso da gravidez, e a sua frequência de ocorrência na população tajique foi de 13,5%, ou seja, 1,5 vezes menos frequente do que na população russa, mas com aproximadamente a mesma frequência de ocorrência noutros grupos de estudo do que nas mulheres russas.

A frequência do alelo HLA-DQA1*0301, que é desfavorável ao insucesso da gravidez, na população tajique merece um comentário especial. Este alelo foi registado com maior frequência em mulheres com função reprodutiva preservada (em 23,5% dos casos), mas com aproximadamente a mesma frequência (20% dos casos) foi encontrado em mulheres com função reprodutiva comprometida no grupo 7. Este facto demonstra, mais uma vez, que nem sempre o transporte de uma variante alélica desfavorável do gene lecus pode ser concretizado sob a forma de perturbações da saúde reprodutiva, mas o impacto de factores externos e as condições fenotípicas em que uma mulher desenvolve a gravidez também são importantes.

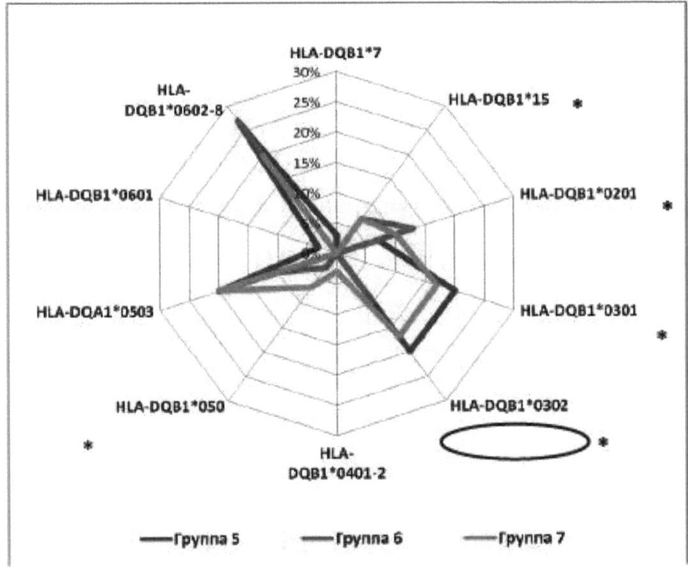

Figura 21: Frequência de ocorrência de diferentes alelos do locus HLA-DQB1
em mulheres de diferentes grupos da população tajique
(* - as diferenças entre os valores dos indicadores são estatisticamente fiáveis, oval
os alelos com prognóstico reprodutivo desfavorável estão assinalados)

Ao analisar o locus HLA-DQB1 (Figura 21), verificou-se que nas mulheres tajiques saudáveis prevaleciam os alelos HLA-DQB1*0301 e HLA-DQB1*0302 (nas mulheres russas - HLA-DQB1*0301 e HLA-DQB1*0503). Os alelos HLA-DQB1*0201 (grupo 6) e HLA-DQB1*050 (grupo 7) foram mais frequentes nas mulheres tajiques com patologia reprodutiva do que noutros casos, bem como em grupos semelhantes da população feminina russa. O alelo desfavorável HLA-DQB1*0302, com uma frequência aproximadamente igual, foi observado no grupo de controlo (em 20% dos casos) e no grupo 7 com perturbações reprodutivas (em 17% dos casos).

Assim, os estudos genéticos sobre a frequência alélica de uma série de loci de genes que controlam a resposta imunitária revelaram uma série de padrões interessantes. Nas populações de mulheres russas e tajiques com função reprodutiva preservada, existe uma diversidade bastante pronunciada de variantes alélicas dos loci HLA-DRB1, HLA-DQA1 e HLA-DQB1, com a possibilidade de ocorrência de variantes alélicas desfavoráveis. Ao mesmo tempo, as mulheres com perturbações reprodutivas apresentavam os mesmos alelos dos loci acima referidos, incluindo os desfavoráveis ao insucesso da gravidez, cujo conjunto, regra geral, não dependia do facto de a mulher pertencer à população russa ou tajique.

Resumo do capítulo 3

1. Quando se analisa a saúde reprodutiva de mulheres pertencentes a diferentes grupos étnicos e que vivem em regiões com condições climatéricas especiais, é aconselhável estabelecer normas fisiológicas e sociais separadas (valores de referência) dos indicadores laboratoriais em estudo.
2. Existem diferenças entre as populações de mulheres russas e tajiques numa série de parâmetros do estado hormonal e

imunitário, bem como ao nível das variantes alélicas dos genes que controlam a resposta imunitária, que devem ser tidas em conta na avaliação da saúde reprodutiva das mulheres pertencentes a estas populações.

2. Com base na análise de cluster-população, estabeleceu-se uma forma racional de agrupar os contingentes estudados de mulheres em idade reprodutiva para identificar critérios pré-nazológicos de disfunção reprodutiva.
3. Foram identificadas duas categorias de factores associados à patologia reprodutiva, tanto nas mulheres que vivem na região da Terra Negra Média da Rússia como nas mulheres que vivem no distrito de Faizabad do Tajiquistão.
4. Os factores associados ao comprometimento das funções reprodutivas femininas incluem um conjunto de diferenças genotípicas na presença de certas variantes alélicas dos loci HLA-DRB1, HLA-DQA1 e HLA-DQB1 dos genes responsáveis pela resposta imunitária, especialmente os alelos HLA-DRB1*04 e HLA-DQA1*103 associados ao insucesso da gravidez em ambas as populações.
5. No estudo de populações de mulheres russas e tajiques, utilizando o método de análise de agrupamentos populacionais, confirmou-se que a patologia da reprodução pode, em princípio, estar associada a alterações em vários grupos de factores - níveis sanguíneos de hormonas sexuais, estado da função tiroideia, níveis sanguíneos de cortisol, características da composição fenotípica dos linfócitos e presença de sinais de reação antifosfolipídica.

CAPÍTULO 4. ESTADO HORMONAL E GRUPOS DE RISCO PARA PERTURBAÇÕES DA SAÚDE REPRODUTIVA NAS MULHERES

4.1 Estado hormonal e grupos de risco para perturbações Saúde reprodutiva das mulheres na população russa

O principal objetivo desta secção da investigação era identificar marcadores de risco de perturbações da saúde reprodutiva entre os indicadores que caracterizam o estado hormonal das mulheres na população russa. Estes indicadores incluíam os níveis de hormonas sexuais no sangue, o teor de hormonas sexuais hipofisárias e ováricas no sangue, as hormonas da tiroide e supra-renais e os níveis de auto-anticorpos contra as hormonas da tiroide.

4.1.1 Hormonas sexuais e grupos de risco para perturbações Função reprodutiva nas mulheres russas

Verificou-se que, entre 107 mulheres da população russa, existe um contingente de 26 pessoas (grupo 3) em que as perturbações reprodutivas estão associadas a anomalias nos níveis sanguíneos das hormonas sexuais. O objetivo desta secção do estudo era determinar a natureza destas anomalias e desenvolver, com base nelas, possíveis marcadores de tais perturbações na fase pré-natológica.

No âmbito deste estudo, foi estudado o teor sanguíneo das seguintes hormonas sexuais: hormonas hipofisárias - hormona folículo-estimulante (FSH), hormona luteinizante (LH), prolactina; hormonas ováricas - estradiol, progesterona e o seu metabolito 17-OH-progesterona (17-OP); androgénios - testosterona e o seu metabolito dihidroepiandrosterona (DHEA-C).

O conteúdo das hormonas sexuais foi analisado de acordo com o princípio do agrupamento populacional nos seguintes grupos de estudo: (1) grupo 1 - mulheres da população russa com função reprodutiva preservada; (2) grupo 2 - mulheres da população russa com perturbações reprodutivas e predominância de alterações imunológicas; (3) grupo 3 - mulheres da população russa com perturbações reprodutivas e predominância de alterações hormonais.

Os resultados do estudo dos níveis de hormonas sexuais no sangue das mulheres da população russa, agrupadas de acordo com o princípio acima referido, são apresentados no Quadro 13 e na Figura 22.

Tabela 13. Níveis de hormonas sexuais nas mulheres da população russa nos grupos de estudo

Indicadores informativos	Indicador mediano [mínimo, máximo]			p_1 p_2 p_3
	Grupo 1	Grupo 2	Grupo 3	
FSH (IU/L)	4,0 [1,3; 7,5]	4,0 [1,1; 7,7]	5,3 [3,4; 6,6]	0,893 0,023 0,019
LH (IU/L)	4,0 [2,7; 5,9]	4,3 [1,7; 7,6]	6,4 [5,1; 8,5]	0,443 <0,001 <0,001
Prolactina (mME/ml)	131,6 [126,4; 134,1]	131,6 [126,4; 136,0]	308,7 [300,7; 321,0]	0,893 <0,001 <0,001
Estradiol (pmol/l)	232,4 [227,9; 236,3]	232,9 [228,0; 240,0]	300,2 [297,2; 302,4]	0,469 <0,001 <0,001
Progesterona (nmol/l)	22,6 [19,1; 29,3]	22,7 [19,1; 50,3]	55,0 [52,4; 56,7]	0,827 <0,001 <0,001
17-OP (nmol/l)	2,8 [0,4; 6,6]	2,8 [0,7; 6,2]	2,6 [0,2; 6,0]	0,973 0,612 0,621
Testosterona (nmol/l)	2,6 [0,2; 6,6]	2,2 [0,5; 6,0]	1,6 [0,5; 3,0]	0,813 0,055 0,028

DHEAc (nmol/l)	3,8 [2,6; 6,4]	3,9 [2,9; 6,2]	3,6 [2,1; 6,2]	0,538 0,052 0,079

123Nota: p - probabilidade de diferenças entre os grupos 1 e 2; p - probabilidade de diferenças entre os grupos 2 e 3; p - probabilidade de diferenças entre os grupos 1 e 3; a cinzento indica a significância das diferenças (p<0,05) de acordo com o teste de Mann-Whitney.

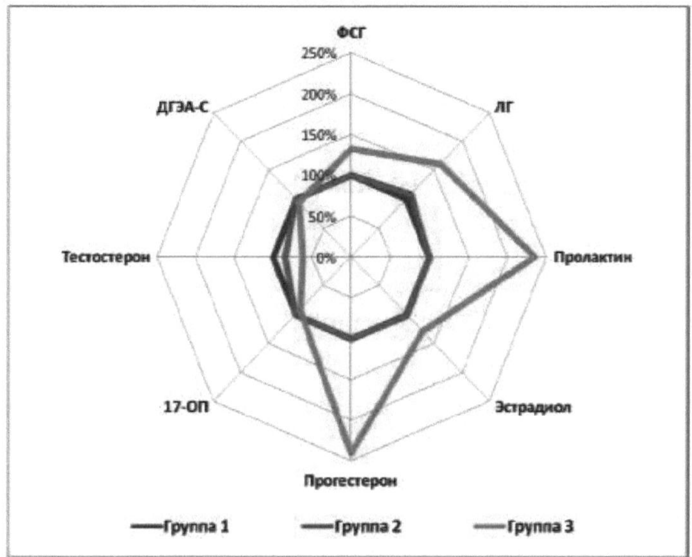

Figura 22: Percentagens de desvio dos níveis de hormonas sexuais em mulheres russas com perturbações reprodutivas em relação aos de mulheres saudáveis

(* - as diferenças entre os valores dos indicadores são estatisticamente fiáveis)

Os dados obtidos mostram que a natureza dos desvios no conteúdo das hormonas sexuais no sangue das mulheres da população russa em risco de perturbações reprodutivas é ambígua.

Como já foi demonstrado anteriormente, dos dois grupos de risco identificados pela análise de clusters, apenas um (grupo 3) apresenta um aumento significativo dos níveis sanguíneos da hormona folículo-estimulante, da hormona luteinizante, da prolactina, do estradiol e da progesterona, o que ocorre no contexto de uma diminuição significativa dos níveis de testosterona. No outro grupo de risco (grupo 2), os indicadores do teor em hormonas sexuais correspondem quase totalmente aos das mulheres saudáveis.

De seguida, testámos todas as hormonas nomeadas com desvios estatisticamente significativos no grupo de risco 3 como marcadores de anomalias hormonais no respetivo grupo. Para tal, começámos por determinar os intervalos de confiança a 95% de cada uma das hormonas nomeadas no respetivo grupo de estudo, para determinar o intervalo de valores em que ocorrem desvios estatisticamente significativos, e depois estabelecemos o seu grau de significância prognóstica.

A significância prognóstica foi determinada através da construção de uma curva ROC que reflecte o estado da regressão linear entre a sensibilidade e a especificidade do teste de diagnóstico, seguida do cálculo da área sob a curva ROC - AUROC. Na literatura científica moderna, a AUROC é amplamente utilizada para confirmar a importância diagnóstica de vários testes: com valores de AUROC inferiores a 0,6, o teste não é considerado significativo em termos de diagnóstico, no intervalo de 0,6-0,8, o teste apresenta uma importância diagnóstica moderada e, com valores de AUROC superiores a 0,8, a importância diagnóstica do teste é considerada bastante elevada, com o valor máximo de AUROC igual a 1,0 [80, 219, 342].

As figuras 23-28 mostram os intervalos de confiança de 95% (IC 95%) e o valor preditivo dos testes para o nível de cada hormona sexual informativa numa população de mulheres russas.

Por exemplo, a Figura 23, à esquerda, mostra os intervalos de confiança de 95% para os níveis da hormona folículo-estimulante. Como se pode ver no gráfico, os intervalos de valores deste indicador estão muito próximos uns dos outros e, apesar de estes valores serem ligeiramente mais elevados para as mulheres russas do grupo 3, a maioria dos valores dos grupos sobrepõe-se. O valor AUROC de 0,707 mostra que este indicador apresenta apenas uma importância prognóstica moderada quando se comparam diferentes grupos.

Figura 23. Intervalos de confiança de 95% dos níveis de hormona folículo-estimulante no sangue de mulheres russas dos grupos estudados e curva ROC do valor preditivo do teste
(a cor rosa indica a área do valor de referência)

Assim, a técnica estatística baseada na determinação de intervalos de confiança de 95% dos indicadores e na construção da curva ROC permite-nos considerar que o nível da hormona folículo-estimulante hipofisária dificilmente pode afirmar-se como um teste com elevado significado prognóstico na população de mulheres russas.

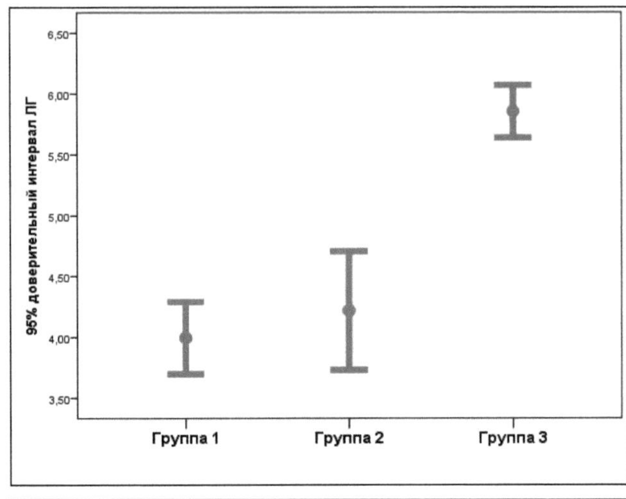

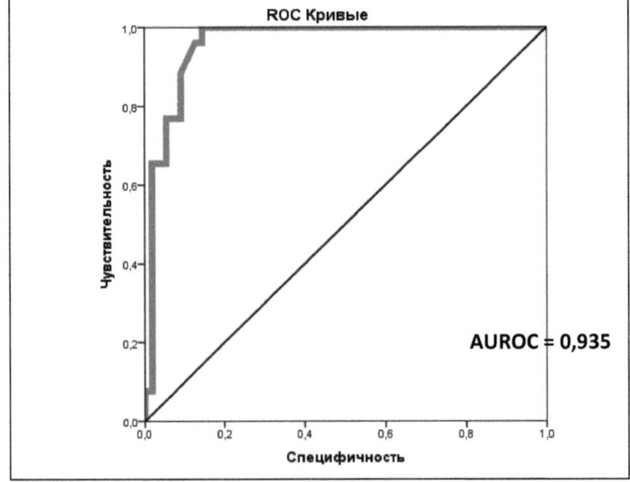

Figura 24. Intervalos de confiança de 95% para os níveis de luteína luteinizante

hormona no sangue de mulheres russas dos grupos estudados e curva ROC do valor preditivo do teste

(a cor rosa indica a área do valor de referência)

A Figura 24 mostra representações gráficas dos resultados da determinação da gama de valores e do significado prognóstico de outra hormona hipofisária, a hormona luteinizante. Como mostra o gráfico, nas mulheres russas, o nível de hormona luteinizante foi mais elevado no grupo de risco 3, com um valor preditivo elevado deste indicador (AUROC = 0,959), quando o seu valor foi aproximadamente superior a 4,8 UI/l.

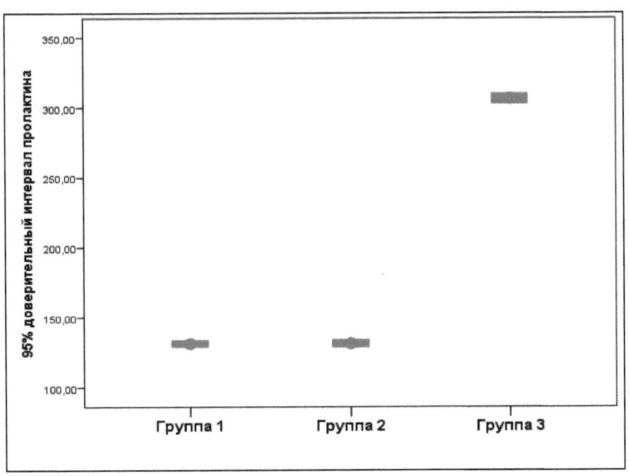

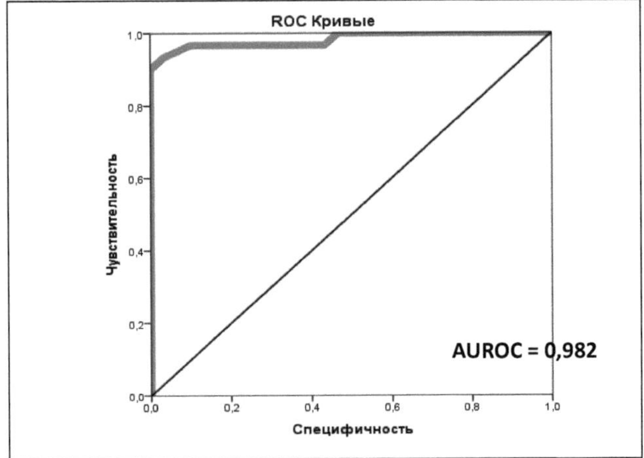

Figura 25. Intervalos de confiança de 95% dos níveis de prolactina no sangue de mulheres russas dos grupos estudados e curva ROC do valor preditivo do teste

(a cor rosa indica a área do valor de referência)

A Figura 25 mostra claramente que o nível de outra hormona hipofisária, a prolactina, é um sinal prognóstico bastante fiável de que as mulheres da população russa pertencem ao grupo de risco para perturbações reprodutivas (grupo 3). Neste grupo, os valores de prolactina com significado prognóstico situavam-se no intervalo de valores aproximadamente acima de 300 mIU/ml e o valor AUROC era muito elevado - 0,982.

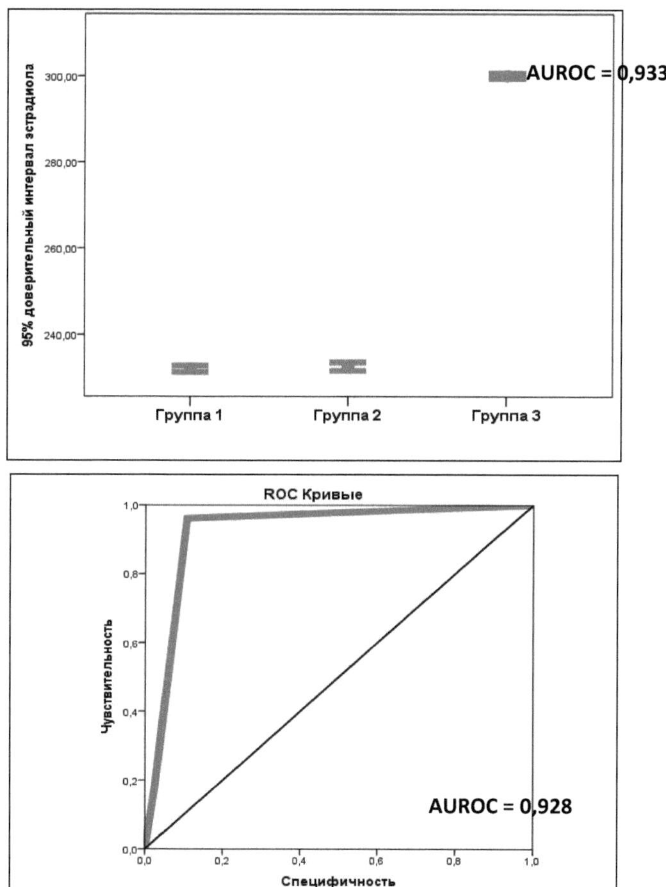

Figura 26. Intervalos de confiança de 95% dos níveis de estradiol no sangue de mulheres russas dos grupos estudados e curva ROC do valor preditivo do teste

(a cor rosa indica a área do valor de referência)

As hormonas ováricas, em particular o estradiol, também apresentaram um elevado valor preditivo, conforme apresentado na Figura 26. Tal como muitas outras hormonas sexuais, o intervalo de confiança de 95% do estradiol era significativamente mais elevado no grupo de 3 mulheres russas (aproximadamente acima de 290 pmol/l). O significado prognóstico destes desvios foi muito elevado, uma vez que o valor da área sob a curva ROC (AUROC) se aproximou do máximo e atingiu 0,928.

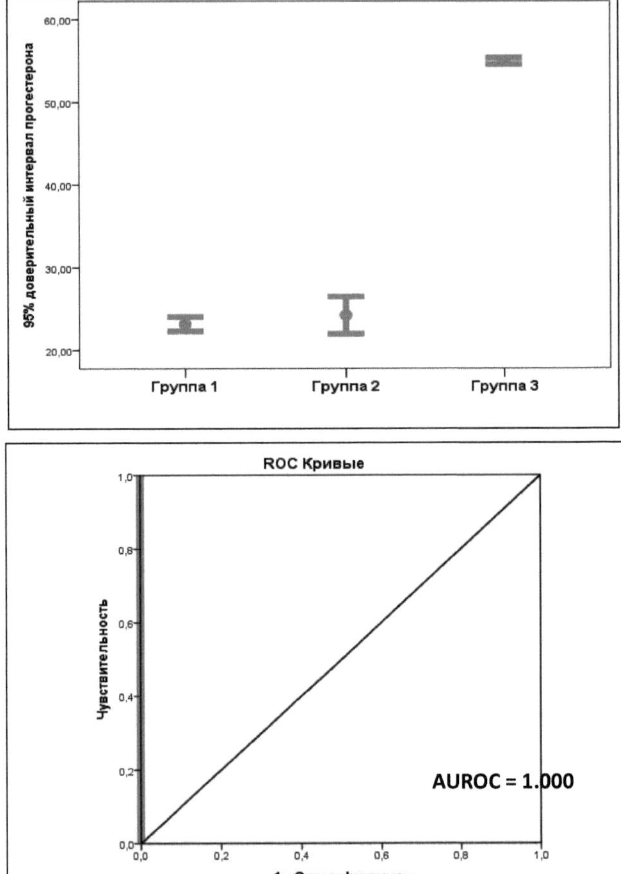

Figura 27. Intervalos de confiança de 95% dos níveis de progesterona no sangue de mulheres russas dos grupos de estudo e curva ROC do valor preditivo do teste

(a cor rosa indica a área do valor de referência)

Outra hormona ovárica importante, a progesterona, também foi altamente preditiva (o AUROC assumiu valores máximos e foi de 1,000), como se pode ver na Figura 27. Na população russa, o seu teor aproximadamente superior a 50 nmol/l permitiu atribuir uma mulher a um grupo de risco (no nosso estudo, o grupo 3).

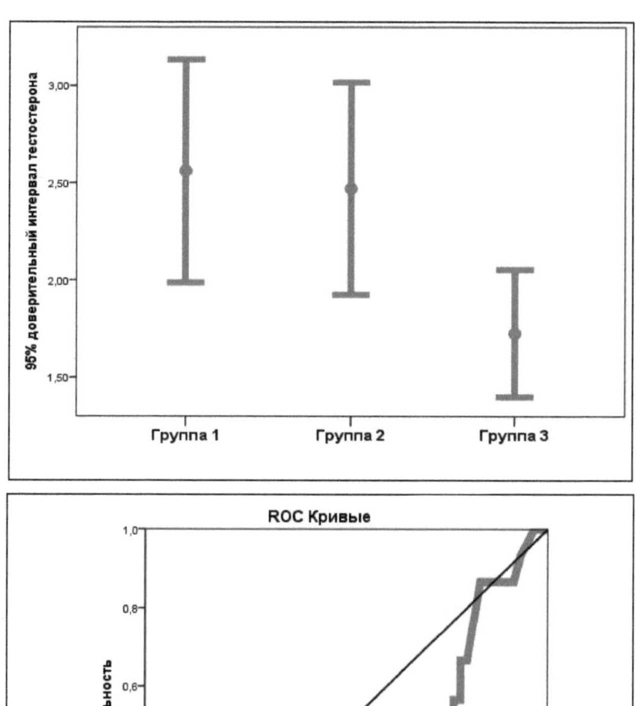

Figura 28. Intervalos de confiança de 95% dos níveis de testosterona
no sangue das mulheres russas dos grupos de estudo e curva ROC o valor preditivo do teste
(a cor rosa indica a área do valor de referência)

O metabolito biologicamente inativo da progesterona - 17-OH-progesterona - pode servir como fonte de formação de testosterona no corpo, mas não pode ser considerado um marcador de distúrbios reprodutivos em mulheres da população russa, assim como o metabolito da testosterona - dihidroepiandrosterona. Para eles, não foram realizados intervalos de confiança de 95% para dados de grupo e construção de curvas ROC, uma vez que não mostraram diferenças intergrupos fiáveis.

A Figura 28 mostra os resultados da avaliação do papel prognóstico da testosterona, uma hormona sexual masculina (androgénio) produzida no corpo feminino pelos ovários e pelas glândulas supra-renais. Esta hormona não pode ser considerada um marcador de perturbações reprodutivas nas mulheres russas, porque os seus intervalos de confiança de 95% nos diferentes grupos se sobrepõem e o valor AUROC é bastante baixo, sendo apenas de 0,320.

Assim, os estudos desta secção confirmaram que a patogénese das perturbações reprodutivas nas mulheres russas pode basear-se em alterações dos níveis sanguíneos das hormonas sexuais. Numa parte da população russa de mulheres pertencentes ao grupo 3 e que, a julgar pela história obstétrica, apresentavam sinais de risco de perturbações reprodutivas, estas alterações manifestaram-se mais frequentemente por um aumento da produção de hormonas sexuais femininas na glândula pituitária e nos ovários e por uma diminuição do nível de androgénios, mais frequentemente produzidos nos ovários. No entanto, uma análise estatística mais pormenorizada mostrou que, apesar disso, apenas um pequeno grupo de hormonas sexuais pode servir como marcador do grupo de risco para o desenvolvimento de doenças reprodutivas. A hormona luteinizante, a prolactina, o estradiol e a progesterona pertencem a esta categoria de hormonas marcadoras.

4.1.2 Hormonas da tiroide e da suprarrenal e grupos

risco de problemas de saúde reprodutiva da mulher

População russa

Sabe-se que, para além das hormonas sexuais, o estado da função hormonal de órgãos endócrinos como a glândula tiroide e as glândulas supra-renais pode afetar o estado do sistema reprodutor da mulher. O processo autoimune pode ser um dos mecanismos desta perturbação. Neste sentido, esta secção da investigação é dedicada ao estudo do papel das hormonas da tiroide e das glândulas supra-renais no desenvolvimento da patologia reprodutiva, na perspetiva da abordagem de grupo populacional.

Os resultados de um estudo deste tipo numa população de mulheres russas divididas em grupos (clusters) com base na história obstétrica são apresentados na Tabela 14 e na Figura 29. Neste caso, os objectos do estudo foram os níveis sanguíneos das seguintes hormonas: hormona da tiroide, triiodotironina total (T3), tiroxina total (T4) e cortisol. Além disso, como já foi referido, a função tiroideia no organismo feminino, incluindo a associada à falência da gravidez, pode ser afetada pela acumulação de auto-anticorpos contra proteínas tiroideias - tiroglobulina e enzima tiroperoxidase, cuja avaliação foi também incluída neste fragmento do estudo.

Como se depreende dos dados apresentados, o nível das hormonas da tiroide, dos auto-anticorpos para os componentes da tiroide e do cortisol altera-se significativamente numa parte das mulheres com perturbações reprodutivas. Assim, nas mulheres da população russa pertencentes ao grupo 3, de acordo com a análise de agrupamento, há um aumento significativo dos níveis de hormonas da tiroide com uma diminuição significativa dos níveis de auto-anticorpos para proteínas da tiroide e cortisol.

Tabela 14. Estado hormonal das mulheres da população russa por grupo de estudo

Indicadores informativos	Indicador mediano [mínimo,			p_1 p_2 p_3
	Grupo 1	Grupo 2	Grupo 3	
Hormona tiroideia (mME/l)	0,45 [0,1; 1,8]	0,4 [0,1; 1,7]	2,6 [0,5; 5,2]	0,604 <0,001 <0,001
T3 total (nmol/ml)	1,5 [0,1; 3,1]	1,5 [0,1; 2,6]	2,4 [0,1; 7,0]	0,787 0,005 0,008
T4 total (nmol/l)	85,3 [83,0; 90,0]	85,0 [83,0; 90,0]	125,4 [119,2; 127,2]	0,742 <0,001 <0,001
Autoanticorpos para tiroglobulina (UI/ml)	4,8 [4,65; 4,95]	4,8 [4,65; 4,90]	4,2 [4,15; 4,50]	0,808 <0,001 <0,001
Autoanticorpos para tiroperoxidase (UI/ml)	25,1 [23,9; 26,0]	25,1 [24,0; 25,8]	20,1 [19,1; 21,0]	0,966 <0,001 <0,001
Cortisol (nmol/l)	320,0 [317,0; 360,0]	320,0 [317,4; 350,0]	209,9 [207,4; 212,3]	0,827 <0,001 <0,001

123Nota: p - probabilidade de diferenças nos grupos 1 e 2; p - probabilidade de diferenças nos grupos 2 e 3; p - probabilidade de diferenças nos dados dos grupos 1 e 3; a cinzento indica a significância das diferenças ($p<0,05$) pelo teste de Mann-Whitney

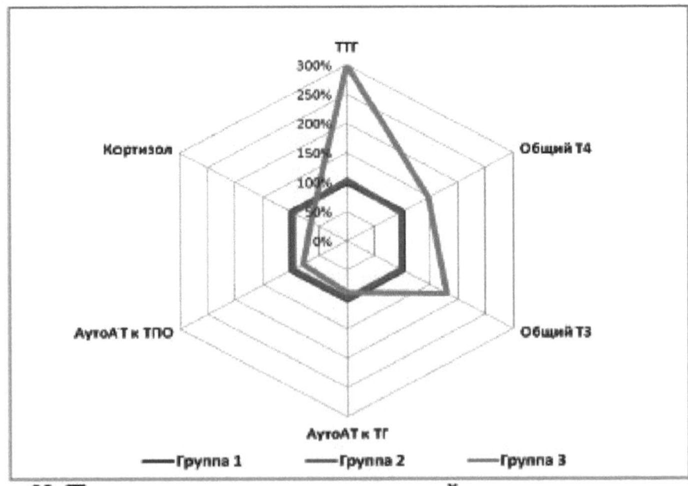

Fig. 29. Percentagens de desvio dos indicadores do estado hormonal

em mulheres com perturbações reprodutivas em comparação com mulheres saudáveis

(* - as diferenças entre os valores dos indicadores são estatisticamente fiáveis)

Para responder à questão de saber que alterações nas funções da tiroide e das supra-renais podem servir como marcadores de perturbações reprodutivas nestes grupos de mulheres da população russa, os dados foram analisados quanto ao significado prognóstico. Para este efeito, foram determinados intervalos de confiança de 95% para cada indicador em cada grupo e foi construída uma curva ROC com cálculo do valor AUROC. Estes dados são apresentados nas Figuras 30-35.

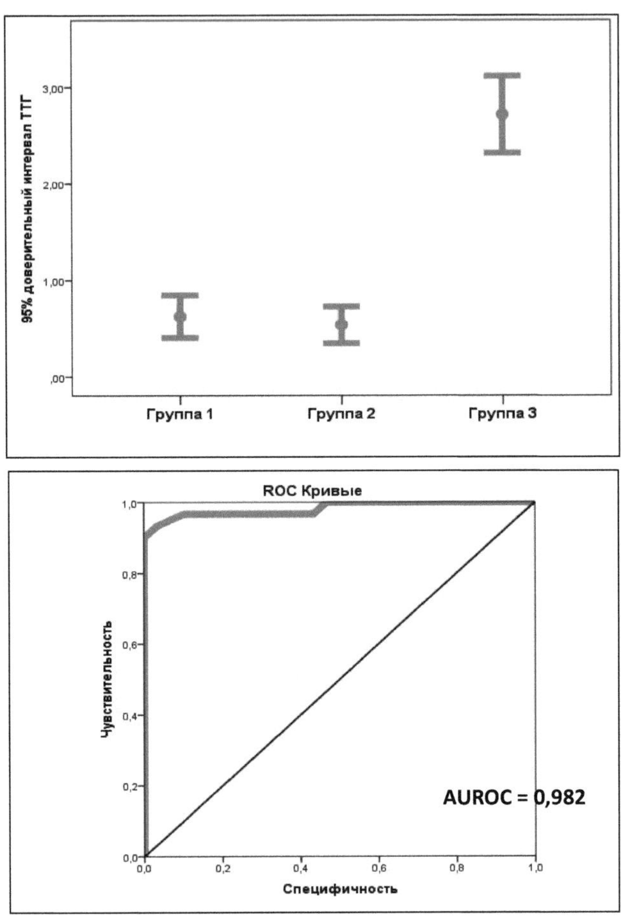

Figura 30. Intervalos de confiança de 95% dos níveis de hormonas da tiroide no sangue das mulheres russas dos grupos de estudo e curva ROC o valor preditivo do teste

(a cor rosa indica a área do valor de referência)

A Figura 30 mostra os intervalos de confiança de 95% dos níveis de hormona da tiroide em diferentes grupos de mulheres pertencentes à população russa. As mulheres do Grupo 3 apresentaram intervalos de confiança de 95% na gama de valores aproximadamente superiores a 1,7 mUI/L, o que é significativamente mais elevado do que nos outros grupos, com um elevado valor preditivo deste indicador (AUROC = 0,982).

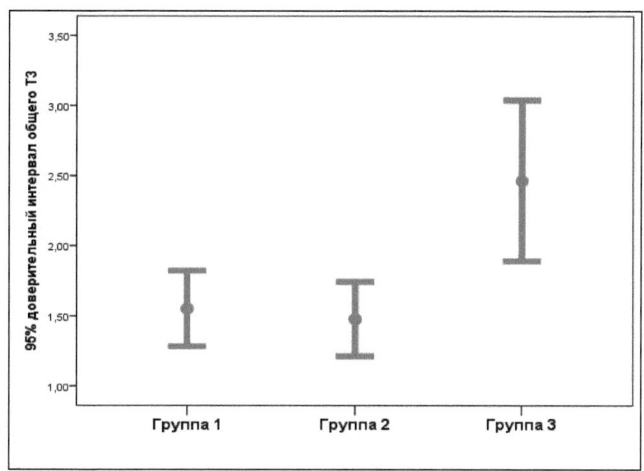

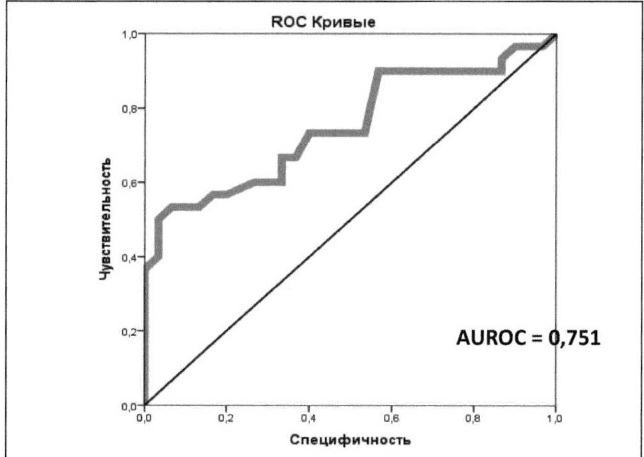

Figura 31. Intervalos de confiança a 95% dos níveis de triiodotironina total no sangue das mulheres russas dos grupos de estudo e curva ROC o valor preditivo do teste

(a cor rosa indica a área do valor de referência)

Como mostra a figura 31, o conteúdo de triiodotironina total no sangue dificilmente pode ser considerado um marcador de possíveis distúrbios reprodutivos, uma vez que na população de mulheres russas este indicador mostrou apenas uma significância prognóstica moderada, o que, na presença de indicadores com alta significância prognóstica, torna inadequada a utilização deste teste.

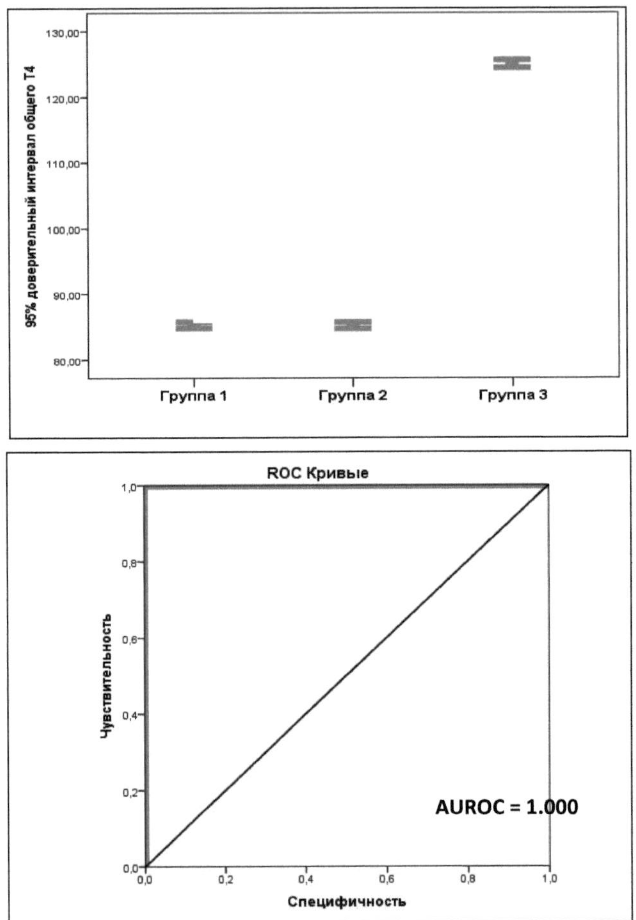

Figura 32. Intervalos de confiança a 95% dos níveis de tiroxina total no sangue das mulheres russas dos grupos de estudo e curva ROC o valor preditivo do teste

(a cor rosa indica a área do valor de referência)

O nível de tiroxina total no sangue das mulheres da população russa (Figura 32), com valores aproximadamente superiores a 100 nmol/l, indicava que a mulher pertencia a um grupo de risco (grupo 3) para perturbações da saúde reprodutiva, com um valor prognóstico absoluto, a julgar pelo valor AUROC de 1,0.

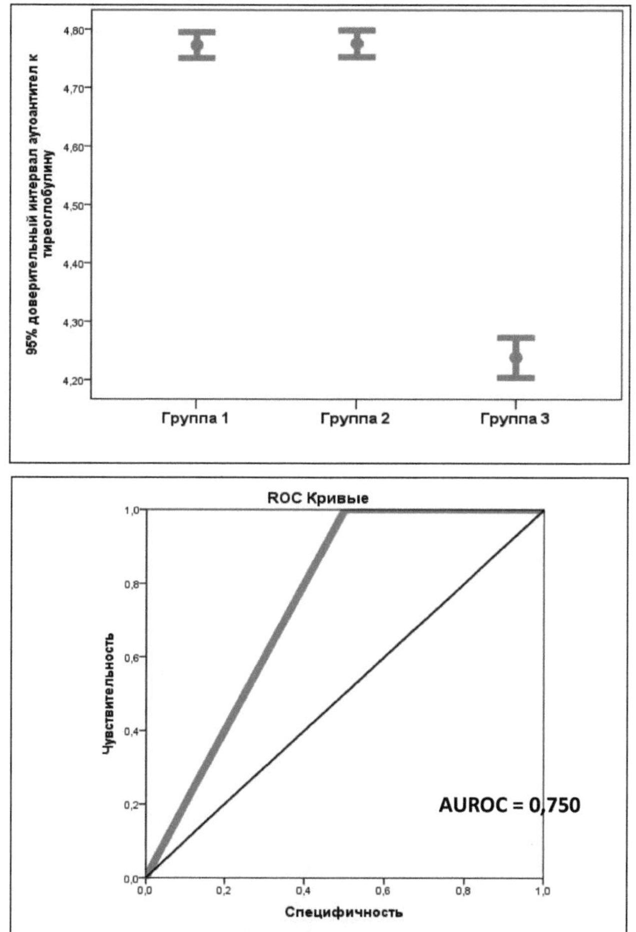

Figura 33. Intervalos de confiança de 95% dos níveis de auto-anticorpos de tiroglobulina no sangue de mulheres russas nos grupos de estudo e curvas ROC do valor preditivo do teste

(a cor rosa indica a área do valor de referência)

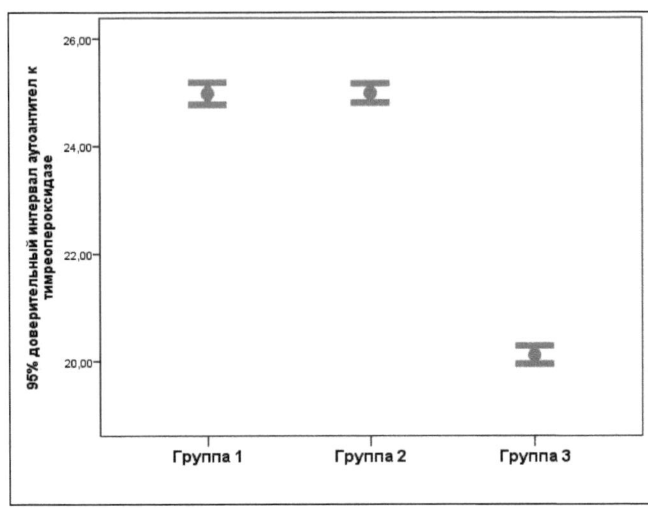

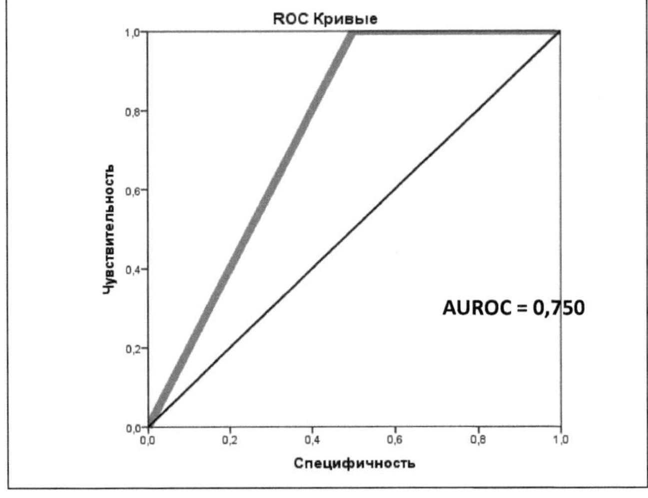

Figura 34. Intervalos de confiança de 95% dos níveis de auto-anticorpos contra a tiroperoxidase no sangue de mulheres russas dos grupos de estudo e curvas ROC do valor preditivo do teste

(a cor rosa indica a área do valor de referência)

Na população de mulheres russas, o intervalo de confiança de 95% dos níveis de auto-anticorpos para a tiroglobulina (Figura 33) e para a tiroperoxidase (Figura 34) no grupo de risco 3 foi menor do que nos outros grupos, a julgar pelas figuras. No entanto, a análise do significado prognóstico destes testes mostrou que era moderado e, por conseguinte, limitado na sua utilização como marcadores do risco de perturbações da saúde reprodutiva.

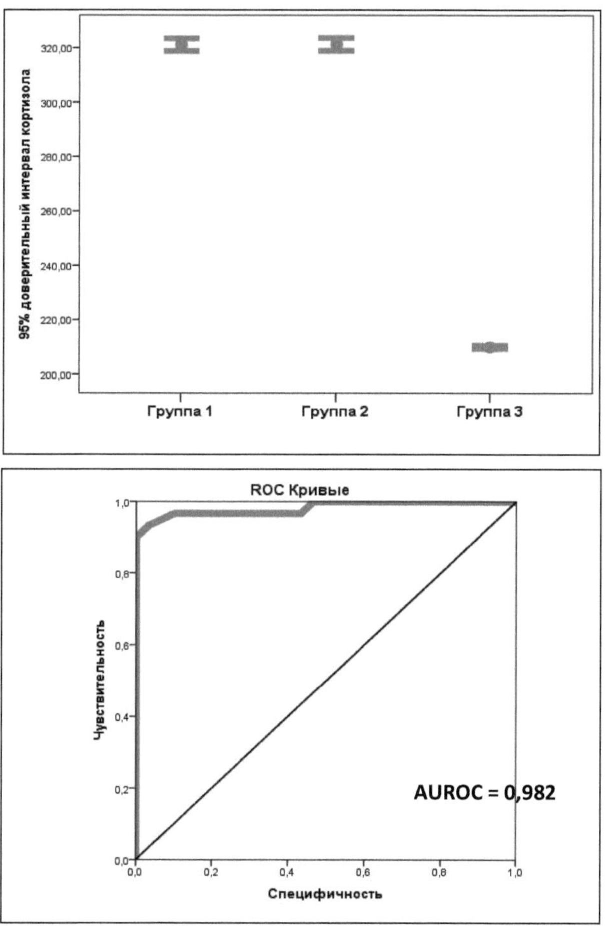

Figura 35. Intervalos de confiança de 95% dos níveis de cortisol no sangue de mulheres da população russa e curvas ROC

o valor preditivo do teste

(a cor rosa indica a área do valor de referência)

Por último, os níveis de cortisol como marcador de perturbações reprodutivas, como mostra a Figura 35, foram altamente significativos na população russa de mulheres, tal como definido por um valor AUROC de 0,982 na zona de valores aproximadamente inferiores a 215 nmol/l.

É também necessário sublinhar o facto de todos os marcadores estabelecidos de perturbações da saúde reprodutiva não terem excedido os valores de referência, embora estivessem, em regra, nos seus limites superior ou inferior.

4.1.3 Intervalos de valores de importância prognóstica dos indicadores estado hormonal num grupo de risco de mulheres russas

O objetivo desta secção de investigação foi clarificar os intervalos de valores prognósticos importantes dos marcadores do grupo de risco 3 na população de mulheres russas. Para o efeito, comparámos os valores limite dos intervalos de confiança a 95% (IC 95%) de todos os marcadores obtidos por grupo de estudo, tendo em conta os respectivos desvios-padrão. Os resultados deste estudo são apresentados na Tabela 15.

Quando os valores com significado prognóstico no grupo 3 excediam os intervalos de confiança a 95% nos outros grupos, os limites inferiores destes intervalos para os indicadores com significado prognóstico e os limites superiores para os mesmos indicadores nos outros dois grupos eram comparados, sendo o valor máximo nos grupos de comparação considerado como o limite do intervalo com significado prognóstico.

Nos casos em que os valores prognosticamente significativos no grupo 3 excederam os intervalos de confiança a 95% noutros grupos, os limites superiores destes intervalos para os indicadores prognosticamente significativos e os limites inferiores para os mesmos indicadores nos outros dois grupos foram utilizados para comparação, e o valor mínimo entre os valores nos grupos de comparação foi considerado como o limite do intervalo prognosticamente significativo.

Tabela 15. Valores-limite e prognóstico valores significativos para os níveis hormonais nas mulheres da população russa nos grupos de estudo

Indicadores informativos	Superior/ inferior limite para grupos 1	Superior/ inferior limite para grupos 2	Superior/ inferior limite para grupos de 3	Prognósticos gama significativa valores no grupo 3
Hormona luteinizante (IU/L)	máximo 5,1	máximo 5,0	min 5,1	> 5,1 ME/l
Prolactina (mME/ml)	máximo 134,2	máximo 136,0	min 300,1	> 136 mMU/ml
Estradiol (pmol/l)	máximo 236,0	máximo 237	min 297,2	> 237 pmol/l
Progesterona (nmol/l)	máximo 26,5	máximo 26,0	min 53,8	> 26,5 nmol/l
Hormona tiroideia (mME/l)	máximo 1,6	máximo 1,0	min 1,6	> 1,6 mIU/l
Tiroxina total (nmol/l)	máximo 86,3	máximo 86,5	min 123,4	> 86,5 nmol/l
Cortisol (nmol/l)	min 291	min 291	máximo 212,3	< 291 nmol/l

Nota: a cinzento indica um valor limítrofe significativo em termos de prognóstico

Como se depreende da tabela, a realização deste fragmento de estudos permitiu estabelecer valores prognosticamente significativos que permitem estabelecer o valor limite do indicador, para além do qual pode ser considerado um sinal (marcador) de disfunção reprodutiva, quer ascendente quer descendente (dependendo da direção do desvio prognosticamente significativo). Nos casos em que os valores do indicador se encontravam dentro do intervalo de significância prognóstica, especialmente na ausência de antecedentes obstétricos, a mulher podia ser atribuída ao grupo de risco adequado.

4.2 Estado hormonal e grupos de risco para perturbações Saúde reprodutiva das mulheres na população tajique

4.2.1 Hormonas sexuais e grupos de risco para perturbações Função reprodutiva nas mulheres tajiques

O estado hormonal da população de mulheres tajiques foi analisado de acordo com um esquema semelhante ao descrito na Secção 4.1. O Quadro 16 e a Figura 36 apresentam os resultados dessas análises sobre o teor de hormonas sexuais no sangue de mulheres de diferentes grupos.

Tabela 16.

Níveis de hormonas sexuais nas mulheres População tajique nos grupos de estudo

Indicadores informativos	Indicador mediano [mínimo, máximo]			p_1 p_2 p_3
	Grupo 5	Grupo 6	Grupo 7	
FSH (IU/L)	4,0 [1,6; 7,9]	3,8 [1,9; 5,3]	4,0 [0,4; 8,5]	0,313 0,731 0,706
LH (IU/L)	5,1 [1,4; 8,9]	4,2 [2,8; 5,6]	5,1 [3,9; 7,9]	0,010 <0,001 0,922

Prolactina (mME/ml)	210,0 [138,0; 213,5]	124,4 [121,0; 141,0]	210,1 [205,5; 213,9]	<0,001 <0,001 0,737
Estradiol (pmol/l)	249,1 [238,6; 253,4]	231,6 [220,3; 241,5]	250,0 [245,8; 253,0]	<0,001 <0,001 0,413
Progesterona (nmol/l)	35,6 [29,1; 38,0]	21,2 [17,9; 30,0]	35,4 [29,4; 37,2]	<0,001 <0,001 0,588
17-OP (nmol/l)	3,0 [1,4; 4,8]	3,4 [1,6; 5,0]	3,0 [0,7; 4,9]	0,694 0,654 0,465
Testosterona (nmol/l)	1,6 [0,1; 4,1]	2,2 [1,1; 4,0]	2,0 [0,1; 5,2]	0,001 0,290 0,253
DHEAc (nmol/l)	4,4 [2,2; 6,8]	5,6 [3,7; 7,9]	3,9 [2,4; 8,9]	0,001 <0,001 0,431

123Nota: p - probabilidade de diferenças entre os grupos 5 e 6; p - probabilidade de diferenças entre os grupos 6 e 7; p - probabilidade de diferenças entre os grupos 5 e 7; a cinzento indica a significância das diferenças (p<0,05) de acordo com o teste de Mann-Whitney.

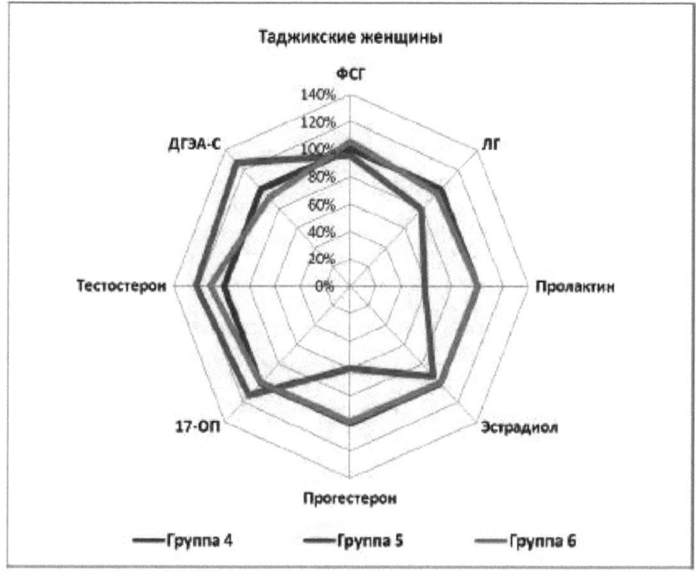

Figura 36. Percentagens de variação dos níveis de hormonas sexuais em mulheres tajiques com perturbações reprodutivas

dos de mulheres saudáveis

(* - as diferenças entre os valores dos indicadores são estatisticamente fiáveis)

Na categoria das mulheres tajiques, os desvios fiáveis do controlo (indicadores em mulheres com saúde reprodutiva preservada) são de natureza diferente dos da população russa, embora também afectem apenas um dos grupos de risco - o grupo 6. Neste grupo, há uma queda significativa no conteúdo sanguíneo de todas as hormonas sexuais, com exceção dos androgénios, cujo nível está a aumentar. Em termos de androgénios, há outra diferença nos respectivos grupos de diferentes populações: na população feminina russa, é indicativa uma descida dos níveis de testosterona, enquanto na população feminina tajique é indicativo um aumento dos níveis de dihidroepiandrosterona.

Em seguida, testámos todas as hormonas acima referidas, à exceção da hormona folículo-estimulante e da 17-OH progesterona, que não mostraram diferenças significativas entre grupos, como marcadores de distúrbios hormonais nos respectivos grupos de risco. Para o efeito, foram determinados os intervalos de confiança a 95% de cada uma das hormonas informativas, para determinar os intervalos dos seus valores em que surgem como marcadores, e depois foi estabelecido o seu grau de significância prognóstica, através da construção de curvas ROC e do cálculo do AUROC, como se pode ver nas Figuras 37-42.

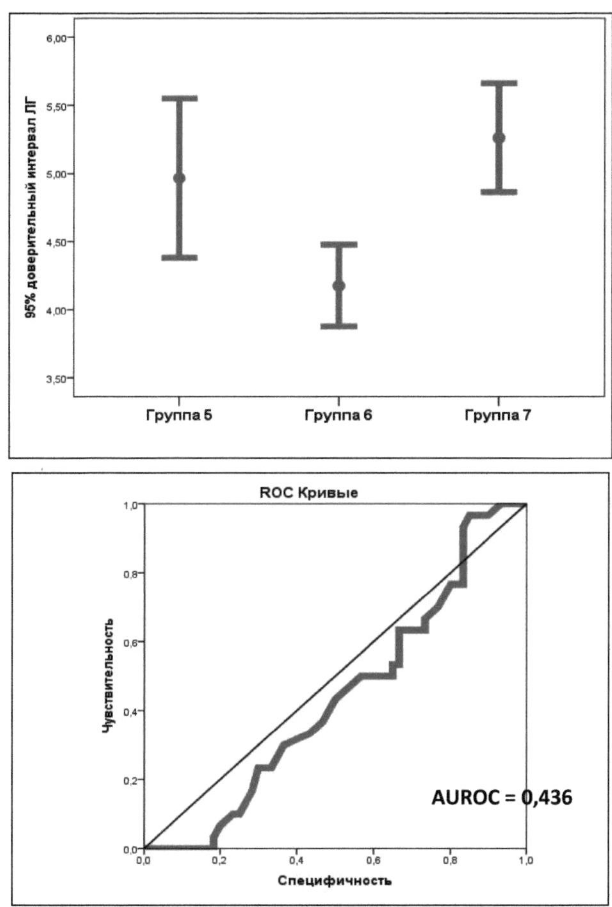

Figura 37. Intervalos de confiança de 95% para os níveis de luteína luteinizante de hormonas no sangue das mulheres tajiques dos grupos de estudo e
Curva ROC do valor preditivo do teste
(a cor verde indica a área do valor de referência)

Como se pode ver no gráfico da Figura 37, na população de mulheres tajiques, apesar da fiabilidade das diferenças nos níveis grupais da hormona luteinizante observada na Tabela 7, esta não foi confirmada ao nível da sua significância prognóstica como marcador de perturbações da saúde reprodutiva, uma vez que os intervalos de confiança a 95% da hormona luteinizante nos diferentes grupos se sobrepuseram parcialmente uns aos outros, e o AUROC foi apenas de 0,436.

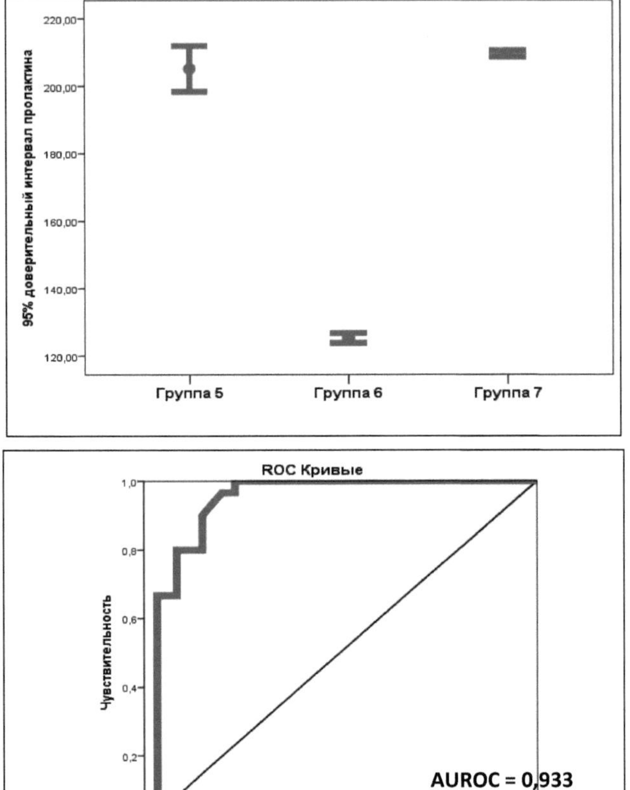

Figura 38. Intervalos de confiança a 95% dos níveis de prolactina no sangue das mulheres tajiques dos grupos de estudo e curva ROC do valor preditivo do teste
(a cor verde indica a área do valor de referência)

A Figura 38 mostra claramente que o nível de outra hormona hipofisária, a prolactina, é um indicador de prognóstico bastante fiável para determinar se as mulheres da população tajique correm o risco de sofrer perturbações reprodutivas (grupo 6). Neste último caso, os valores de prolactina com significado prognóstico desceram abaixo de 140 mIU/ml, e o valor AUROC indicou um valor prognóstico muito elevado do teste, uma vez que era igual a 0,933.

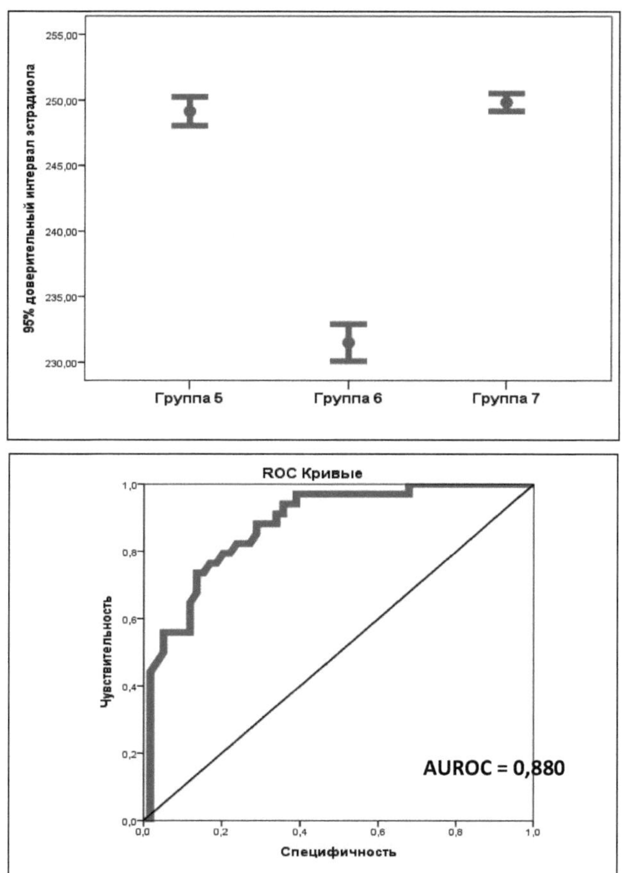

Figura 39. Intervalos de confiança a 95% dos níveis de estradiol no sangue das mulheres tajiques dos grupos de estudo e curva ROC do valor preditivo do teste
(a cor verde indica a área do valor de referência)

As hormonas ováricas, em particular o estradiol (Figura 39), também apresentaram um elevado valor preditivo, conforme apresentado na Figura 39. Tal como as outras hormonas sexuais, o intervalo de confiança de 95% para o estradiol foi significativamente mais baixo no grupo de 6 mulheres tajiques (<240 pmol/l). A importância prognóstica destas anomalias foi muito elevada porque a área sob a curva ROC (AUROC) foi de 0,880.

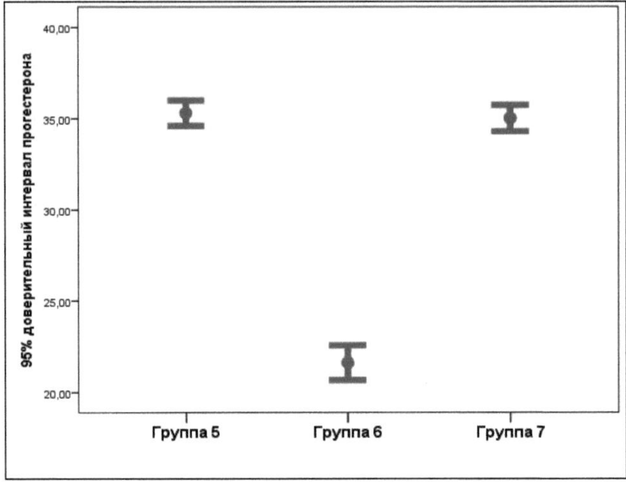

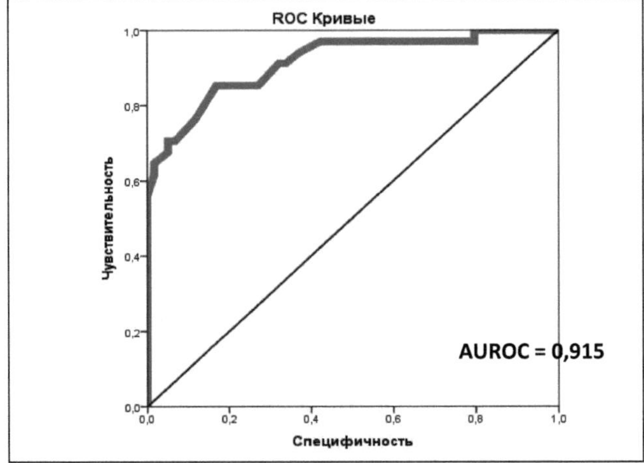

Figura 40. Intervalos de confiança a 95% dos níveis de progesterona no sangue das mulheres tajiques dos grupos de estudo e curva ROC do valor preditivo do teste
(a cor verde indica a área do valor de referência)

Outra hormona ovárica importante, a progesterona, foi também altamente prognóstica com um AUROC de 0,915, como se mostra na Figura 40. Na população tajique, um nível de progesterona inferior a 30 nmol/L indicava que a mulher pertencia ao grupo de risco 6.

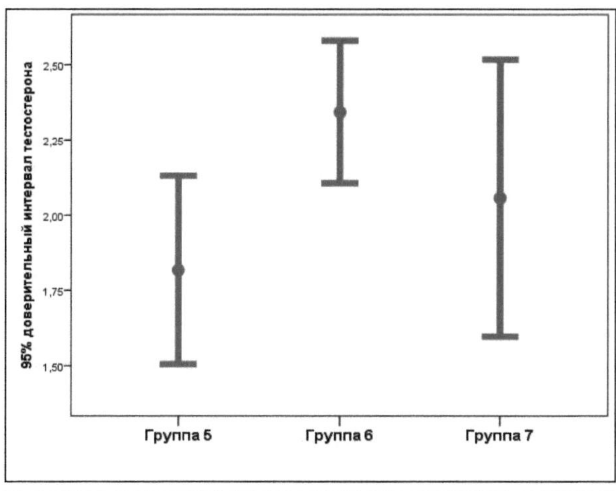

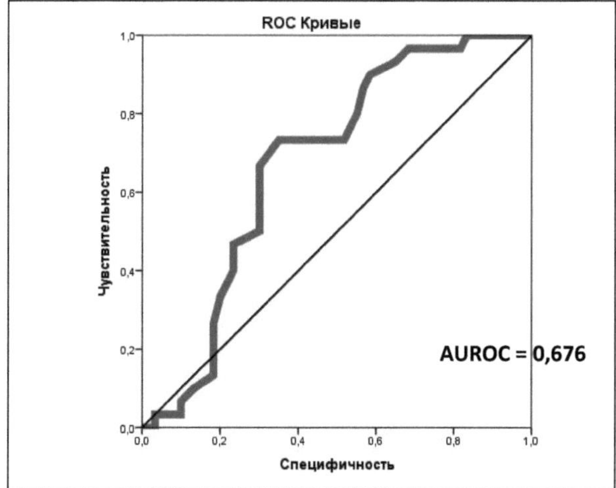

Figura 41. Intervalos de confiança de 95% dos níveis de testosterona no sangue de mulheres tajiques dos grupos de estudo e curva ROC do valor preditivo do teste
(a cor verde indica a área do valor de referência)

A Figura 41 mostra os resultados da avaliação do papel prognóstico da testosterona, uma hormona sexual masculina produzida no corpo feminino pelos ovários e pelas glândulas supra-renais. Esta hormona dificilmente pode ser considerada um marcador de perturbações reprodutivas, porque nas mulheres tajiques o valor AUROC mostrou um significado prognóstico moderado e foi igual a 0,676.

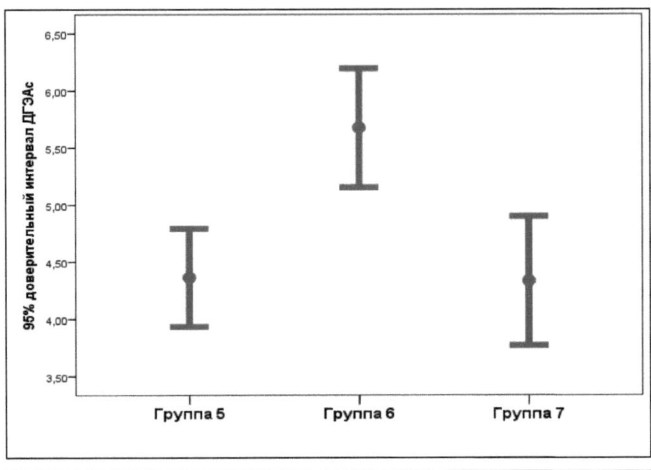

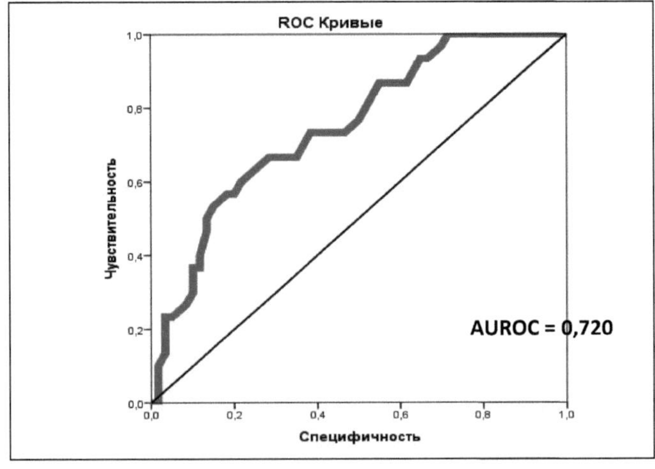

Figura 42. Intervalos de confiança a 95% dos níveis de sulfato de lihidroepialdosterona no sangue de mulheres tajiques dos grupos de estudo e do
Curva ROC do valor preditivo do teste
(a cor verde indica a área do valor de referência)

O metabolito da testosterona, dihidroepiandrosterona, como se mostra na Figura 42, foi consistente com o da testosterona no seu significado prognóstico, que foi moderado na população tajique (AUROC = 0,720).

Assim, os estudos realizados nesta secção confirmaram que a patogénese das perturbações reprodutivas nas mulheres da população tajique pode basear-se numa diminuição do nível das hormonas sexuais femininas no sangue e num aumento dos androgénios, enquanto o teor de prolactina, estradiol e progesterona no sangue pode ser utilizado como marcador da pertença de uma mulher a um grupo de risco com antecedentes de perturbações da saúde reprodutiva.

4.2.2 Hormonas da tiroide e da suprarrenal e grupos risco de problemas de saúde reprodutiva da mulher População tajique

Esta secção de investigação é dedicada ao estudo do papel das hormonas da tiroide e das supra-renais no desenvolvimento da patologia reprodutiva, na perspetiva de uma abordagem de agrupamento populacional na fase pré-natológica.

Os resultados deste estudo numa população de mulheres tajiques divididas em grupos (clusters) com base na história obstétrica são apresentados na Tabela 17 e na Figura 43. Os objectos do estudo neste caso foram os níveis sanguíneos das seguintes hormonas: hormona da tiroide, triiodotironina total (T3), tiroxina total (T4), cortisol e auto-anticorpos contra a tiroglobulina e a tiroperoxidase.

Como se depreende dos dados apresentados, o nível das hormonas da tiroide, dos auto-anticorpos para os componentes da tiroide e do cortisol tem uma particularidade pronunciada numa parte das mulheres com perturbações reprodutivas pertencentes à população tajique.

Tabela 17. Estado hormonal nas mulheres
População tajique por grupo de estudo

Indicadores informativos	**Indicador mediano [mínimo, máximo]**			p_1 p_2 p_3
	Grupo 5	**Grupo 6**	**Grupo 7**	
Hormona tiroideia (mME/l)	1,6 [0,7; 2,5]	0,6 [0,1; 1,9]	1,7 [0,1; 3,1]	<0,001 <0,001 0,320
T3 total (nmol/l)	2,1 [0,1; 3,4]	1,5 [0,5; 2,9]	2,1 [0,2; 3,5]	0,028 0,031 0,844
T4 total (nmol/ml)	100,1 [97,6; 102,6]	80,1 [78,3; 83,5]	100,0 [97,0; 120,0]	<0,001 <0,001 0,838
Autoanticorpos contra a tiroglobulina (UI/ml)	2,7 [2,0; 4,0]	4,2 [4,1; 4,25]	2,7 [2,6; 2,9]	<0,001 <0,001 0,647
Autoanticorpos para tiroperoxidase (UI/ml)	11,8 [10,8; 12,8]	22,7 [22,3; 23,5]	12,0 [11,0; 40,1]	<0,001 <0,001 0,384
Cortisol (nmol/l)	250,6 [246,8; 331,0]	340,0 [336,8; 350,0]	250,6 [248,7; 253,6]	<0,001 <0,001 0,544

$_{123}$Nota: p - probabilidade de diferenças nos grupos 1 e 2; p - probabilidade de diferenças nos grupos 2 e 3; p - probabilidade de diferenças nos dados dos grupos 1 e 3; a cinzento indica a significância das diferenças (p<0,05) pelo teste de Mann-Whitney

Por exemplo, as mulheres da população tajique pertencentes ao grupo 6 em termos de perturbações reprodutivas, juntamente com níveis reduzidos de hormonas sexuais no sangue, têm níveis reduzidos de hormonas da tiroide. O grau dessa diminuição era significativo em todos os casos, o que era bastante compreensível do ponto de vista da gravidade da componente autoimune registada nestes estudos. O facto é que, nas mulheres do grupo 6, paralelamente, se verificou um aumento bastante significativo do teor sanguíneo de auto-anticorpos contra componentes da tiroide - tiroglobulina e tiroperoxidase.

Quanto à hormona suprarrenal cortisol, o seu teor no sangue das mulheres da população tajique era 1,5 vezes superior no caso das mulheres pertencentes ao grupo de risco de perturbações reprodutivas.

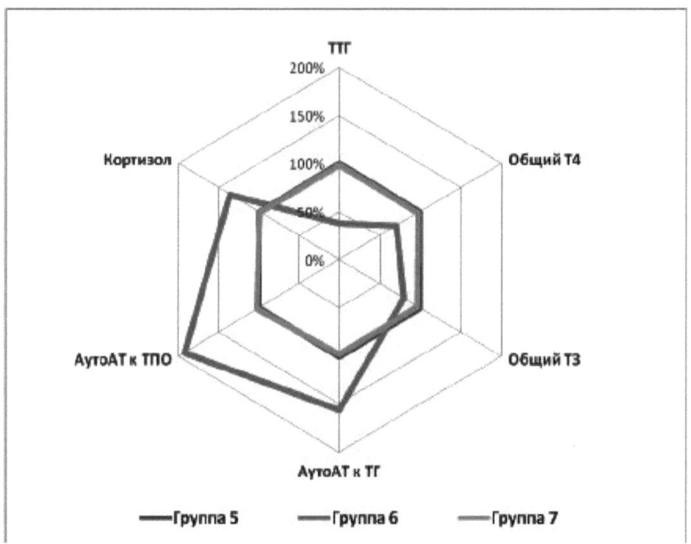

Figura 43. Percentagens de desvio dos indicadores do estado hormonal
Mulheres com perturbações reprodutivas na população tajique e mulheres saudáveis

(* - as diferenças entre os valores dos indicadores são estatisticamente fiáveis)

Para abordar a questão de quais alterações nas funções da tiroide e da suprarrenal podem servir como marcadores de distúrbios reprodutivos nestes grupos, bem como noutros casos, foram determinados intervalos de confiança de 95% e foi construída uma curva ROC com cálculo do valor AUROC. Os dados desses estudos são apresentados nas Figuras 44-49.

A Figura 44 mostra os intervalos de confiança a 95% e a curva ROC para os níveis de hormonas da tiroide em diferentes grupos de mulheres da população tajique. Verificou-se que o intervalo de confiança de 95% para os níveis de hormonas da tiroide diferiu para baixo no Grupo 6, no qual foram identificadas perturbações reprodutivas na análise da história obstétrica, mas o grau de diferença foi moderado, uma vez que o AUROC foi de 0,720, com todos os desvios a ocorrerem dentro dos valores de referência do indicador, tal como nos outros casos.

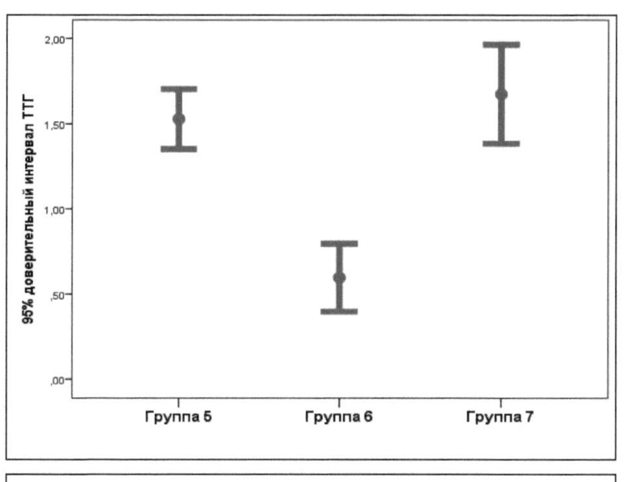

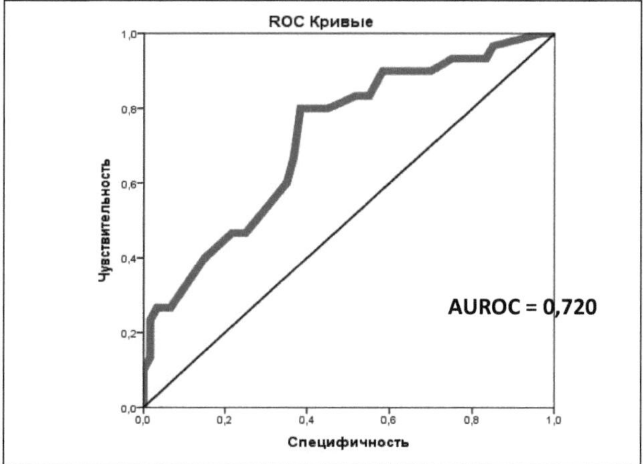

Figura 44. Intervalos de confiança de 95% dos níveis de hormonas da tiroide no sangue das mulheres tajiques dos grupos de estudo e a curva ROC do valor preditivo do teste

(a cor verde indica a área do valor de referência)

Como mostra a Figura 45, o conteúdo de triiodotironina total no sangue dificilmente pode ser considerado um marcador de possíveis distúrbios reprodutivos, uma vez que na população de mulheres tajiques este indicador demonstrou apenas uma baixa significância prognóstica (AUROC = 0,562).

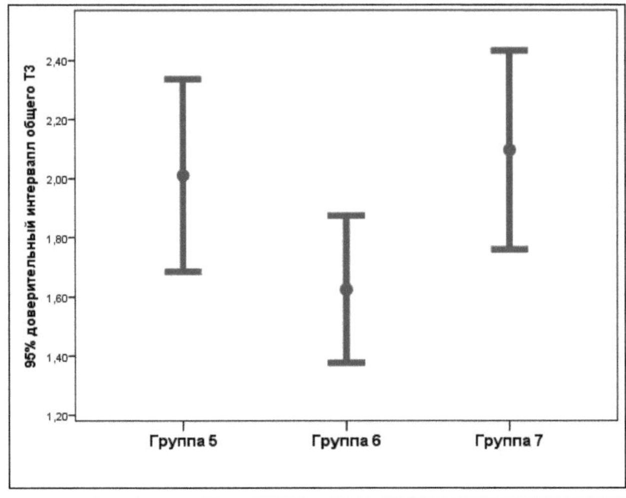

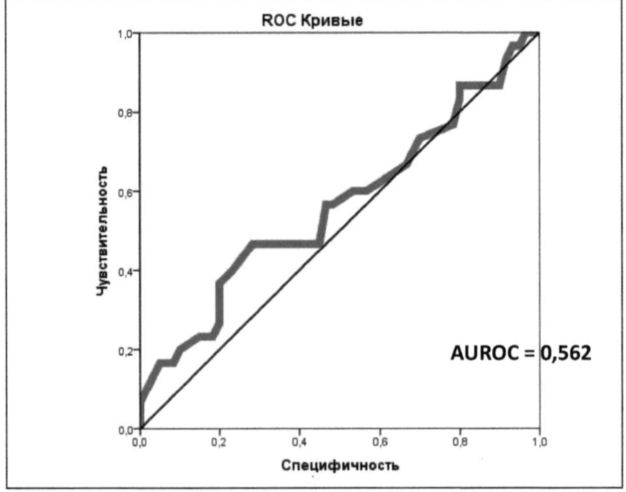

Figura 45. Intervalos de confiança a 95% dos níveis de triiodotironina total

no sangue das mulheres tajiques dos grupos de estudo e a curva ROC do valor preditivo do teste

(a cor verde indica a área do valor de referência)

Foram obtidos resultados semelhantes para o nível de tiroxina total no sangue (Figura 46), uma vez que a determinação das diferenças intergrupais para esta hormona da tiroide mostrou que, nas mulheres tajiques, este indicador tinha um valor de diagnóstico relativo no grupo 6, mas era apenas moderadamente significativo (AUROC=0,759).

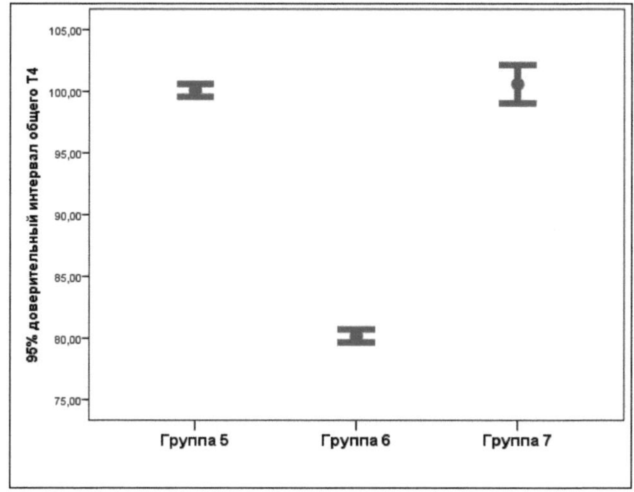

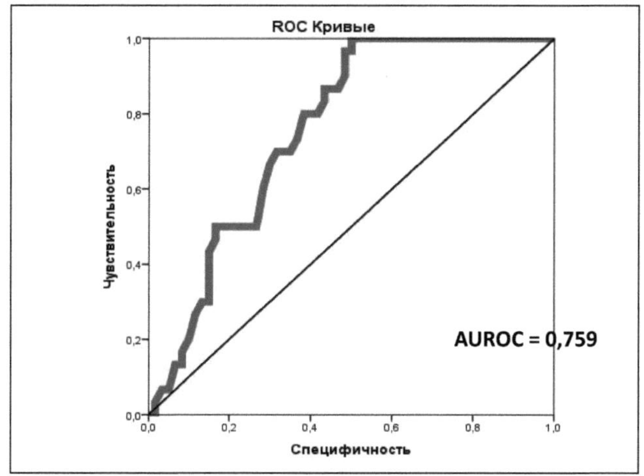

Figura 46. Intervalos de confiança de 95% dos níveis de tiroxina total
no sangue das mulheres tajiques dos grupos de estudo e curva ROC do valor preditivo do teste
(a cor verde indica a área do valor de referência)

Não foram ambíguos os indicadores como os níveis de autoanálise dos componentes da tiroide, tal como é apresentado de acordo com os resultados do processamento estatístico nas Figuras 47 e 48.

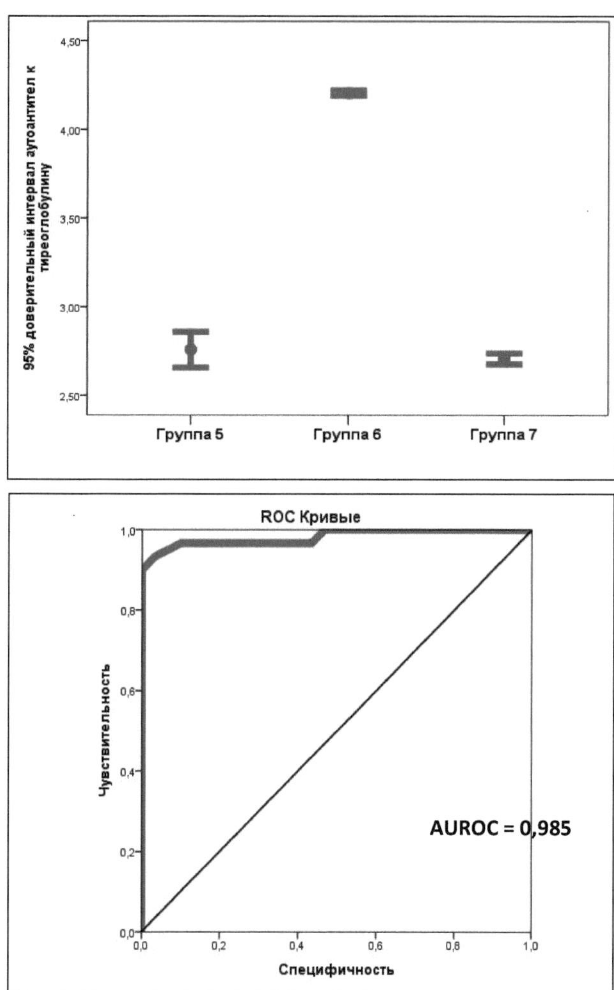

Figura 47. Intervalos de confiança a 95% dos níveis de auto-anticorpos de tiroglobulina no sangue de mulheres tajiques dos grupos de estudo e curva ROC do valor preditivo do teste
(a cor verde indica a área do valor de referência)

Nas mulheres da população tajique, o nível de auto-anticorpos contra as proteínas da tiroide estava significativamente elevado num dos grupos de risco - o grupo 6 (tiroglobulina >3,5 UI/ml, tiroperoxidase >18 UI/ml). Esta elevação mostrou, a julgar pelos valores AUROC (0,985-1,0), um significado prognóstico muito elevado, próximo do absoluto.

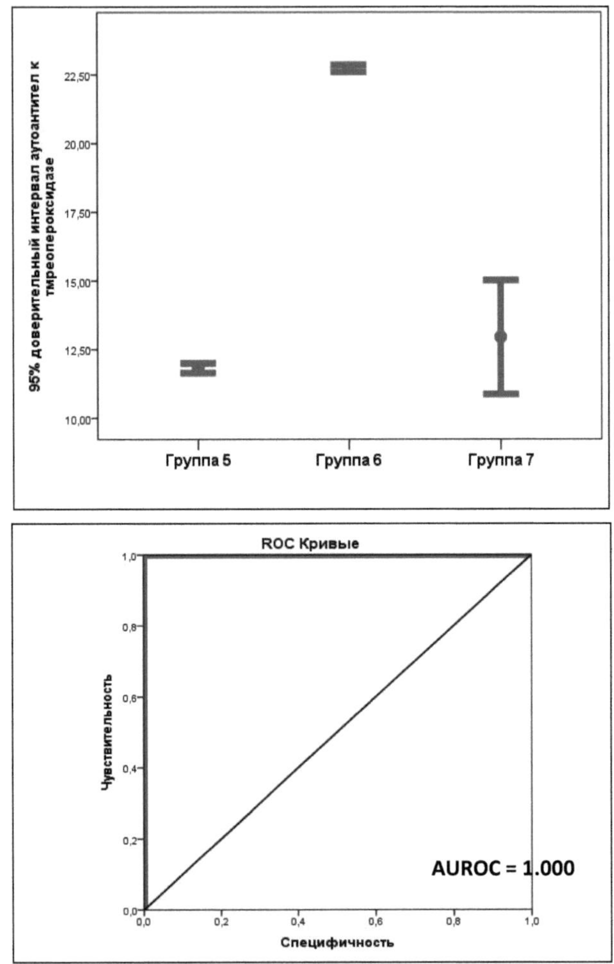

Figura 48. Intervalos de confiança de 95% dos níveis de auto-anticorpos da tiroperoxidase no sangue de mulheres tajiques dos grupos de estudo e curva ROC do valor preditivo do teste
(a cor verde indica a área do valor de referência)

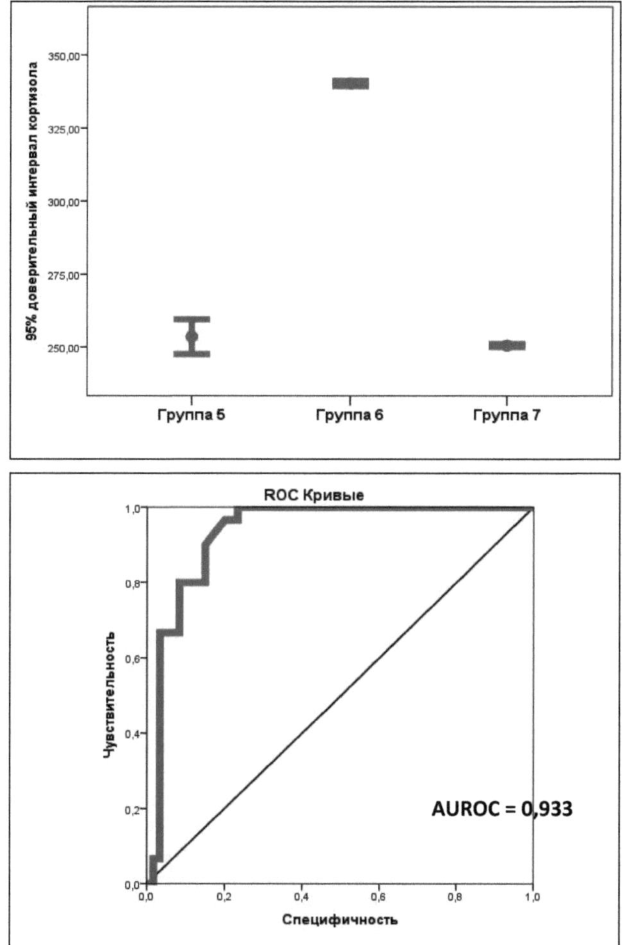

Figura 49. Intervalos de confiança a 95% dos níveis de cortisol no sangue das mulheres tajiques dos grupos de estudo e curva ROC do valor preditivo do teste
(a cor verde indica a área do valor de referência)

Por último, o nível de cortisol, como marcador de perturbação da saúde reprodutiva (como se depreende da Figura 49), foi altamente significativo. Tal como na população russa, nas mulheres tajiques a sua importância prognóstica foi determinada pelo valor AUROC de 0,933 na zona de valores superiores a 330 nmol/l.

4.2.3 Intervalos de valores de importância prognóstica dos indicadores

Estado hormonal num grupo de risco de mulheres tajiques

O objetivo desta secção do estudo foi clarificar os intervalos de valores prognósticos importantes dos marcadores do grupo de risco 6 na população de mulheres tajiques. Tal como no caso da população russa, comparámos os valores limite dos intervalos de confiança de 95% de todos os marcadores obtidos por grupo de estudo, tendo em conta os respectivos desvios-padrão. Os resultados deste estudo são apresentados na Tabela 18.

Tabela 18. Valores limítrofes e prognóstico valores significativos para os níveis hormonais nas mulheres População tajique nos grupos de estudo

Indicadores informativos	**Superior / inferior limite para grupos de 5**	**Superior / inferior limite para grupos de 6**	**Superior / inferior limite para grupos de 7**	**Intervalo significativo para o diagnóstico valores no grupo 6**
Prolactina (mME/ml)	min 207	máximo 129	min 205	< 205 mMU/ml
Estradiol (pmol/l)	min 247	máximo 236	min 245	< 245 pmol/l
Progesterona (nmol/l)	min 33,4	máximo 26,0	min 32,5	> 32,5 nmol/l
Autoanticorpos para tiroglobulina (UI/ml)	máximo 2,8	min 4,2	máximo 2,9	> 2,9 mIU/l

Autoanticorpos para a tiroperoxidase	máximo 12,8	min 22,5	min 15,7	> 15,7 nmol/l
Cortisol (nmol/l)	máximo 253	min 337	máximo 254	> 254 nmol/l

Nota: a cinzento indica um valor limítrofe significativo em termos de prognóstico

Como se depreende da tabela, a implementação desse fragmento de pesquisa nos permitiu estabelecer valores prognosticamente significativos, que nos permitem estabelecer os valores limítrofes dos indicadores, além dos quais (dependendo da direção do desvio prognosticamente significativo) eles podem ser considerados como sinais (marcadores) de distúrbios reprodutivos na população de mulheres tajiques. A presença de tais desvios numa mulher, que não excedam os valores de referência, pode servir como sinal de perturbações da saúde reprodutiva na fase pré-clínica.

Resumo do capítulo 4

1. Na população de mulheres russas com antecedentes de insucesso da gravidez, partos prematuros e nados-mortos, foi identificado um grupo de risco caracterizado por anomalias do estado hormonal dentro dos valores de referência para a hormona luteinizante, prolactina, estradiol, progesterona, hormona da tiroide, tiroxina total e cortisol, que não inclui todas as mulheres com perturbações reprodutivas.
2. Na população de mulheres tajiques com função reprodutiva comprometida, existe um contingente com alterações do estado hormonal dentro do intervalo de referência de prolactina, estradiol, progesterona, níveis elevados de auto-

anticorpos contra a tirogl bulina e a tiroperoxidase e cortisol, o que não abrange todas as mulheres com patologia reprodutiva.

3. Os marcadores de perturbações da saúde reprodutiva entre os indicadores do estado hormonal e os intervalos de valores informativos destes marcadores nas populações estudadas de mulheres russas e tajiques são apresentados no Quadro 19:

Tabela 19. Marcadores de alterações hormonais associados a com problemas de saúde reprodutiva

Estudou populações	**O marcador é um indicador estado hormonal**	**Gama de valores marcador**
População russa mulheres, grupo 3	Hormona luteinizante	> 5,1 ME/l
	Prolactina	> 136 mMU/ml
	Estradiol	> 237 pmol/l
	Progesterona	> 26,5 nmol/l
	Hormona tiroideia	> 1,6 mIU/l
	Tiroxina total	> 86,5 nmol/l
	Cortisol	< 291 nmol/l
População feminina do Tajiquistão, grupo 6	Prolactina	< 205 mMU/ml
	Estradiol	< 245 pmol/l
	Progesterona	> 32,5 nmol/l
	Autoanticorpos contra a tiroglobulina	> 2,9 mIU/l
	Autoanticorpos contra a tiroperoxidase	> 15,7 nmol/l

	Cortisol	> 254 nmol/l

CAPÍTULO 5. ESTADO IMUNITÁRIO, REACÇÕES ANTIFOSFOLIPÍDICAS E GRUPOS DE RISCO PARA PERTURBAÇÕES DA SAÚDE REPRODUTIVA NAS MULHERES

5.1 Estado imunitário e grupos de risco para doenças Saúde reprodutiva das mulheres na população russa

O objetivo desta secção da investigação era identificar marcadores de risco de perturbações da saúde reprodutiva entre os indicadores que caracterizam o estado imunitário das mulheres na população russa. Estes indicadores incluíam características fenotípicas dos linfócitos sanguíneos, níveis de imunoglobulinas no soro sanguíneo e o conteúdo de auto-anticorpos no soro sanguíneo para componentes da hemostase que caracterizam o estado das reacções antifosfolipídicas.

5.1.1 Caracterização fenotípica dos linfócitos e grupos em risco de problemas de saúde reprodutiva de mulheres na população russa

Entre toda a variedade de anomalias associadas aos distúrbios da saúde reprodutiva, um certo papel pertence às alterações do estado imunitário, em particular, no conteúdo sanguíneo de linfócitos de diferentes fenótipos.

Os resultados do estudo das características fenotípicas na população de mulheres russas pertencentes a diferentes grupos de saúde reprodutiva sob a forma de dados de imunograma direto são apresentados na Tabela 20 e sob a forma da percentagem de desvios dos indicadores dos 2 grupos de risco em relação aos do grupo de mulheres com função reprodutiva preservada - na Figura 50.

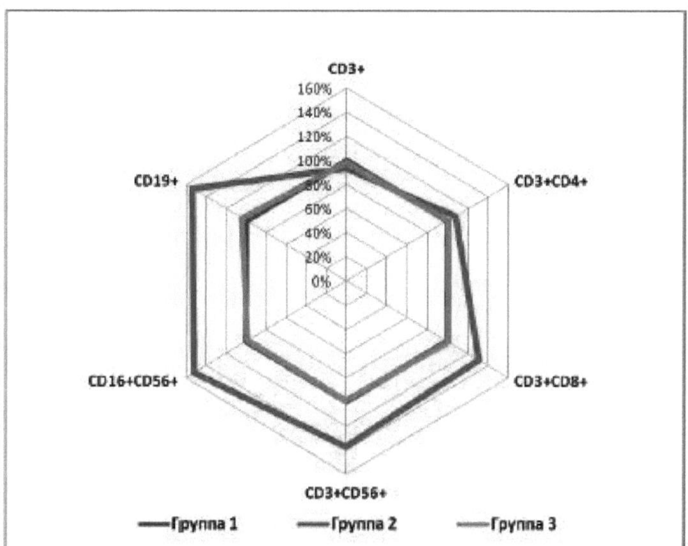

Figura 50. Percentagens de variação do número de linfócitos de diferentes fenótipos no sangue de mulheres russas com perturbações da função reprodutora e de mulheres com perturbações da função reprodutora em mulheres saudáveis

(* - as diferenças entre os valores dos indicadores são estatisticamente fiáveis)

Como mostram os dados obtidos, a natureza das alterações nos indicadores imunofenotípicos utilizando a abordagem de agrupamento populacional não corresponde totalmente às alterações na avaliação do estado hormonal, uma vez que este último afectou outro grupo com distúrbios de saúde reprodutiva nas mulheres russas - o grupo 2, enquanto os principais desvios no estado hormonal foram registados, como já foi referido, no grupo 3. A figura mostra claramente que, apesar do facto de quase todos os indicadores imunofenotípicos analisados no grupo 2 apresentarem desvios fiáveis em relação aos indicadores das mulheres saudáveis, o grau desses desvios era diferente. Os maiores desvios para cima foram observados nas células com potencial atividade citotóxica - linfócitos T citotóxicos (CD3+CD8+), células assassinas naturais (CD16+CD56+), EKT (CD3+CD56+). Foi também observado um aumento significativo do número de linfócitos B (CD19+).

Tabela 20. Percentagem de linfócitos de diferentes fenótipos no sangue de mulheres da população russa nos grupos de estudo

Indicadores informativos	**Indicador mediano [mínimo, máximo]**			p_1 p_2 p_3
	Grupo 1	**Grupo 2**	**Grupo 3**	
1	**2**	**3**	**4**	5
Os linfócitos T são. CD3+	71,4 [67,4; 74,5]	66,9 [64,3; 71,4]	71,3 [66,2; 74,5]	<0,001 <0,001 0,294
Células T-helper CD3+CD4+	34,7 [32,2; 37,6]	37,3 [35,7; 40,2]	35,0 [31,0; 37,6]	<0,001 <0,001 0,952
Linfócitos T citotóxicos - CD3+CD8+	18,4 [16,1; 19,6]	24,2 [21,5; 28,3]	18,6 [16,1; 20,1]	<0,001 <0,001 0,405
EKT - CD3+CD56+	3,6 [2,1; 4,2]	5,0 [3,7; 7,0]	3,6 [2,5; 4,1]	<0,001 <0,001 0,596
1	**2**	**3**	**4**	**5**
Assassinos naturais - CD16+CD56+	11,8 [10,1; 14,5]	17,9 [15,9; 20,4]	11,7 [10,0; 13,8]	<0,001 <0,001 0,510
Linfócitos B - CD19+	6,2 [4,5; 9,3]	10,4 [5,6; 13,6]	6,9 [4,8; 9,3]	<0,001 <0,001 0,388

123Nota: p - probabilidade de diferenças de dados nos grupos 1 e 2; p - probabilidade de diferenças de dados nos grupos 2 e 3; p - probabilidade de diferenças de dados nos grupos 1 e 3; a cinzento mostra a significância das diferenças (p<0,05) pelo teste de Mann-Whitney

Os dados obtidos criaram um pré-requisito para a criação de um sistema de marcadores imuno-fenotípicos de perturbações da saúde reprodutiva em mulheres do grupo 2 da população russa, analisando todos os indicadores testados com base nos seus intervalos de confiança de 95% e nas suas curvas ROC correspondentes (Figuras 51-56).

A Figura 51 mostra os resultados da determinação dos intervalos de confiança a 95% do número relativo de linfócitos T no sangue por grupos individuais na população de mulheres russas. Este indicador foi reduzido apenas num dos grupos com distúrbios de saúde reprodutiva - grupo 2. Ao mesmo tempo, o significado prognóstico deste teste foi, embora próximo de valores elevados, ainda moderado, uma vez que AUROC = 0,766. Por outras palavras, na presença de outros marcadores com elevado nível de significado prognóstico, este indicador pode ser negligenciado.

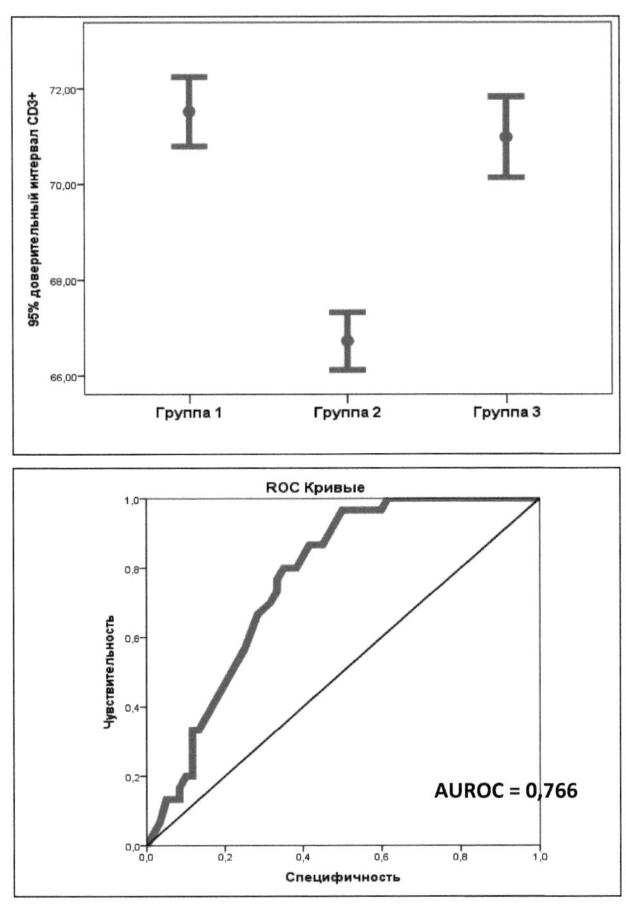

Figura 51. Intervalos de confiança de 95% das contagens de linfócitos T no sangue das mulheres russas dos grupos de estudo e curva ROC o valor preditivo do teste

(a cor verde indica a área do valor de referência)

A Figura 52 mostra os limites de confiança de 95% para uma das principais subpopulações de linfócitos T - células T-helper (CD3+CD4+). Quando o número relativo destas células era aproximadamente superior a 36% no grupo 2 de mulheres russas, o significado prognóstico do teste era elevado, uma vez que o valor AUROC era de 0,890.

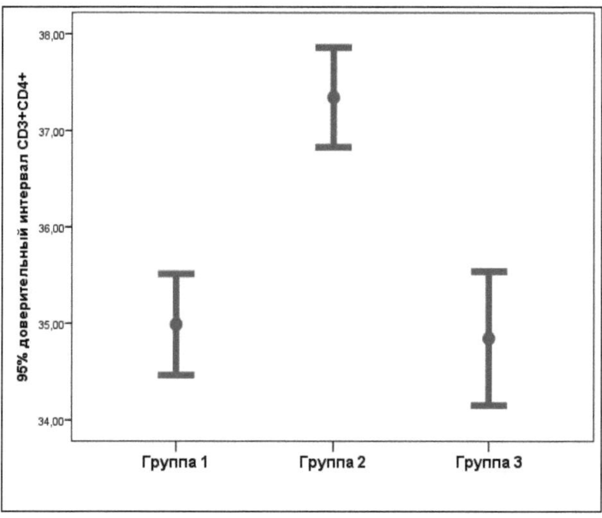

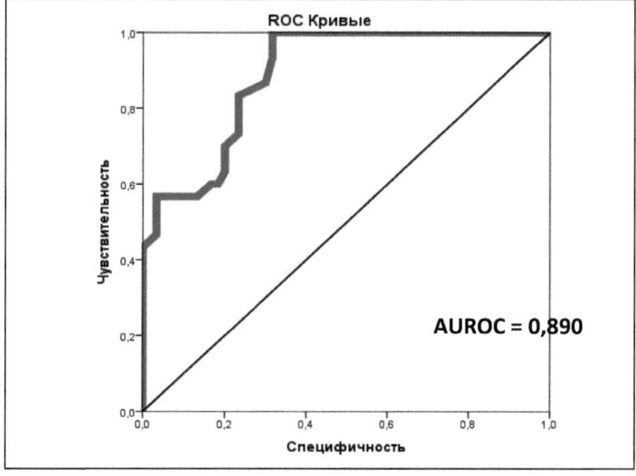

**Figura 52. Intervalos de confiança de 95% do número de células T-helper
no sangue das mulheres russas dos grupos de estudo e curva ROC
o valor preditivo do teste**
(a cor verde indica a área do valor de referência)

O número relativo de linfócitos T citotóxicos (CD3+CD8+) também foi altamente significativo em termos de prognóstico (AUROC = 1,0), como mostra a Figura 53. No grupo 2 da população russa, o número de CTLs teve essa significância com valores aproximadamente acima de 21%.

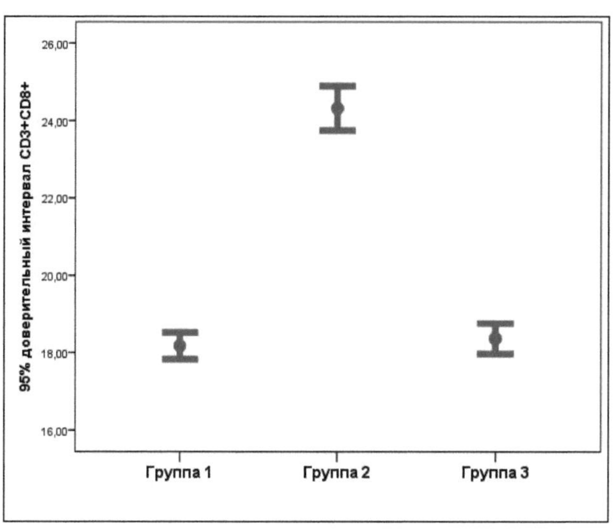

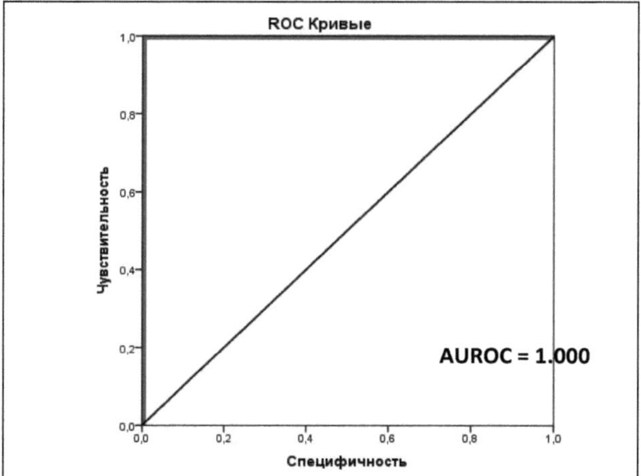

Figura 53. Intervalos de confiança a 95% do número de testes citotóxicos
Linfócitos T no sangue de mulheres russas dos grupos estudados e
Curvas ROC do valor preditivo do teste
(a cor verde indica a área do valor de referência)

A percentagem de ECT entre os linfócitos do sangue também demonstrou um elevado significado prognóstico (AUROC=0,967)

(Figura 54). Na população russa, este indicador apresentava sinais marcadores quando o seu valor aumentava aproximadamente acima de 4,3%.

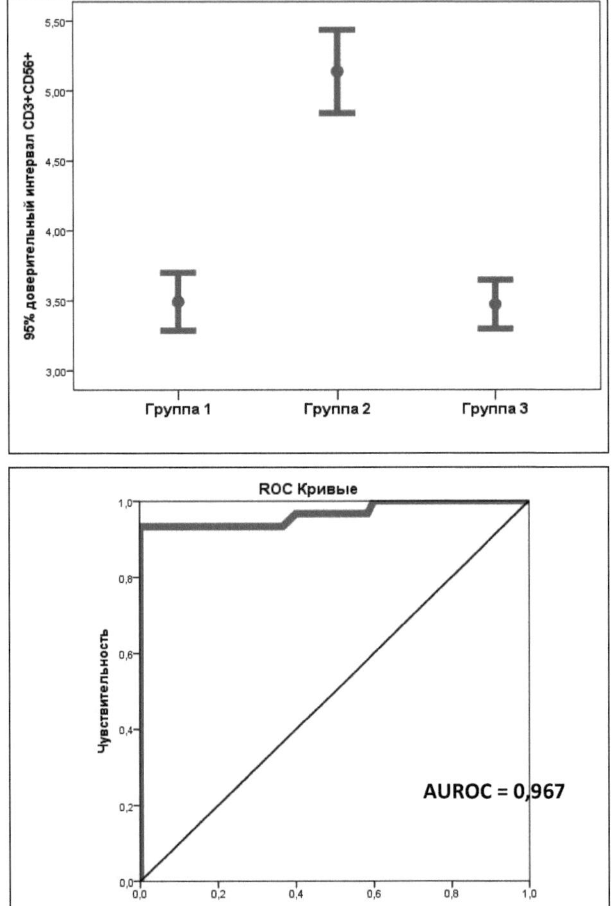

Figura 54. Intervalos de confiança de 95% do número de ECT no sangue
Mulheres russas nos grupos de estudo e curva ROC o valor preditivo do teste
(a cor verde indica a área do valor de referência)

O número relativo de células assassinas naturais (Figura 55) revelou-se o sinal de prognóstico mais importante quando se efectuou a fenotipagem dos linfócitos do sangue, uma vez que o valor AUROC, que é um critério quantitativo dessa significância, estava próximo do valor absoluto e era de 1,0. A percentagem de CEs entre os linfócitos do sangue foi aproximadamente superior a 15% no grupo 2 da população russa.

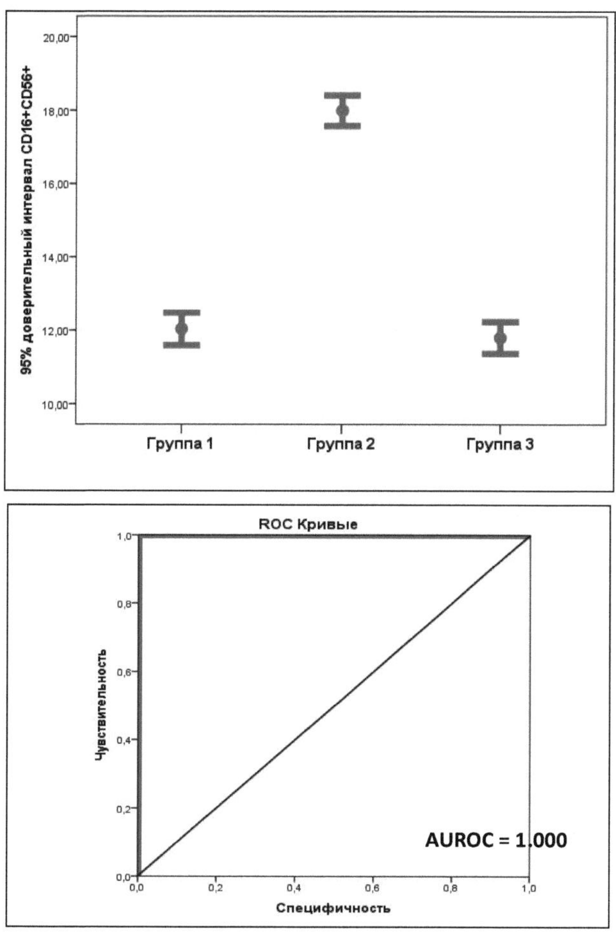

Figura 55. Intervalos de confiança a 95% do número de células assassinas naturais

no sangue das mulheres russas dos grupos de estudo e curva ROC
o valor preditivo do teste
(a cor verde indica a área do valor de referência)

O conteúdo de linfócitos B no sangue de mulheres com disfunções reprodutivas também pode ser considerado um marcador de tais disfunções (Figura 56). Numa parte das mulheres russas com disfunção reprodutiva pertencentes ao grupo 2, o número de linfócitos B era aproximadamente superior a 8,5%, o que deve ser considerado de elevado significado prognóstico (AUROC = 0,968).

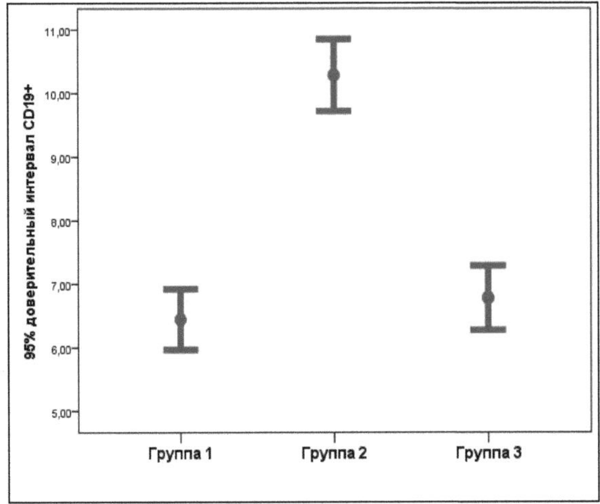

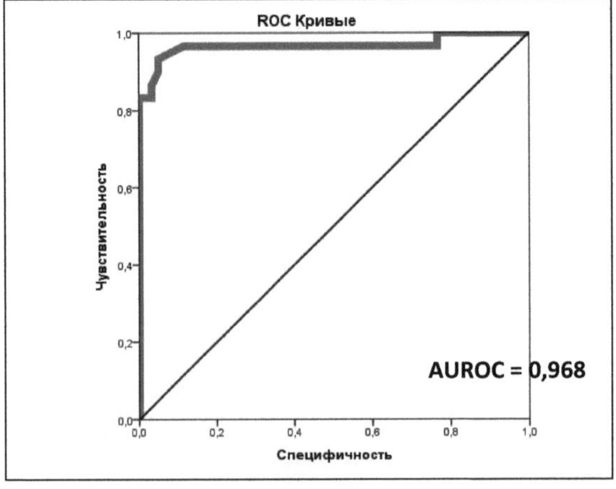

Figura 56. Intervalos de confiança de 95% das contagens de linfócitos B no sangue das mulheres russas dos grupos de estudo e curva ROC o valor preditivo do teste

(a cor verde indica a área do valor de referência)

Assim, as características imunofenotípicas estudadas dos linfócitos quase na totalidade (exceto o número de células CD3+) podem servir como marcadores de grupos de risco para a ameaça à saúde reprodutiva das mulheres na população russa. Deve sublinhar-se que todos os desvios prognosticamente significativos dos indicadores quantitativos acima referidos não excedem a norma fisiológica, mas no caso da sua combinação entre si indicam o risco de perturbações reprodutivas.

5.1.2 Níveis de imunoglobulinas de diferentes classes e grupos em risco de problemas de saúde reprodutiva de mulheres na população russa

Nesta secção do estudo, foi elucidado o possível papel patogénico das imunoglobulinas de três classes (IgM, IgG, IgA) no desenvolvimento de patologia reprodutiva em mulheres da população russa. Os resultados do estudo dos níveis de imunoglobulina por grupos individuais são apresentados na Tabela 21 e na Figura 57.

Tabela 21. Níveis de imunoglobulinas de diferentes classes no sangue mulheres na população russa e grupos de estudo

Indicadores informativos	Indicador mediano [mínimo, máximo]			p_1 p_2 p_3
	Grupo 1	Grupo 2	Grupo 3	
IgM (mg/ml)	1,2 [0,7; 1,9]	1,2 [0,2; 2,1]	1,2 [0,9; 1,8]	0,661 0,661 0,983

IgG (mg/ml)	9,8 [8,5; 12,1]	12,2 [10,7; 14,8]	9,9 [8,7; 12,0]	<0,001 <0,001 0,956
IgA (mg/ml)	2,0 [1,6; 2,5]	1,5 [0,9; 3,5]	2,1 [1,7; 2,5]	<0,001 <0,001 0,961

123Nota: p - probabilidade de diferenças de dados nos grupos 1 e 2; p - probabilidade de diferenças de dados nos grupos 2 e 3; p - probabilidade de diferenças de dados nos grupos 1 e 3; a cinzento mostra a significância das diferenças (p<0,05) pelo teste de Mann-Whitney

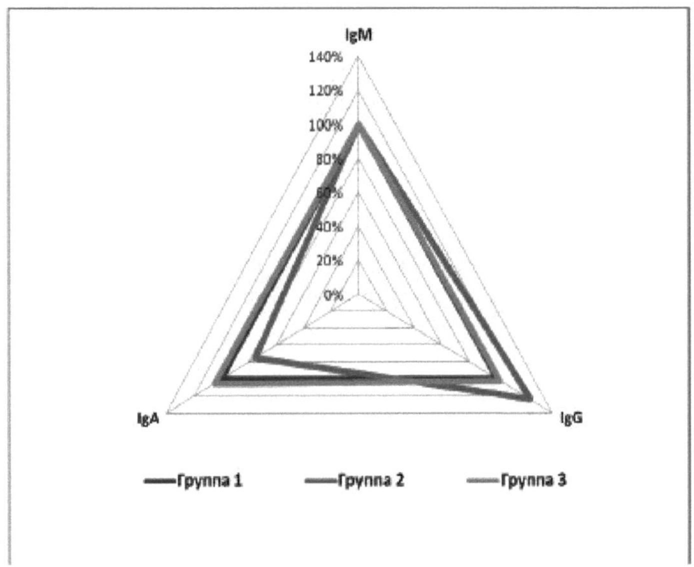

Figura 57. Percentagens de desvio do teor de imunoglobulinas de diferentes classes no sangue de mulheres russas com perturbações reprodutivas em relação ao sangue de mulheres saudáveis

Como se pode ver na tabela e na figura, na população russa não existem diferenças intergrupais no nível de IgM (o nível do intervalo de confiança de 95% não foi analisado), pelo que esta imunoglobulina não foi objeto de análise mais aprofundada. Relativamente às outras classes de imunoglobulinas, existem desvios significativos, mas apenas no grupo 2.

A análise dos intervalos de confiança de 95% do nível de IgG mostrou que este é bastante informativo no grupo de 2 mulheres russas, com uma concentração de aproximadamente mais de 11 mg/ml. Tal como os resultados das curvas ROC (Figura 58) mostraram, este indicador é altamente significativo em termos de prognóstico para determinar se uma mulher pertence a um grupo de risco para perturbações reprodutivas, uma vez que o AUROC é de 0,927.

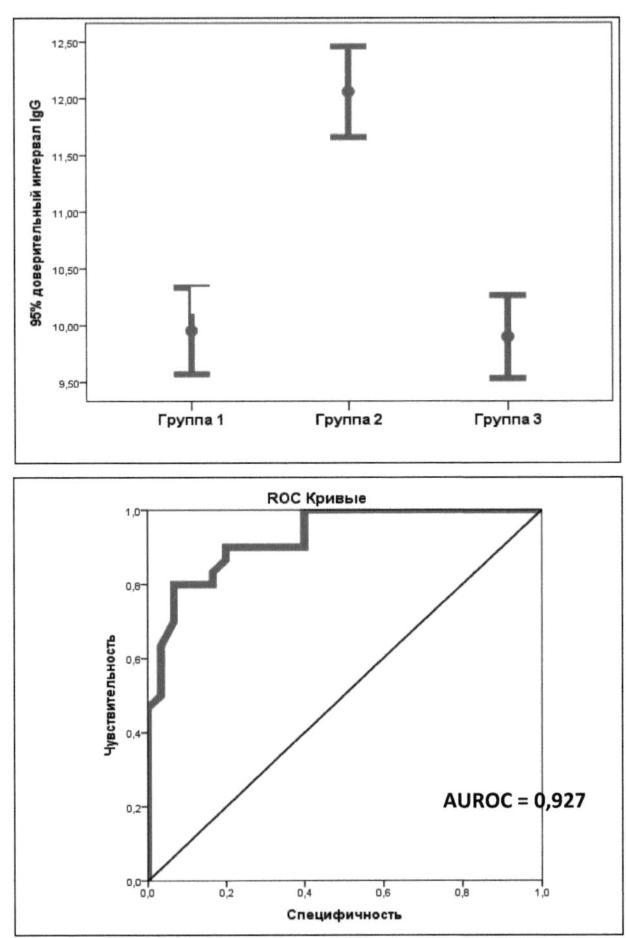

Figura 58. Intervalos de confiança de 95% dos níveis de IgG no sangue
Mulheres russas nos grupos de estudo e a curva ROC do valor preditivo do teste
(a cor verde indica a área do valor de referência)

Quanto aos níveis de IgA, a Figura 59 mostra que este indicador diminuiu na presença de disfunção reprodutiva no grupo de 2 mulheres russas, mas o significado prognóstico desta diminuição foi moderado na população de mulheres russas, com um AUROC de apenas 0,711.

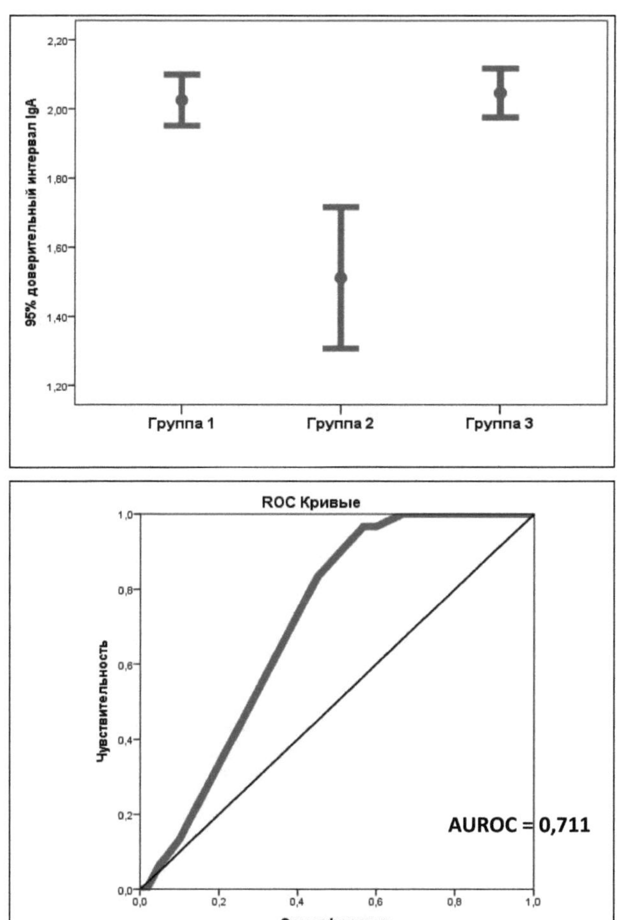

Figura 59. Intervalos de confiança de 95% dos níveis de IgA no sangue
Mulheres russas nos grupos de estudo e a curva ROC do valor preditivo do teste
(a cor verde indica a área do valor de referência)

Assim, entre as três classes de imunoglobulinas, apenas o nível de IgG mostrou significância prognóstica suficiente (alta), enquanto IgM e IgA não tiveram significância prognóstica em termos de distúrbios de saúde reprodutiva.

5.1.3 Reacções antifosfolipídicas e grupos de risco para perturbações da saúde reprodutiva entre as mulheres da população russa

As reacções antifosfolipídicas, enquanto estado hipercoagulável autoimune causado por anticorpos antifosfolipídicos, estão estreitamente associadas à patologia da gravidez numa determinada proporção de mulheres com problemas reprodutivos. O objetivo desta secção do estudo foi analisar as características dos grupos de mulheres em que as reacções antifosfolipídicas estavam associadas a problemas reprodutivos, numa abordagem de agrupamento populacional ao problema. Os resultados dessas análises são apresentados na Tabela 22 e na Figura 60.

Tabela 22. Índices de reação antifosfolipídica no sangue Mulheres russas de diferentes grupos de estudo

Indicadores informativos	Indicador mediano [mínimo, máximo]			p_1 p_2 p_3
	Grupo 1	Grupo 2	Grupo 3	
Anticorpos IgG para fosfolípidos humanos (unidades/ml)	3,1 [1,1; 4,5]	5,1 [3,6; 7,1]	3,1 [1,0; 4,2]	<0,001 <0,001 0,896
Anticorpos IgG contra a β2-glicoproteína 1	3,6 [1,2; 4,3]	6,6 [4,9; 8,5]	3,5 [1,6; 4,3]	<0,001 <0,001 0,560
Anticorpos IgG para a anexina V (unidades/ml)	1,9 [1,0; 4,2]	2,4 [1,5; 2,8]	2,0 [1,2; 4,0]	0,004 0,002 0,670
Anticorpos IgG contra a protrombina (unidades/ml)	3,8 [1,2; 8,6]	5,3 [3,9; 7,3]	3,0 [1,2; 8,0]	0,004 0,001 0,663
Anticoagulante lúpico (unidades/ml)	0,8 [0,6; 1,1]	1,1 [0,6; 1,5]	0,9 [0,7; 1,1]	<0,001 <0,001 0,400
Teste Lebetox (min.)	1,3 [0,5; 3,7]	1,5 [1,0; 2,0]	1,4 [0,4; 3,7]	0,229 0,490 0,683

123Nota: p - probabilidade de diferenças de dados nos grupos 1 e 2; p - probabilidade de diferenças de dados nos grupos 2 e 3; p - probabilidade de diferenças de dados nos grupos 1 e 3; a cinzento mostra a significância das diferenças (p<0,05) pelo teste de Mann-Whitney

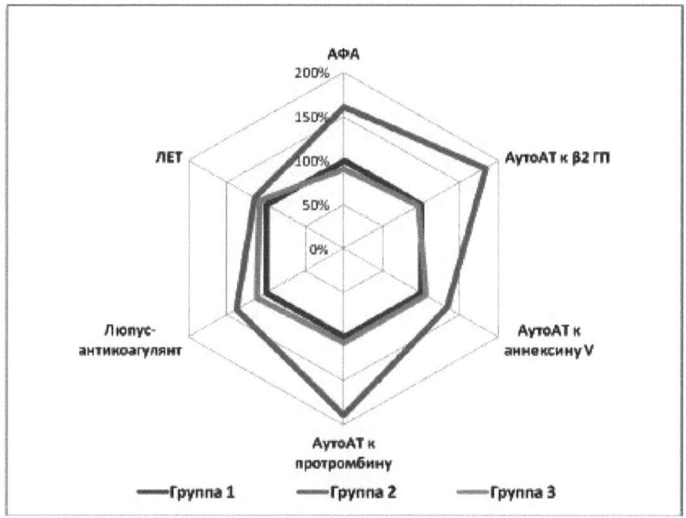

Figura 60. Percentagens de desvio dos índices de antifosfolípidos reacções no sangue de mulheres russas com perturbações reprodutivas dos de mulheres saudáveis

(* - as diferenças entre os valores dos indicadores são estatisticamente fiáveis)

Como se depreende do quadro e da figura, os sinais laboratoriais de reacções antifosfo-lipídicas permitem-nos identificar a sua presença numa determinada coorte de mulheres pertencentes à população russa.

Nas mulheres russas, observou-se um aumento dos valores dos indicadores de reação antifosfolipídica no grupo 2 com perturbações da saúde reprodutiva. 2Neste grupo, os níveis de auto-anticorpos totais da classe IgG para fosfolípidos humanos, auto-anticorpos IgG para β-glicoproteína, anexina V, protrombina e níveis sanguíneos de anticoagulante lúpico aumentaram significativamente. Tudo isto permite-nos considerar que estas características caracterizam o grupo 2 na população russa como um grupo de risco.

Para clarificar a possibilidade de utilização dos desvios de controlo estabelecidos como marcadores de perturbações da saúde reprodutiva nos grupos designados, foram determinados os seus intervalos de confiança a 95% e construídas curvas ROC (Figuras 61-65).

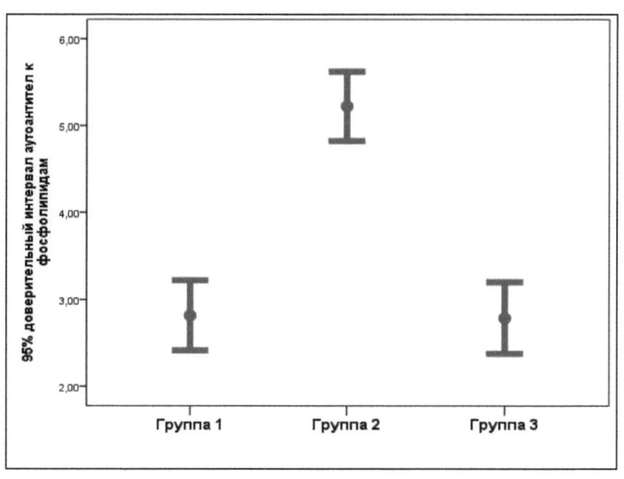

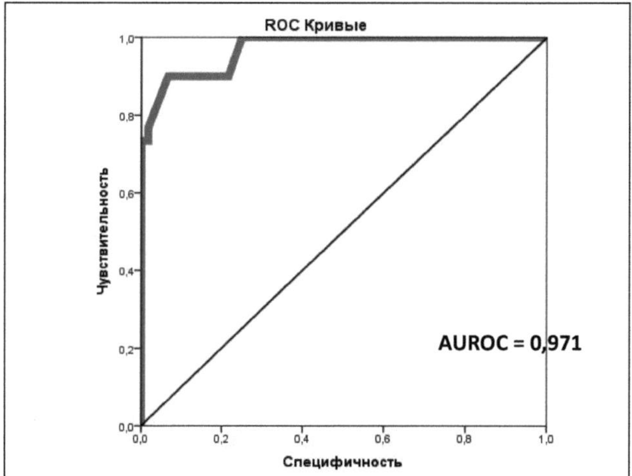

Figura 61. Intervalos de confiança de 95% dos auto-anticorpos para fosfolípidos no sangue das mulheres russas dos grupos de estudo e curva ROC o valor preditivo do teste

(a cor verde indica a área do valor de referência)

A Figura 61 mostra os intervalos de confiança de 95% e a significância prognóstica para o nível de auto-anticorpos totais para um conjunto de fosfolípidos. Observou-se um aumento dos valores deste indicador aproximadamente acima de 4 U/ml no grupo 2 de mulheres russas, com um valor AUROC de 0,971, indicando o elevado valor prognóstico deste teste na deteção de perturbações da saúde reprodutiva feminina.

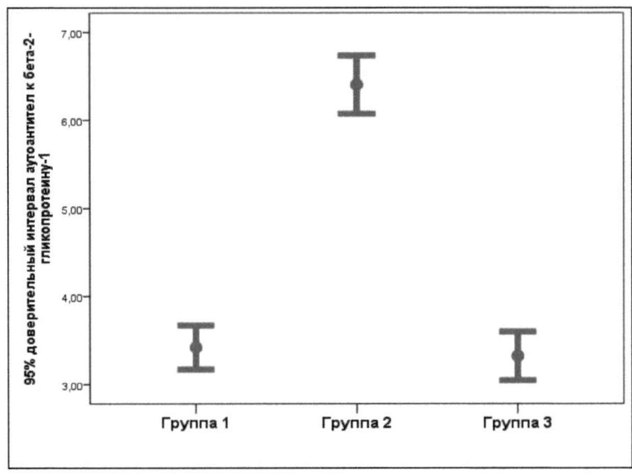

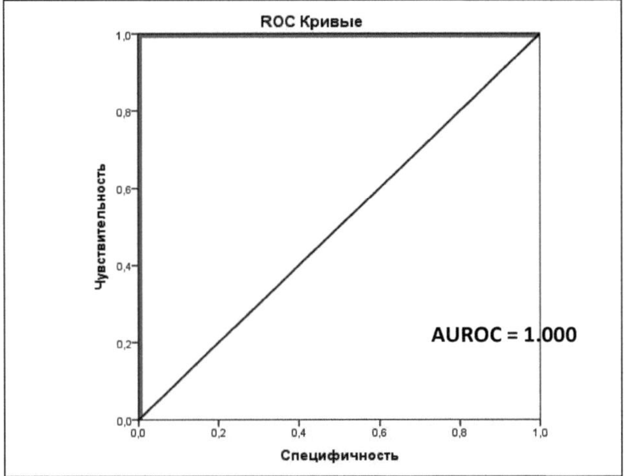

Figura 62. 2Intervalos de confiança de 95% de auto-anticorpos para a β-glicoproteína-1 no sangue de mulheres russas dos grupos estudados
e curva ROC do valor preditivo do teste
(a cor verde indica a área do valor de referência)

₂O aumento do nível de auto-anticorpos IgG para a β-glicoproteína no grupo de 2 mulheres russas mostrou um significado prognóstico particularmente elevado, próximo do absoluto (AUROC = 1,0). O valor deste indicador no grupo de risco acima de 4,5 U/ml era indicativo de uma função reprodutiva afetada, como claramente demonstrado na Figura 62.

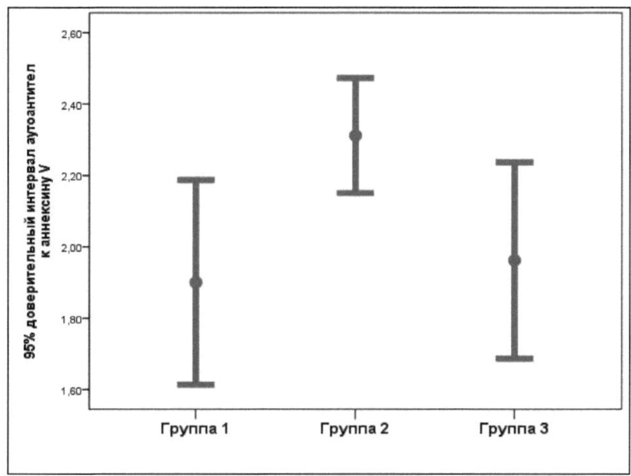

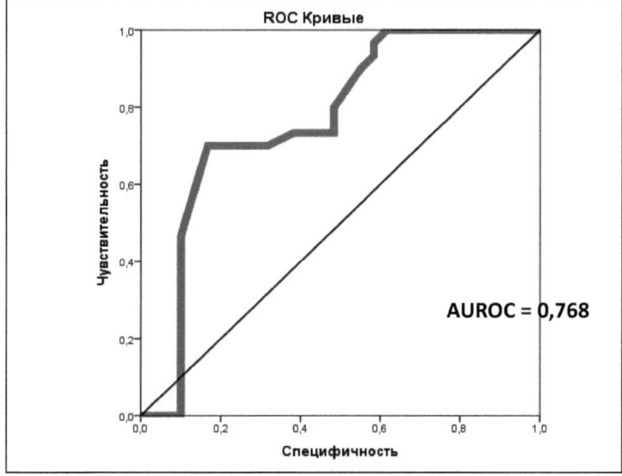

Figura 63. Intervalos de confiança de 95% dos auto-anticorpos contra a anexina V

no sangue das mulheres russas dos grupos de estudo e curva ROC
o valor preditivo do teste
(a cor verde indica a área do valor de referência)

Simultaneamente, o aumento do nível de auto-anticorpos IgG para a anexina V (Figura 63), embora tenha mostrado, de acordo com a Tabela 12, um desvio fiável dos indicadores de mulheres saudáveis no grupo 2 da população russa, do ponto de vista do significado prognóstico foi moderado (AUROC = 0,768) e não pode ser considerado um marcador de distúrbios reprodutivos.

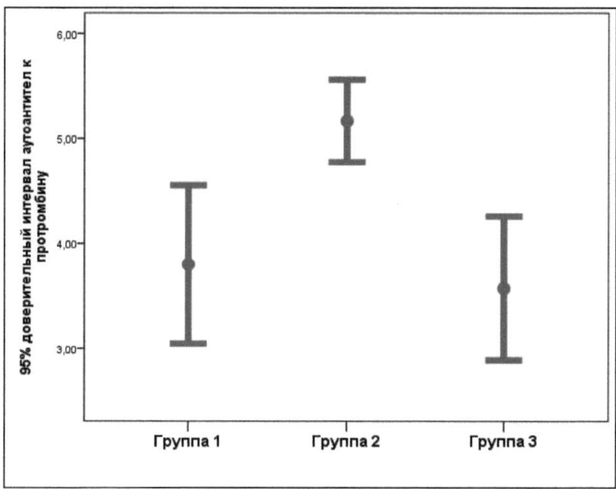

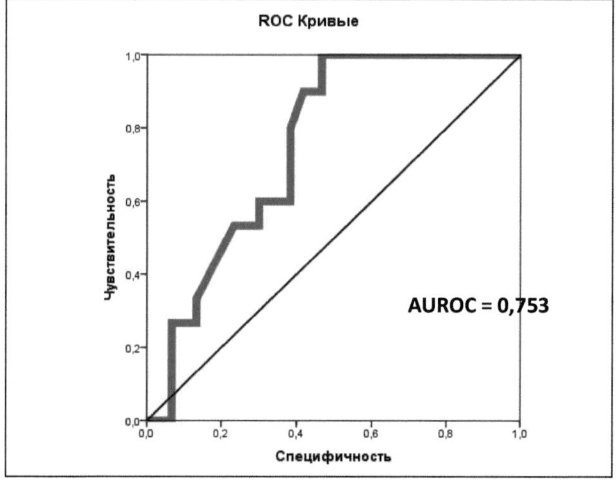

Figura 64. Intervalos de confiança de 95% dos auto-anticorpos para a protrombina

no sangue de mulheres russas dos grupos estudados e a curva ROC do valor preditivo do teste

(a cor verde indica a área do valor de referência)

A figura 64 mostra o nível de auto-anticorpos IgG para protrombina nos grupos estudados. No grupo 2 da população de mulheres russas, o aumento deste indicador foi registado com uma significância prognóstica moderada (AUROC = 0,753), o que tornou inadequada a sua utilização para determinar se uma mulher pertence a um grupo de risco de falha reprodutiva.

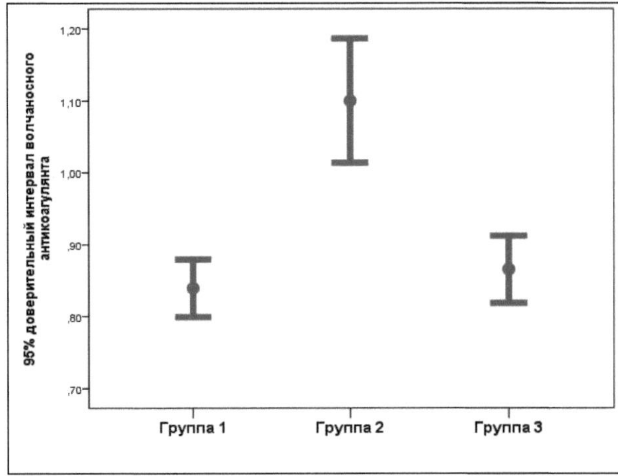

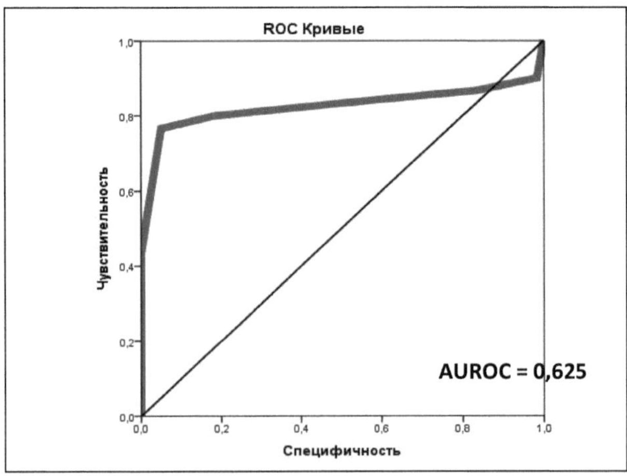

Figura 65. Intervalos de confiança de 95% do anticoagulante lúpico no sangue de mulheres russas dos grupos estudados e a curva ROC do valor preditivo do teste
(a cor verde indica a área do valor de referência)

O teste lúpico para anticoagulante lúpico (Figura 65) nos grupos com problemas de saúde reprodutiva teve uma significância prognóstica moderada com AUROC = 0,625, tornando difícil a sua utilização como marcador de grupos de risco. Quanto ao teste lebetox para anticoagulante lúpico, este indicador não apresentou diferenças significativas intergrupos e, por isso, não foi analisado quanto à significância prognóstica.

Assim, as reacções antifosfolipídicas acompanham, de facto, um determinado grupo de risco (2) na população de mulheres russas, e os seus sinais laboratoriais podem servir como marcadores de distúrbios reprodutivos. $_2$Entre os marcadores, o principal significado nas mulheres russas pertence ao aumento do nível de auto-anticorpos IgG para fosfolípidos e β-glicoproteína-1.

5.1.4 Intervalos de valores de indicadores importantes para o prognóstico estado imunitário num grupo de risco de mulheres russas

O objetivo desta secção de investigação foi clarificar os intervalos de valores prognósticos importantes dos marcadores imunológicos do grupo de risco 2 na população de mulheres russas. Para este efeito, comparámos os valores limite dos intervalos de confiança a 95% de todos os marcadores obtidos por grupo de estudo, tendo em conta os seus desvios padrão. Os resultados deste estudo são apresentados na Tabela 23.

Quando os valores prognósticos do grupo 3 excederam os intervalos de confiança a 95% dos outros grupos ou, pelo contrário, os excederam, os limites inferiores ou superiores desses intervalos para os indicadores com significado prognóstico e os limites superiores/inferiores para os mesmos indicadores nos outros dois grupos foram comparados, respetivamente, sendo o valor máximo ou mínimo entre os dos grupos de comparação considerado como o limite do intervalo com significado prognóstico.

Tabela 23. Valores limítrofes e valores prognosticamente significativos para parâmetros imunológicos em mulheres da população russa nos grupos de estudo

Informativo indicadores	Superior/ inferior limite para grupos 1	Superior/ inferior limite para grupos 2	Superior/ inferior limite para grupos de 3	Intervalo significativo para o diagnóstico valores no grupo 3
Células T-helper (CD3+CD4+), %	máximo 35,7	min 35,7	máximo 34,8	> 35,7%
Linfócitos T citotóxicos (CD3+CD8+),%	máximo 19,7	min 21,7	máximo 20,2	> 20,2%
ECT (CD3+CD56+), %	máximo 4,2	min 3,6	máximo 4,2	> 4,2%
Células assassinas naturais	máximo 14,6	min 14,8	máximo 13,8	> 14,6%
Linfócitos B (CD19+), %	máximo 9,3	min 8,5	máximo 9,3	> 9,3%
IgG, mg/ml	máximo 10,6	min 10,6	máximo 10,2	> 10,6 mg/ml
Anticorpos IgG para fosfolípidos,	máximo 3,6	min 3,6	máximo 3,3	> 3,6 unidades/ml
2Anticorpos IgG para a β-glicoproteína-1,	máximo 4,8	min 4,8	máximo 4,5	> 4,8 unidades/ml

Nota: a cinzento indica um valor limítrofe significativo em termos de prognóstico

Como se depreende da tabela, foram estabelecidos valores prognosticamente significativos, o que nos permite determinar os valores-limite dos indicadores, para além dos quais podem ser considerados marcadores de perturbações reprodutivas. Nos casos em que os valores do indicador se encontravam dentro do intervalo de significância prognóstica, especialmente na ausência de antecedentes obstétricos, a mulher podia ser atribuída ao grupo de risco adequado.

5.2 Estado imunitário e grupos de risco para doenças Saúde reprodutiva das mulheres na população tajique

5.2.1 Caracterização fenotípica dos linfócitos e grupos em risco de problemas de saúde reprodutiva mulheres na população tajique

Os resultados do estudo das anomalias do estado imunitário associadas a perturbações da saúde reprodutiva na população de mulheres tajiques de diferentes grupos de afiliação são apresentados no Quadro 24 e na Figura 66.

Tabela 24.

Percentagem de linfócitos de diferentes fenótipos no sangue de mulheres tajiques de diferentes grupos de estudo

Indicadores informativos	Indicador mediano [mínimo, máximo]			p_1 p_2 p_3
	Grupo 5	Grupo 6	Grupo 7	
Os linfócitos T são. CD3+	67,4 [64,6; 75,2]	59,3 [55,6; 62,4]	66,4 [62,8; 71,1]	<0,001 <0,001 0,854

Células T-helper CD3+CD4+	33,0 [29,9; 39,8]	36,5 [33,7; 39,2]	33,2 [30,7; 35,3]	<0,001 <0,001 0,712
Linfócitos T citotóxicos - CD3+CD8+	21,2 [13,2; 23,3]	19,2 [17,1; 21,5]	21,8 [19,1; 24,3]	<0,001 <0,001 0,587
EKT - CD3+CD56+	3,2 [2,6; 7,6]	9,5 [7,6; 12,1]	3,2 [1,7; 4,4]	<0,001 <0,001 0,966
Assassinos naturais - CD16+CD56+	10,4 [3,2; 11,6]	19,5 [17,2; 22,9]	10,4 [8,5; 12,4]	<0,001 <0,001 0,938
Linfócitos B - CD19+	12,6 [11,1; 15,5]	15,8 [14,2; 19,9]	12,8 [9,9; 16,7]	<0,001 <0,001 0,628

123Nota: p - probabilidade de diferenças de dados nos grupos 5 e 6; p - probabilidade de diferenças de dados nos grupos 6 e 7; p - probabilidade de diferenças de dados nos grupos 5 e 7; a cinzento mostra a significância das diferenças (p<0,05) pelo teste de Mann-Whitney

Como mostram os dados obtidos, a natureza das alterações dos indicadores imunofenotípicos, utilizando a abordagem de agregados populacionais nas mulheres tajiques, é fundamentalmente diferente da da população russa.

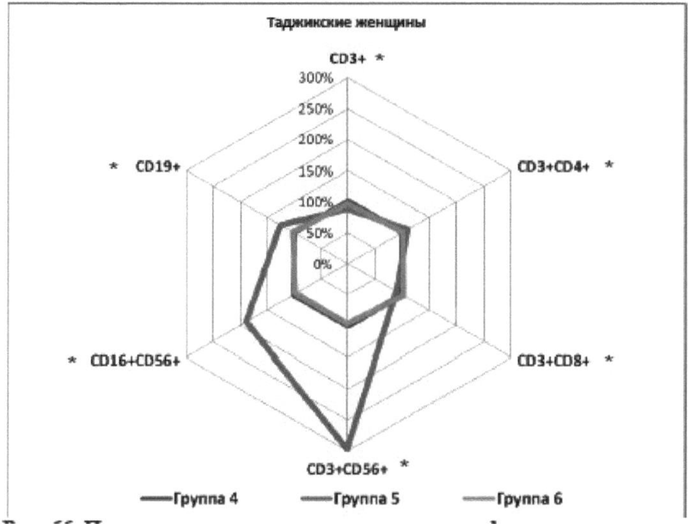

Figura 66. Percentagens de desvio do conteúdo de linfócitos de diferentes fenótipos no sangue de mulheres com perturbações reprodutivas dos de mulheres saudáveis

(* - as diferenças entre os valores dos indicadores são estatisticamente fiáveis)

Em particular, na população de mulheres tajiques, as principais alterações imunofenotípicas foram observadas no mesmo grupo em que foram registadas alterações hormonais - no grupo 6. O principal destaque no grau de desvio dos indicadores de mulheres saudáveis recaiu, em primeiro lugar, sobre os linfócitos da resposta imune inata, que participam na realização da função reprodutiva - EC (CD16+CD56+) e ECP (CD3+CD56+). Paralelamente, o número de linfócitos B aumentou, o que coincidiu com o aumento anteriormente registado nos níveis de auto-anticorpos para as proteínas da tiroide nesta categoria de mulheres.

Os dados obtidos criaram um pré-requisito para a criação de um sistema de marcadores imunofenotípicos de perturbações da saúde reprodutiva em mulheres do grupo 6 da população tajique, através da análise de todos os indicadores testados com base nos seus intervalos de confiança de 95% e nas curvas ROC correspondentes (Figuras 67-72).

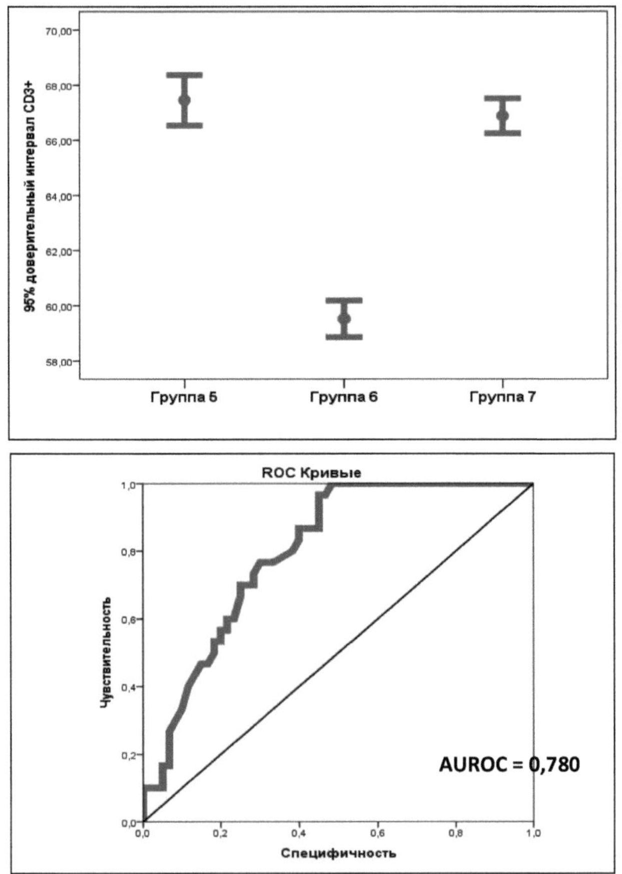

Figura 67. Intervalos de confiança de 95% das contagens de linfócitos T

no sangue das mulheres tajiques dos grupos de estudo e a curva ROC
o valor preditivo do teste
(a cor verde indica a área do valor de referência)

A Figura 67 mostra os resultados da determinação dos intervalos de confiança a 95% do número relativo de linfócitos T no sangue por grupos individuais na população de mulheres tajiques. Assim, o número relativo de linfócitos T com fenótipo CD3+ estava reduzido no grupo 6, mas este indicador tinha um significado prognóstico moderado.

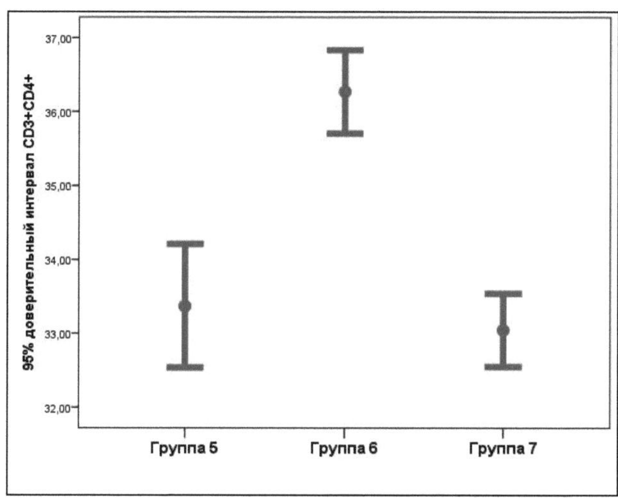

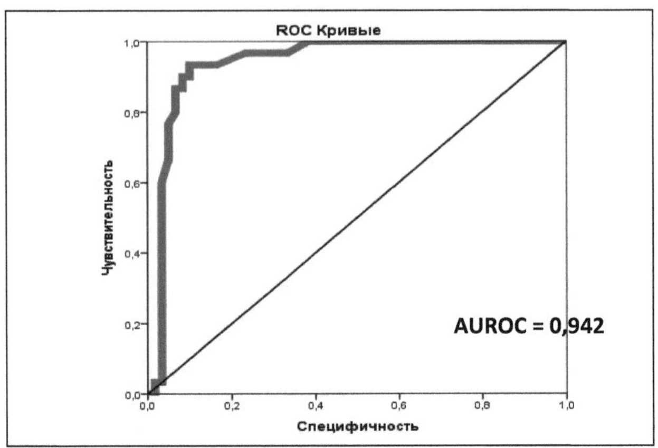

Figura 68. Intervalos de confiança de 95% do número de células T-helper no sangue das mulheres dos grupos de estudo e as curvas ROC o valor preditivo do teste

(a cor verde indica a área do valor de referência)

A Figura 68 mostra os limites de confiança de 95% para uma das principais subpopulações de linfócitos T - células T-helper (CD3+CD4+). O número relativo destas células era >35% no grupo de 6 mulheres tajiques com função reprodutora afetada, e a significância prognóstica do teste era elevada, uma vez que o valor AUROC era de 0,942.

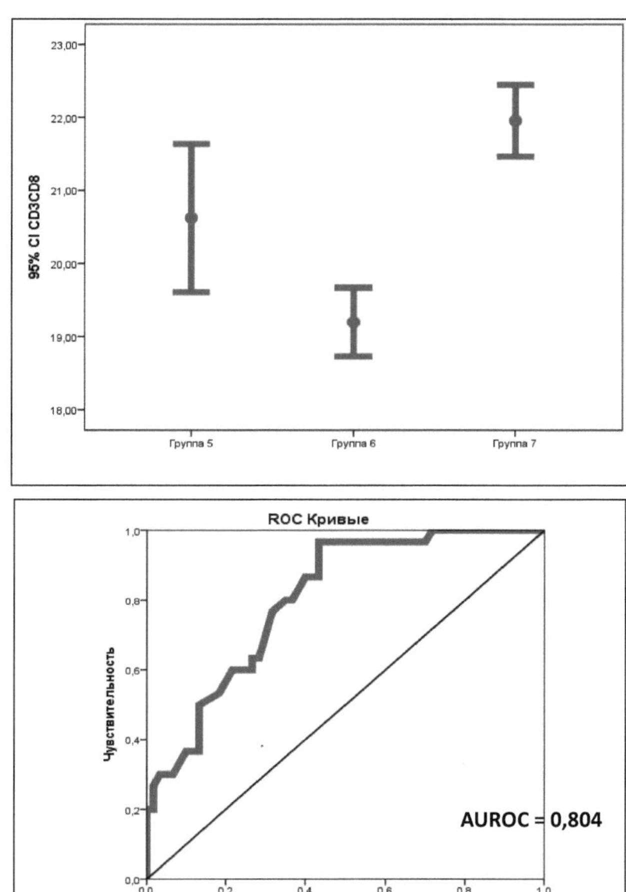

Figura 69. Intervalos de confiança a 95% do número de linfócitos T no sangue das mulheres dos grupos estudados e Curvas ROC do valor preditivo do teste

(a cor verde indica a área do valor de referência)

O número relativo de linfócitos T citotóxicos (CD3+CD8+) foi altamente significativo em termos de prognóstico (AUROC = 0,804), como mostra a Figura 69. No grupo 6 da população tajique com problemas de saúde reprodutiva, o número de CTLs teve essa significância com valores < 19,5 por cento.

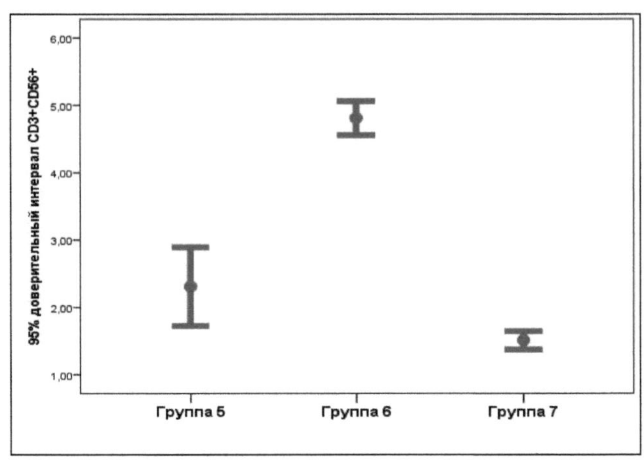

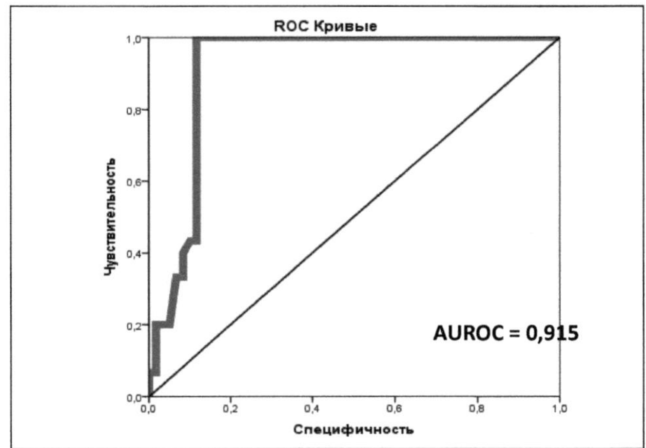

Figura 70. Intervalos de confiança de 95% do número de ECT no sangue
Mulheres tajiques nos grupos de estudo e curva ROC
o valor preditivo do teste
(a cor verde indica a área do valor de referência)

A percentagem de ECT entre os linfócitos do sangue demonstrou um elevado significado prognóstico (AUROC = 0,915) (Figura 70). Na população tajique de mulheres do grupo 6, este indicador tinha as características de um marcador do grupo de risco de perturbações reprodutivas quando o seu valor aumentava acima de 4%.

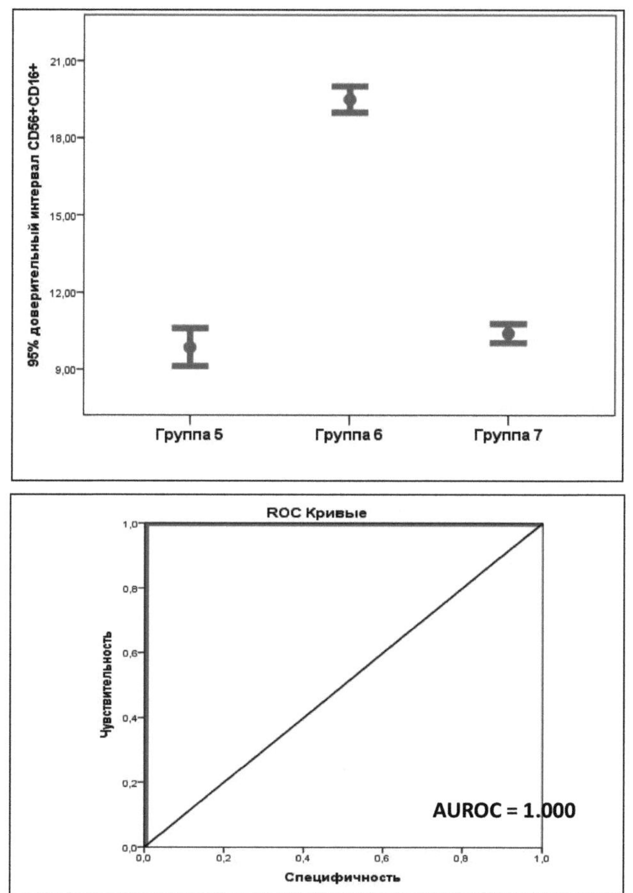

Figura 71. Intervalos de confiança a 95% do número de células assassinas naturais no sangue das mulheres tajiques dos grupos de estudo e a curva ROC o valor preditivo do teste

(a cor verde indica a área do valor de referência)

O número relativo de células assassinas naturais ao efetuar análises fenotípicas de linfócitos sanguíneos provou ser a caraterística prognóstica mais importante, uma vez que o valor AUROC, que é um critério quantitativo para essa significância, estava próximo do absoluto e era de 1,0. A percentagem de CE entre os linfócitos do sangue foi >15% no grupo 6 da população tajique (Figura 71).

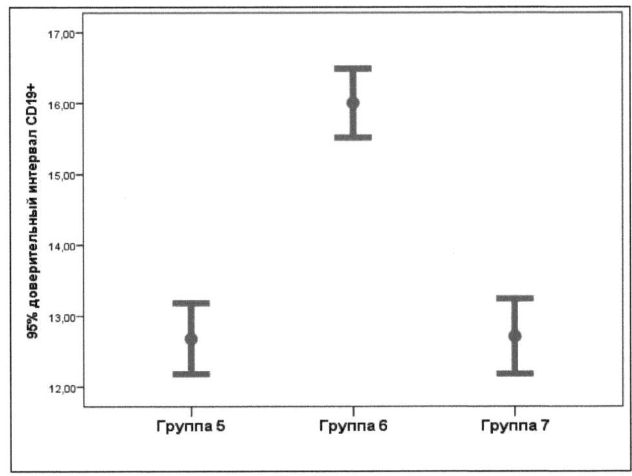

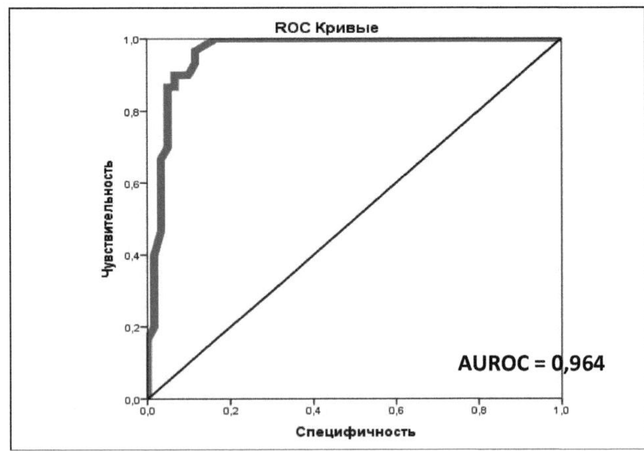

Figura 72. Intervalos de confiança de 95% das contagens de linfócitos B no sangue das mulheres tajiques dos grupos de estudo e a curva ROC o valor preditivo do teste
(a cor verde indica a área do valor de referência)

O teor de linfócitos B no sangue de mulheres com perturbações reprodutivas também pode ser considerado um marcador dessas perturbações (Figura 72). Numa parte das mulheres tajiques com perturbações reprodutivas do Grupo 6, uma contagem de linfócitos B superior a 14,5% deve ser considerada de elevado significado prognóstico (AUROC = 0,964).

Assim, as características imunofenotípicas estudadas dos linfócitos quase na totalidade (exceto o número de células CD3+) podem servir como marcadores de grupos de risco para a ameaça à saúde reprodutiva das mulheres na população tajique. Deve sublinhar-se que todos os desvios prognosticamente significativos dos indicadores quantitativos acima referidos não excedem a norma fisiológica, mas, no caso de serem combinados entre si, indicam o risco de perturbações reprodutivas na fase pré-clínica.

5.2.2 Níveis de imunoglobulinas de diferentes classes e grupos em risco de problemas de saúde reprodutiva mulheres na população tajique

Nesta secção da investigação, foi elucidado o possível papel das imunoglobulinas séricas de três classes (IgM, IgG, IgA) no desenvolvimento de doenças reprodutivas na fase pré-clínica em mulheres da população tajique.

Os resultados desse estudo para identificar os desvios dos níveis de imunoglobulina dentro dos valores de referência em mulheres tajiques com função reprodutiva preservada e afetada são apresentados no Quadro 25 e na Figura 73.

Nas mulheres tajiques, os desvios fiáveis em relação aos indicadores das mulheres saudáveis surgem no grupo 6 para todas as classes de imunoglobulinas.

Tabela 25. Níveis de imunoglobulinas de diferentes classes no sangue
mulheres da população tajique de diferentes grupos de estudo

Indicadores informativos	Indicador mediano [mínimo,			p_1 p_2
	Grupos de	Grupos	Grupos	
IgM (mg/ml)	1,0 [0,1; 2,5]	1,6 [1,0; 1,9]	1,1 [0,4; 2,7]	0,001 <0,001
IgG (mg/ml)	12,5 [11,0;	14,4 [12,9;	12,2 [10,2;	<0,001 <0,001
IgA (mg/ml)	1,4 [0,5; 3,0]	0,8 [0,3; 2,0]	1,3 [0,1; 3,0]	<0,001 0,001

123Nota: p - probabilidade de diferenças de dados nos grupos 5 e 6; p - probabilidade de diferenças de dados nos grupos 6 e 7; p - probabilidade de diferenças de dados nos grupos 5 e 7; a cinzento mostra a significância das diferenças (p<0,05) pelo teste de Mann-Whitney

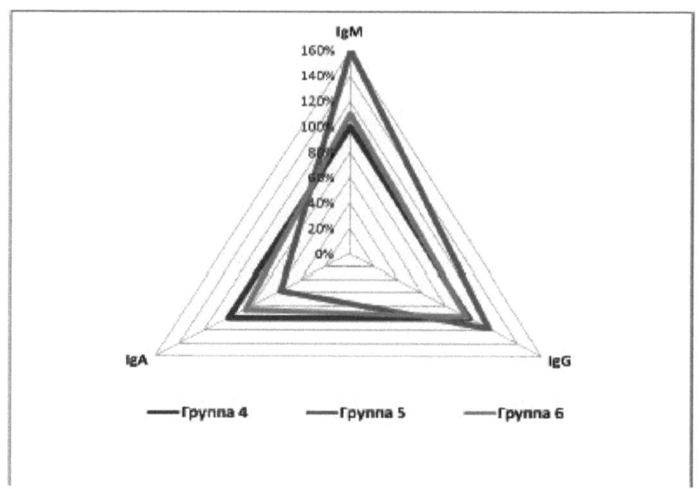

Figura 73. Percentagens de desvio do teor de imunoglobulinas de diferentes classes no sangue de mulheres tajiques com perturbações reprodutivas em relação ao sangue de mulheres saudáveis

Em seguida, os intervalos de confiança de 95% dos níveis de todas as imunoglobulinas nos grupos foram comparados e a significância prognóstica de cada uma delas no grupo 6, avaliado como um grupo de risco para o insucesso reprodutivo em mulheres tajiques, foi determinada através do traçado de curvas ROC e do cálculo de AUROC (Figuras 74-76).

A análise dos intervalos de confiança de 95% e das curvas ROC para o nível de IgM (Figura 74) mostra que, na população de mulheres tajiques, este indicador aumenta no grupo 6 e apresenta um significado prognóstico moderado (AUROC = 0,784). Reconhecemos que este nível de valor preditivo é insuficiente para que o indicador possa ser utilizado como marcador de problemas de saúde reprodutiva.

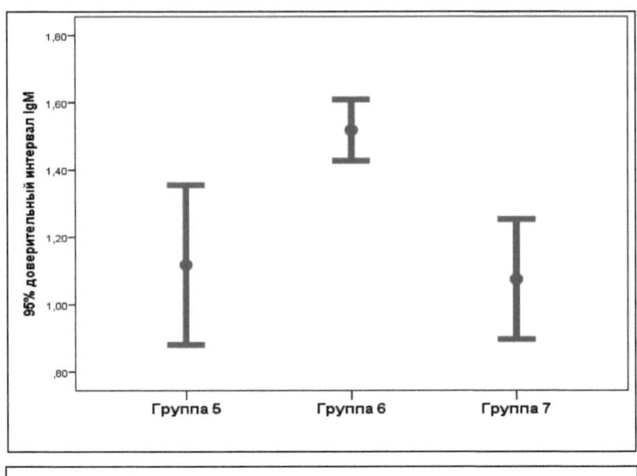

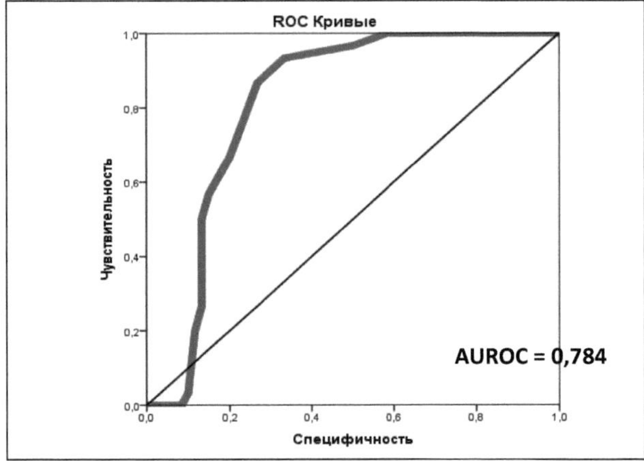

Figura 74. Intervalos de confiança de 95% dos níveis de IgM no sangue
Mulheres tajiques nos grupos de estudo e a curva ROC do valor preditivo do teste
(a cor verde indica a área do valor de referência)

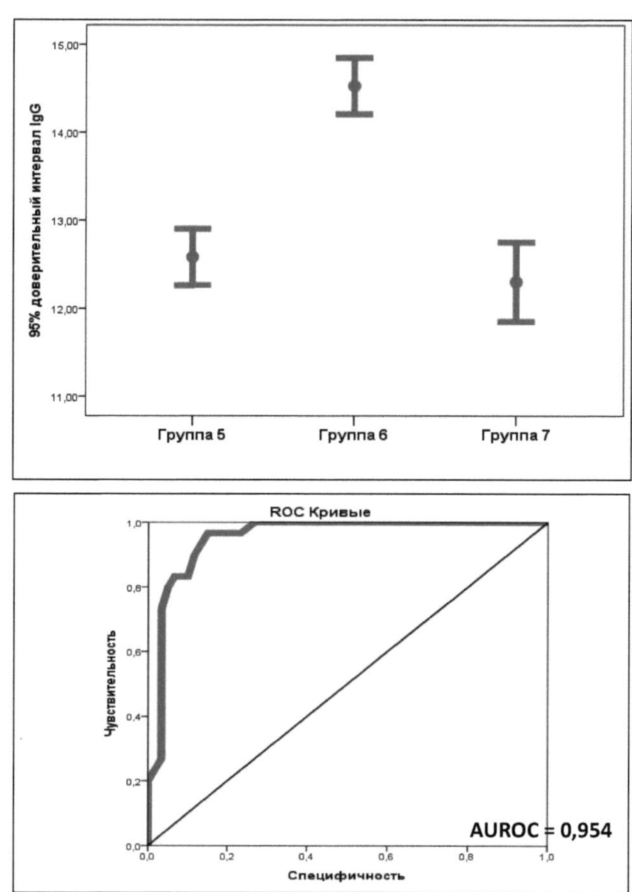

Figura 75. Intervalos de confiança de 95% dos níveis de IgG no sangue
Mulheres tajiques nos grupos de estudo e a curva ROC do valor preditivo do teste
(a cor verde indica a área do valor de referência)

Deste ponto de vista, o nível de IgG como um marcador potencial de distúrbios reprodutivos é favorável (Figura 75). Um aumento no intervalo de confiança de 95% desta imunoglobulina no grupo de 6 mulheres tajiques acima de 14 mg/ml é altamente significativo em termos de prognóstico, uma vez que a AUROC é caracterizada por um valor de 0,954.

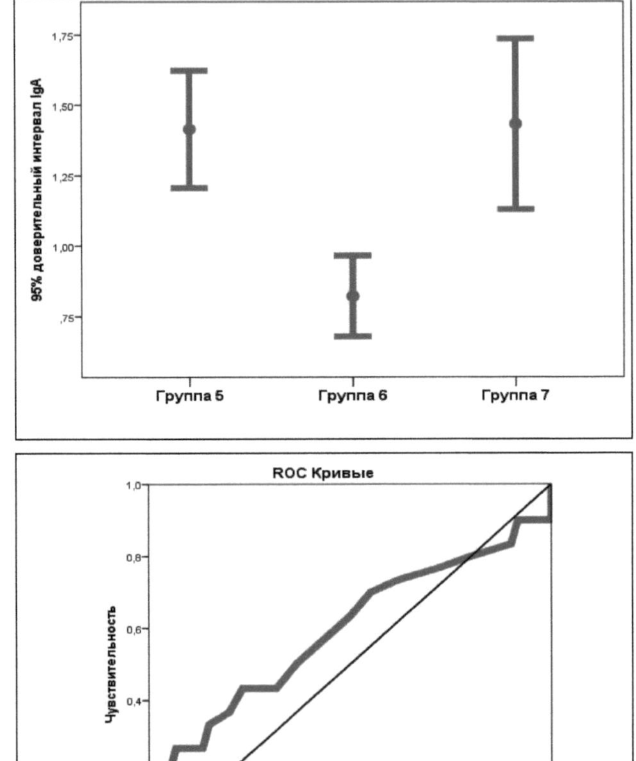

Figura 76. Intervalos de confiança de 95% dos níveis de IgA no sangue
Mulheres tajiques nos grupos de estudo e a curva ROC do valor preditivo do teste
(a cor verde indica a área do valor de referência)

Quanto ao nível de IgA, a Figura 76 mostra que este indicador diminuiu na presença de perturbações reprodutivas no grupo de 6 mulheres tajiques, mas o significado prognóstico desta diminuição foi praticamente inexistente na população de mulheres tajiques (AUROC = 0,592).

Assim, tal como na população de mulheres russas, entre as três classes de imunoglobulinas, apenas o nível de IgG tinha um significado prognóstico suficiente (elevado) como marcador de perturbações reprodutivas nas mulheres tajiques.

5.2.3 Reacções antifosfolipídicas e grupos de risco Perturbações da saúde reprodutiva nas mulheres da população tajique

O objetivo desta secção do estudo era analisar as características dos grupos de mulheres da população tajique em que as reacções antifosfolípidas estavam associadas a perturbações reprodutivas, utilizando uma abordagem de agrupamento populacional ao problema.

Os resultados da análise das características auto-imunes das reacções antifosfolipídicas na população tajique de mulheres são apresentados no Quadro 27 e na Figura 77.

Tabela 27. Índices da síndrome antifosfolipídica no sangue Mulheres tajiques de diferentes grupos de estudo

Indicadores informativos	Indicador mediano [mínimo, máximo]			p_1 p_2 p_3
	Grupo 5	Grupo 6	Grupo 7	
1	2	3	4	5
Anticorpos IgG para fosfolípidos humanos (unidades/ml)	6,6 [5,0; 9,0]	6,5 [5,0; 8,1]	11,6 [9,0; 13,8]	0,974 <0,001 <0,001
Anticorpos IgG para a β2-glicoproteína 1 (unidades/ml)	7,2 [6,1; 8,6]	7,2 [6,0; 8,6]	11,0 [10,1; 12,6]	0,831 <0,001 <0,001
1	2	3	4	5
Anticorpos IgG para a anexina V (unidades/ml)	4,5 [1,9; 7,5]	4,6 [2,4; 6,2]	4,6 [3,5; 6,3]	0,749 0,149 0,094

Anticorpos IgG contra a protrombina (unidades/ml)	6,8 [4,7; 8,7]	6,6 [4,7; 8,7]	11,0 [9,0; 13,6]	0,700 <0,001 <0,001
Anticoagulante lúpico (unidades/ml)	1,1 [0,1; 1,6]	1,1 [0,1; 1,6]	1,1 [0,1; 3,9]	0,613 0,786 0,526
Teste Lebetox (min.)	1,8 [0,8; 2,6]	1,8 [1,0; 2,5]	2,2 [0,1; 4,2]	0,811 0,006 0,009

123Nota: p - probabilidade de diferenças de dados nos grupos 5 e 6; p - probabilidade de diferenças de dados nos grupos 6 e 7; p - probabilidade de diferenças de dados nos grupos 5 e 7; a cinzento mostra a significância das diferenças (p<0,05) pelo teste de Mann-Whitney

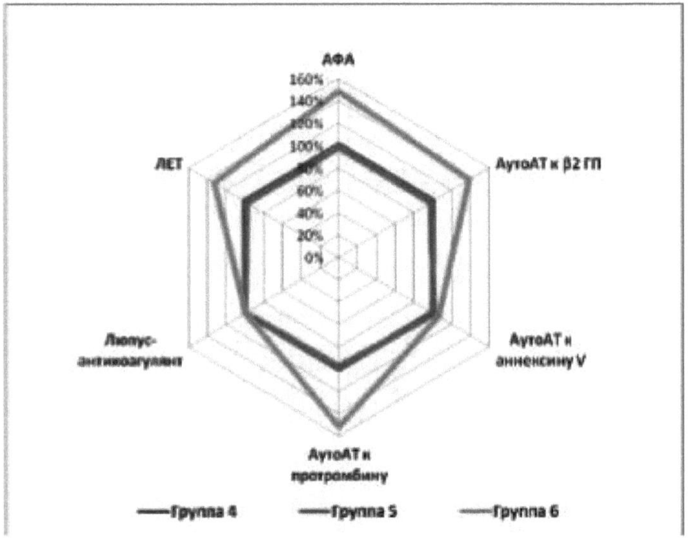

Figura 77. Percentagens de desvio dos indicadores de reação antifosfolipídica no sangue de mulheres tajiques com perturbações reprodutivas dos de mulheres saudáveis

(* - as diferenças entre os valores dos indicadores são estatisticamente fiáveis)

Como se depreende do quadro e da figura, os desvios dos indicadores laboratoriais no sentido de sinais de reacções antifosfolípidas, embora dentro do intervalo dos valores de referência, permitem identificar a sua presença num determinado grupo de mulheres pertencentes à população tajique.

Os resultados mostraram que, nas mulheres tajiques, a lista de desvios dos sinais de reacções antifosfolipídicas em relação aos indicadores de mulheres saudáveis se estendia a todos os parâmetros auto-imunes, à exceção dos auto-anticorpos IgG para a anexina V e o anticoagulante lúpico determinado no teste lúpico. 2Por outras palavras, os níveis de auto-anticorpos da classe IgG para fosfolípidos humanos, β-glicoproteína-1, protrombina, bem como o tempo de coagulação sanguínea no teste de lebetox permaneceram promissores para investigação adicional como marcadores de distúrbios da saúde reprodutiva. Todas as anomalias descritas foram observadas apenas no grupo 7 com perturbações reprodutivas, no qual não foram registadas anomalias nas alterações hormonais ou imunofenotípicas em estudos anteriores. Para clarificar a possibilidade de utilizar os desvios significativos estabelecidos em relação ao controlo como marcadores de perturbações da saúde reprodutiva nos grupos acima referidos, bem como para outros indicadores, foram determinados os intervalos de confiança a 95% de todos os indicadores reconhecidos como informativos e foram construídas curvas ROC com cálculo AUROC, conforme apresentado nas Figuras 78-81.

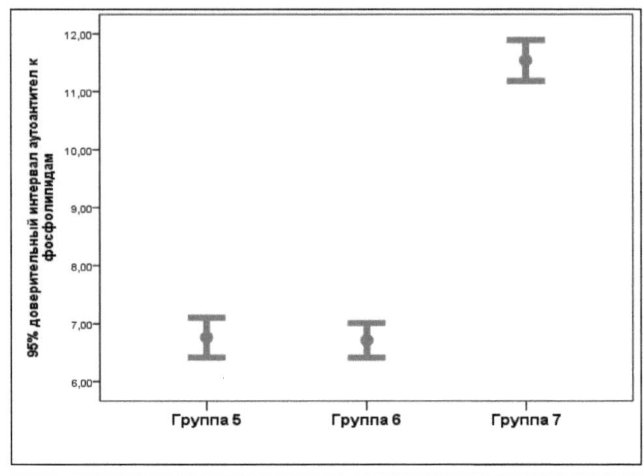

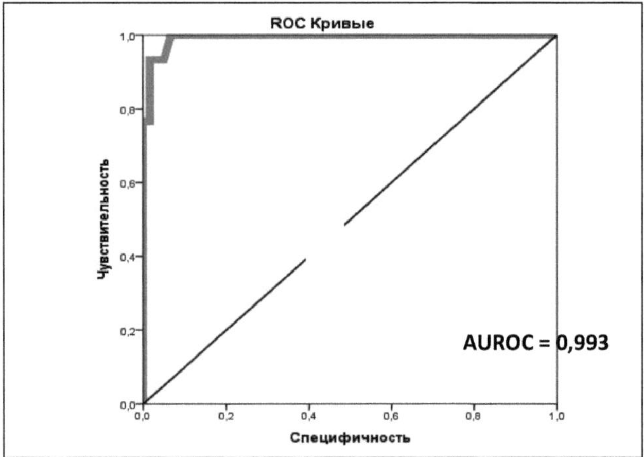

Figura 78. Intervalos de confiança de 95% de auto-anticorpos IgG para fosfolípidos no sangue de mulheres tajiques dos grupos de estudo e do
Curva ROC do valor preditivo do teste
(a cor rosa indica a área do valor de referência)

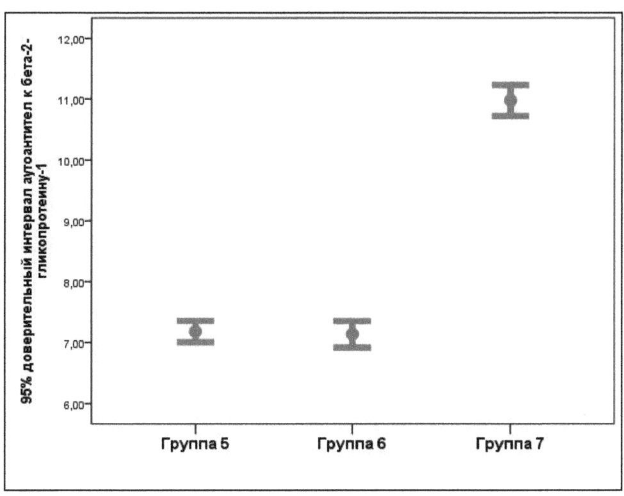

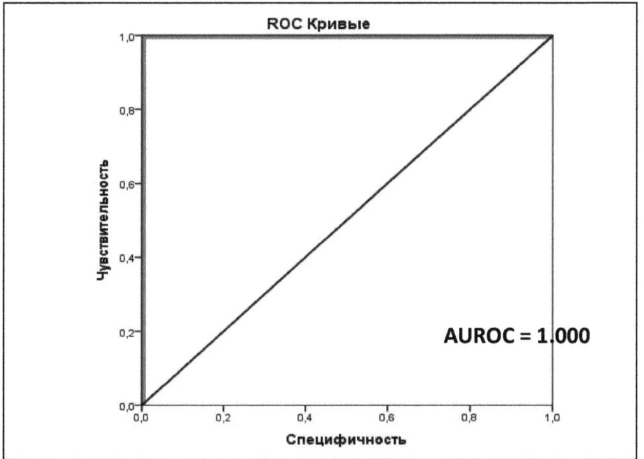

Figura 79. Intervalos de confiança de 95% dos auto-anticorpos IgG $_2$à β-glicoproteína no sangue de mulheres tajiques dos grupos estudados e curva ROC do valor preditivo do teste
(a cor rosa indica a área do valor de referência)

Assim, a Figura 78 mostra os intervalos de confiança a 95% e a significância prognóstica para o nível de auto-anticorpos IgG totais para um conjunto de fosfolípidos. No grupo de 7 mulheres tajiques, este indicador desviou-se significativamente dos valores obtidos nos outros dois grupos de estudo. Os seus valores ao longo do intervalo de confiança de 95% foram aproximadamente superiores a 9 U/ml, e o grau de significância prognóstica do aumento da gama de auto-anticorpos totais para fosfolípidos deve ser reconhecido nas mulheres tajiques como muito elevado, com um valor AUROC igual a 0,993.

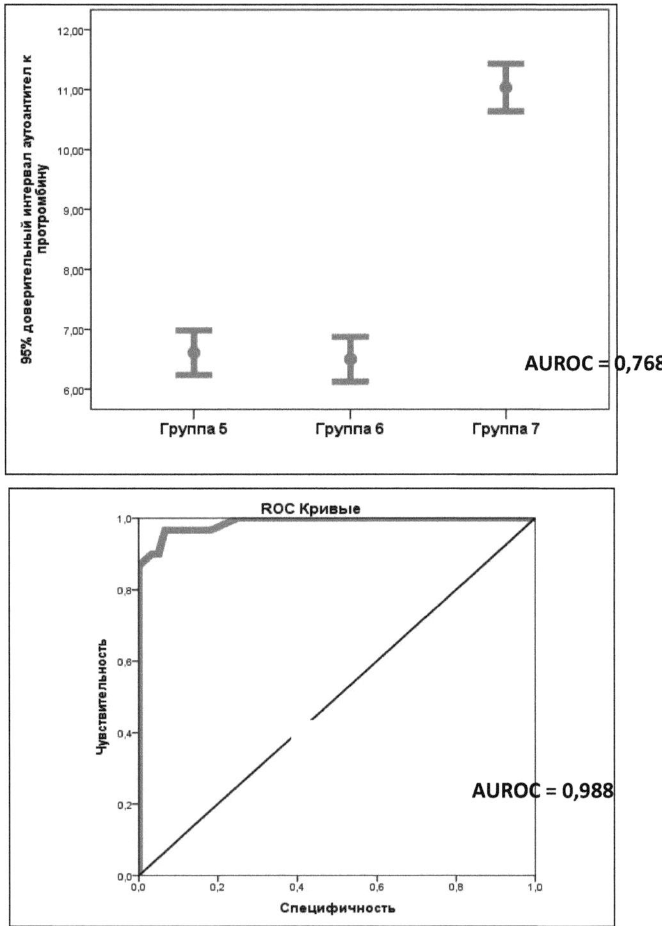

Figura 80. Intervalos de confiança de 95% dos auto-anticorpos IgG

à protrombina no sangue das mulheres tajiques dos grupos de estudo e curva ROC do valor preditivo do teste

(a cor rosa indica a área do valor de referência)

2Uma significância prognóstica muito elevada, próxima do absoluto (AUROC = 1,0), foi demonstrada no grupo 7 da população tajique pelo nível aumentado de auto-anticorpos para a β-glicoproteína, o valor deste indicador, que indica uma função reprodutiva deficiente, no grupo mencionado foi > 9 U/ml, como se mostra na Figura 79.

A Figura 80 mostra os intervalos de confiança de 95% dos auto-anticorpos de protrombina IgG nos grupos de estudo na população tajique. No grupo 7, um valor de > 8 U/ml com um valor preditivo muito alto (AUROC = 0,988) indicou possível comprometimento da saúde reprodutiva.

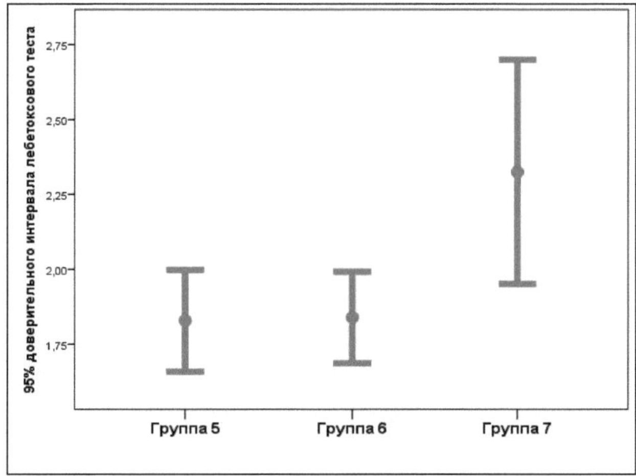

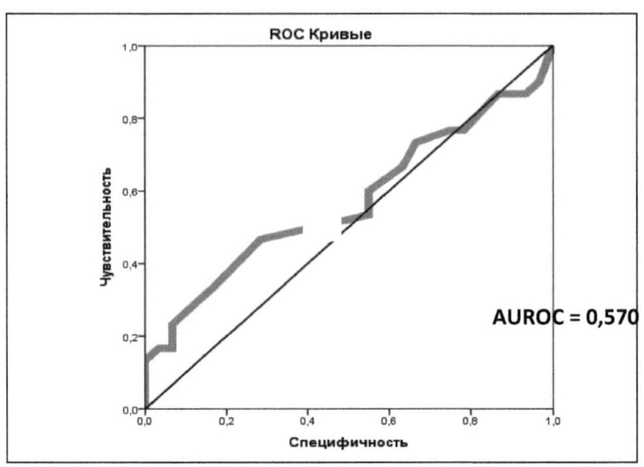

Figura 81. Intervalos de confiança de 95% do teste lebetox no sangue das mulheres tajiques dos grupos de estudo e Curva ROC do valor preditivo do teste
(a cor rosa indica a área do valor de referência)

O teste lebetox (Figura 81) no grupo 7 com perturbações da saúde reprodutiva não teve significado prognóstico (AUROC = 0,570) na população de mulheres tajiques com possíveis perturbações da saúde reprodutiva e, por isso, não o utilizámos como marcador do grupo de risco para perturbações da saúde reprodutiva.

2Assim, as reacções antifosfolipídicas acompanham, de facto, certos grupos de risco (grupo 7) na população de mulheres tajiques, e os seus sinais podem servir como marcadores de distúrbios reprodutivos, de acordo com os nossos dados, entre os quais a principal importância pertence aos níveis de auto-anticorpos IgG para fosfolípidos, β-glicoproteína-1, protrombina.

5.2.4 Intervalos de valores de indicadores importantes para o prognóstico estado imunitário em grupos de risco de mulheres tajiques

O objetivo desta secção do estudo foi clarificar os intervalos de valores prognósticos importantes dos marcadores imunológicos de dois grupos de risco - 6 e 7 - na população de mulheres tajiques. Para o efeito, os valores limite dos intervalos de confiança de 95% de todos os marcadores obtidos foram comparados por grupo de estudo, tendo em conta os respectivos desvios-padrão.

Os resultados desse estudo, separadamente para cada grupo de risco, são apresentados nos quadros 28 e 29.

Tal como no caso da população feminina russa, foi seguida a seguinte regra na população feminina tajique. Quando os valores prognosticamente significativos nos grupos 6 ou 7 excediam os intervalos de confiança de 95% nos outros grupos, o valor máximo nos grupos de comparação foi considerado como o limite do intervalo prognosticamente significativo entre os grupos de comparação. Se, pelo contrário, o valor preditivo no grupo 6 ou 7 fosse inferior aos intervalos de confiança de 95% nos outros grupos, o valor mais pequeno entre os grupos de comparação era considerado como o limite do intervalo preditivo.

Tabela 28. Valores limítrofes e valores prognosticamente significativos para parâmetros imunológicos em mulheres População tajique para o grupo 6

Informativo indicadores	Superior/ inferior limite para grupos 1	Superior/ inferior limite para grupos 2	Superior/ inferior limite para grupos de 3	Intervalo significativo para o diagnóstico valores no grupo 3
1	2	3	4	5

Células T-helper (CD3+CD4+), %	máximo 33,2	min 33,2	máximo 31,4	> 33,2%
1	**2**	**3**	**4**	**5**
Linfócitos T citotóxicos	min 19,5	máximo 21,6	min 19,2	< 19,2%
ECT (CD3+CD56+),	máximo 1,7	min 3,5	máximo 2,2	> 2,2%
Células assassinas	máximo 11,6	min 17,2	máximo 13,8	> 13,8%
Linfócitos B (CD19+), %	máximo 13,6	min 14,2	máximo 14,2	> 14,2%
IgG, mg/ml	máximo	min	máximo	> 12,8 mg/ml

Nota: a cinzento indica um valor limítrofe significativo em termos de prognóstico

Como se depreende da Tabela 46, os valores prognosticamente significativos dos marcadores de distúrbios reprodutivos foram estabelecidos para o grupo 6, seguindo a regra descrita acima. Quanto à análise semelhante para o grupo 7, os resultados são apresentados na Tabela 27.

Tabela 29. Valores limítrofes e valores prognosticamente significativos para parâmetros imunológicos em mulheres População tajique para o grupo 7

Informativo indicadores	Superior/ inferior limite para grupos 1	Superior/ inferior limite para grupos 2	Superior/ inferior limite para grupos de 3	Intervalo significativo para o diagnóstico valores no grupo 3
Anticorpos IgG para	máximo 9,0	máximo 8,2	min 10,6	> 9,0 unidades/ml

2Anticorpos IgG para a β-	máximo 7,8	máximo 8,0	min 10,2	> 8,0 unidades/ml
Anticorpos IgG para	máximo 8,7	máximo 8,7	min 9,2	> 8,7 unidades/ml

Nota: a cinzento indica um valor limítrofe significativo em termos de prognóstico

Assim, foi possível não só estabelecer os indicadores que podem servir como marcadores do risco de perturbações da saúde reprodutiva na população de mulheres tajiques, mas também especificar os intervalos dos seus valores prognosticamente significativos para a formação de grupos de risco na fase pré-clínica, enquanto os desvios dos indicadores laboratoriais se encontram na zona dos valores de referência.

Resumo do capítulo 5

1. 2Na população de mulheres russas, as alterações imunológicas associadas a perturbações da saúde reprodutiva foram registadas no grupo 2 e incluíram um aumento do número de linfócitos com fenótipos CD3+CD4+, CD3+CD8+, CD3+CD56+, CD16+CD56+, CD19+, um aumento do nível de IgG, um aumento do conteúdo sanguíneo de auto-anticorpos para fosfolípidos e β-glicoproteína.
2. Na população de mulheres tajiques, as alterações imunológicas associadas a perturbações da saúde reprodutiva foram observadas no grupo 5 e incluíam um aumento do número de linfócitos com fenótipos CD3+CD4+, CD3+CD56+, CD16+CD56+, CD19+, bem como um aumento dos níveis de IgG e uma diminuição do número de linfócitos CD3+CD8+.
3. 2Na população de mulheres tajiques, os sinais de reacções antifosfolipídicas associadas a perturbações da saúde reprodutiva foram observados no grupo 6 e incluíram um aumento do nível de

auto-anticorpos IgG para fosfolípidos, β-glicoproteína e protrombina.

4. Os resultados da determinação de marcadores de possíveis perturbações da saúde reprodutiva (pertencentes a grupos de risco) nas populações estudadas de mulheres russas e tajiques são resumidos e apresentados no Quadro 30:

Tabela 30. Marcadores de alterações imunológicas associadas a com problemas de saúde reprodutiva

Estudou populações	**O marcador é um indicador estado hormonal**	**Gama de valores**
População russa mulheres, grupo 2	Células T-helper (CD3+CD4+)	> 35,7%
	Linfócitos T citotóxicos (CD3+CD8+)	> 20,2%
	EKT (CD3+CD56+)	> 4,2%
	Células assassinas naturais (CD16+CD56+)	> 14,6%
	Linfócitos B (CD19+)	> 9,3%
	IgG	> 10,6 mg/ml
	Anticorpos IgG para fosfolípidos	> 3,6 unidades/ml
	2Anticorpos IgG para a β-glicoproteína	> 4,8 unidades/ml
População feminina do Tajiquistão, grupo 6	Células T-helper (CD3+CD4+)	> 33,2%
	Linfócitos T citotóxicos (CD3+CD8+)	< 19,2%
	EKT (CD3+CD56+)	> 2,2%
	Células assassinas naturais (CD16+CD56+)	> 13,8%
	Linfócitos B (CD19+)	> 14,2%
	IgG	> 12,8 mg/ml
População feminina do Tajiquistão, grupo 7	Anticorpos IgG totais para	> 9,0
	2Anticorpos IgG para a β-glicoproteína	> 8,0 unidades/ml
	Anticorpos IgG contra a protrombina	> 8,7 unidades/ml

CAPÍTULO 6. EFICÁCIA PROGNÓSTICA DOS MARCADORES DE RISCO PARA PERTURBAÇÕES DA SAÚDE REPRODUTIVA DA MULHER DE DIFERENTES POPULAÇÕES

6.1 Eficácia do sistema de determinação do risco de infracções Saúde reprodutiva das mulheres na população russa

6.1.1 Desenvolvimento de marcadores integrais de perturbações Reprodução em mulheres da população russa

Nas secções anteriores do estudo, foi demonstrado que, na população de mulheres russas, para além das mulheres com saúde reprodutiva preservada, podem ser identificadas, já na fase pré-clínica, duas categorias de mulheres (grupos 2 e 3) com possíveis perturbações da saúde reprodutiva, mas caracterizadas por uma patogénese diferente e, consequentemente, por diferentes marcadores dessas perturbações. Para o grupo 2, foram identificados 8 destes marcadores a partir de dados imunológicos e, para o grupo 3, 7 marcadores a partir de indicadores do estado hormonal. O objetivo desta secção da investigação é tentar desenvolver, nesta base, marcadores integrais para cada grupo de risco, que tenham em conta a contribuição de cada indicador informativo para o sistema global de previsão de perturbações da saúde reprodutiva para cada grupo de risco.

Para cumprir esta tarefa, em primeiro lugar, foi determinada a frequência com que cada um dos marcadores foi registado em cada grupo de mulheres russas inquiridas, a fim de clarificar o papel dos marcadores individuais no sistema global de testes. Os resultados desse estudo para todos os grupos de estudo de mulheres da população russa são apresentados no Quadro 31 e nas Figuras 82-83.

Quadro 31: Frequência de ocorrência de marcadores de risco em grupos de estudo de mulheres da população russa

Marcadores de grupos de risco		Resultado	Frequência de ocorrência (pessoas/%)			ANOVA de uma via	
			Grupo 1 n = 28	Grupo 2 n = 27	Grupo 3 n = 26	F	p
1		2	3	4	5	6	7
Marcadores de risco do Grupo 2	Células T-helper (CD3+CD4+) > 35,7%	+	7 / 25%	25 / 93%	9 / 35%	881,0	<0,001
		-	21 / 75%	2 / 7%	17 / 65%		
	Linfócitos T citotóxicos (CD3+CD8+) >20,2%	+	-	27 / 100%	-	881,0	<0,001
		-	28 / 100%	-	26 / 100%		
	EKT (CD3+CD56+) > 4,2%	+	-	25 / 93%	-	35,94	<0,001
		-	28 / 100%	2 / 7%	26 / 100%		
	Células assassinas naturais (CD16+	+	-	27 / 100%		881,0	<0,001
		-	28 / 100%	-	26 / 100%		
	Linfócitos B (CD19+) > 9,3%	+	-	22 / 82%	-	115,0	<0,001
		-	28 / 100%	5 / 18%	26 / 100%		
	IgG > 10,6 mg/ml	+	6 / 22%	24 / 89%	5 / 20%	8,016	<0,001
		-	22 / 78%	3 / 11%	21 / 80%		
	Anticorpos IgG para fosfolípidos > 3,6	+	7 / 25%	25 / 93%	6 / 23%	46,88	<0,001
		-	21 / 75%	2 / 7%	20 / 77%		
	2Anticorpos IgG para a β-glicoproteína > 4,8	+	-	27 / 100%	-	447,4	<0,001
		-	28 / 100%	-	26 / 100%		
Marcadores	Hormona luteinizante > 5,1 UI/L	+	2 / 8%	6 / 23%	25 / 97%	58,14	<0,001
		-	26 / 92%	21 / 77%	1 / 3%		
	Prolactina	+	-	-	26 / 1007%		

	> 136 nmol/l	-	28 / 100%	27 / 100%	-	208, 8	<0,0 01
	Estradiol > 237 pmol l	+	-	1 / 4%	26 / 100%	881, 0	<0,0 01
		-	28 / 100%	26 / 96%	-		

Continuação do quadro 31

1	2	3	4	5	6	7	8
Marcadores de risco do Grupo 3	Progesterona > 26,5 nmol/l	+	2 / 8%	3 / 12%	26 / 100%	287, 8	<0,0 01
		-	26 / 92%	24 / 88%	-		
	Hormona tiroideia > 1,6 mIU/l	+	3 / 11%	1 / 4%	24 / 93%	118, 6	<0,0 01
		-	25 / 89%	26 / 96%	2 / 7%		
	Tiroxina total > 86,5 nmol/l	+	1 / 4%	1 / 4%	26 / 100%	881, 0	<0,0 01
		-	27 / 96%	26 / 96%	-		
	Cortisol < 291 nmol/l	+	-	-	26 / 100%	304, 0	<0,0 01
		-	28 / 100%	27 / 100%	-		

Nota: n - número de mulheres no grupo; F - critério de Fisher para a distribuição dos resultados positivos dos marcadores nos diferentes grupos; p - probabilidade de diferenças na distribuição segundo o critério de Fisher; a cor cinzenta indica a fiabilidade das diferenças a p < 0,05.

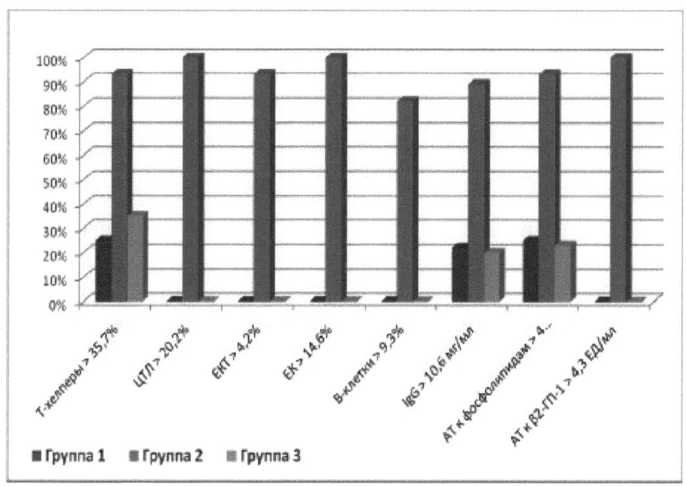

Figura 82. Frequência de marcadores individuais de distúrbios reprodutivos associados a alterações imunológicas, nos grupos de estudo

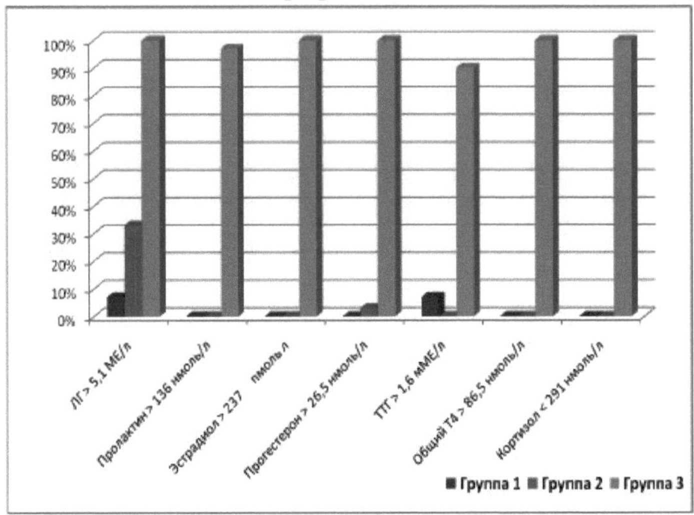

Figura 83. Frequência de ocorrência de marcadores seleccionados de perturbações reprodutivas associadas a alterações hormonais, nos grupos de estudo

Os dados apresentados na tabela e nas figuras demonstram claramente que todos os indicadores seleccionados podem corresponder plenamente ao nível dos marcadores das duas categorias de perturbações da saúde reprodutiva. Isto é evidenciado pela fiabilidade da avaliação estatística dos dados em cada grupo, para a qual foi utilizado o método estatístico ONE WAY ANOVA. A particularidade deste método é o facto de revelar diferenças entre dados de frequência mesmo nos casos em que existe um único número de observações ou mesmo nenhuma observação em grupos individuais.

Assim, foi selecionado um total de 8 marcadores para avaliar o grupo de risco 2 com alterações imunológicas predominantes (Figura

82). Todos estes marcadores foram registados em 22 pessoas (82%) do grupo 2, 1 pessoa deste grupo (4%) tinha 6 marcadores em 8 e 4 pessoas do grupo 2 tinham 5 marcadores em 8. Estes dados mostram que, em casos isolados, quando uma mulher apresenta, por exemplo, 5 ou 6 marcadores em 8, é difícil interpretar os resultados.

Relativamente à ocorrência de marcadores de alterações hormonais (Figura 83) característicos do grupo de risco 3, estes encontram-se, como seria de esperar, claramente expressos neste grupo. Nos restantes grupos de estudo, estes marcadores são encontrados em casos isolados. A única exceção a esta regra é o nível mais elevado de hormona luteinizante, que se regista em cerca de um quarto das mulheres do grupo de risco 2, o que não impede que estas mulheres sejam classificadas como de risco para perturbações da saúde reprodutiva.

Além disso, os resultados obtidos tanto na análise dos marcadores do grupo de risco 2 como do grupo de risco 3 permitem-nos sugerir que o valor diagnóstico de cada um dos marcadores é ambíguo; por conseguinte, seria desejável obter um coeficiente de peso diferente para cada indicador e desenvolver o princípio da avaliação integral para prever o risco de perturbações reprodutivas nas mulheres da população russa, principalmente de génese imunológica e hormonal.

De acordo com o pressuposto apresentado, foi efectuada uma análise de regressão das 8 características do grupo de risco associadas a alterações imunológicas, tendo sido obtida uma equação de regressão, apresentada na fórmula 2.

Fórmula 2

0,257*[número de CTL] + 0,266*[número de EC] +

0,122*[número de B-lf] +

$_2$+ ***0,107*[nível de IgG] + 0,209*[nível de AT para β -GP]***

$_2$No processo de obtenção da equação de regressão, o programa estatístico excluiu 3 indicadores (o número de T-helpers, o número de ECT e o nível de anticorpos para fosfolípidos humanos), e dos restantes 5 indicadores sanguíneos, o número de linfócitos T citotóxicos, o número de células natural killer e o nível de auto-anticorpos IgG para β-glicoproteínas revelaram-se os mais informativos, a julgar pelo valor dos coeficientes de peso.

Os dados obtidos têm não só significado aplicado, mas também permitem concluir sobre algumas características patogénicas do desenvolvimento de doenças reprodutivas que envolvem mecanismos imunitários, uma vez que sugerem que se baseiam no potencial citotóxico das células do sistema imunitário, bem como em elementos de reacções antifosfolipídicas com perturbações no sistema hemostático.

De seguida, nas mulheres de todos os grupos estudados, os dados correspondentes a 5 marcadores informativos do grupo 2 foram substituídos na equação de regressão. Como resultado, em cada caso, obtivemos um indicador, que doravante designamos por ***marcador integral de deficiência reprodutiva 1 (IMNR1)***.

Com base no marcador integral obtido em cada grupo, foram determinados os seus intervalos de confiança a 95% e foram construídas curvas ROC com cálculo de AUROC, como se mostra na Figura 84.

Como se depreende da figura, a determinação do marcador integral com base na equação de regressão linear permite elevar o valor prognóstico do teste quase ao valor absoluto (AUROC = 1,0). Uma análise mais pormenorizada, utilizando os desvios-padrão do intervalo de confiança de 95%, mostrou que o desvio máximo nos grupos de comparação foi de 11,5 e, por conseguinte, valores superiores a 11,5 constituem um desvio prognóstico significativo do IMNR1.

Por outras palavras, utilizando 5 indicadores imunológicos e a equação de regressão proposta, é possível calcular o valor do marcador integral, que, com um valor >11,5, permite atribuir a uma mulher um grupo de risco para perturbações da saúde reprodutiva associadas a mecanismos imunológicos.

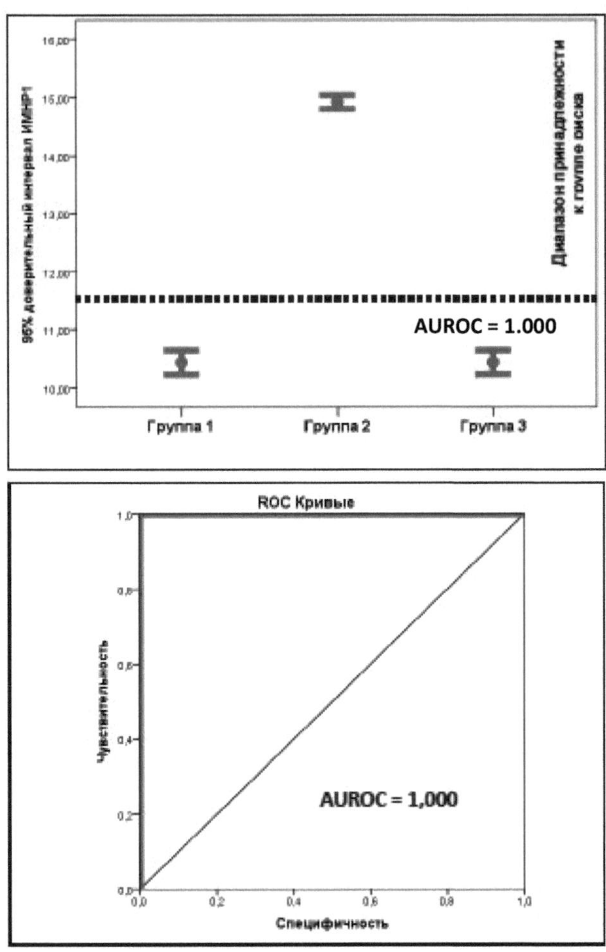

Figura 84. Intervalos de confiança a 95% do marcador integral de perturbações reprodutivas 1 (IMNR1) devido a alterações imunológicas em mulheres da população russa e curva ROC do valor preditivo do teste

(a linha a tracejado indica o limite entre os intervalos de valores valores prognosticamente significativos de IMNR e os dos grupos de comparação)

Um estudo semelhante, baseado na análise de regressão, foi efectuado para o grupo de risco 3. Neste caso, utilizando 7 indicadores do estado hormonal, obteve-se igualmente a equação de regressão apresentada na fórmula 3.

Fórmula 3

0,341*[prolactina] + 0,257*[estradiol] + 0,184*[T4 total] -.

- 0,153*[cortisol].

Neste caso, três indicadores - níveis de hormona luteinizante, progesterona, hormona tiroideia - foram excluídos da fórmula pelo programa estatístico, e os restantes 4 indicadores foram incluídos na equação de regressão, sendo os níveis de prolactina (coeficiente de peso 0,341) e estradiol (coeficiente de peso 0,257) os mais informativos.

Os resultados do cálculo do marcador integral em todas as mulheres observadas (*marcador integral de distúrbios reprodutivos 2 - IMNR2*), seguido da determinação em grupo do seu intervalo de confiança a 95% e da sua correspondente AUROC, são apresentados na Figura 85.

Como se pode observar na figura, a determinação do IMNR2 com base na equação de regressão linear produziu um teste diagnóstico cujo valor preditivo, tal como no caso do IMNR1, foi extremamente elevado (AUROC = 0,996).

Uma análise detalhada dos desvios padrão das equações de regressão para os grupos de comparação (grupos 1 e 2) mostrou que o seu máximo é 82. Por conseguinte, se os valores de IMNR2 forem superiores a 85, uma mulher na fase pré-natológica pode ser razoavelmente atribuída ao grupo de risco de perturbações da saúde reprodutiva associadas a alterações hormonais.

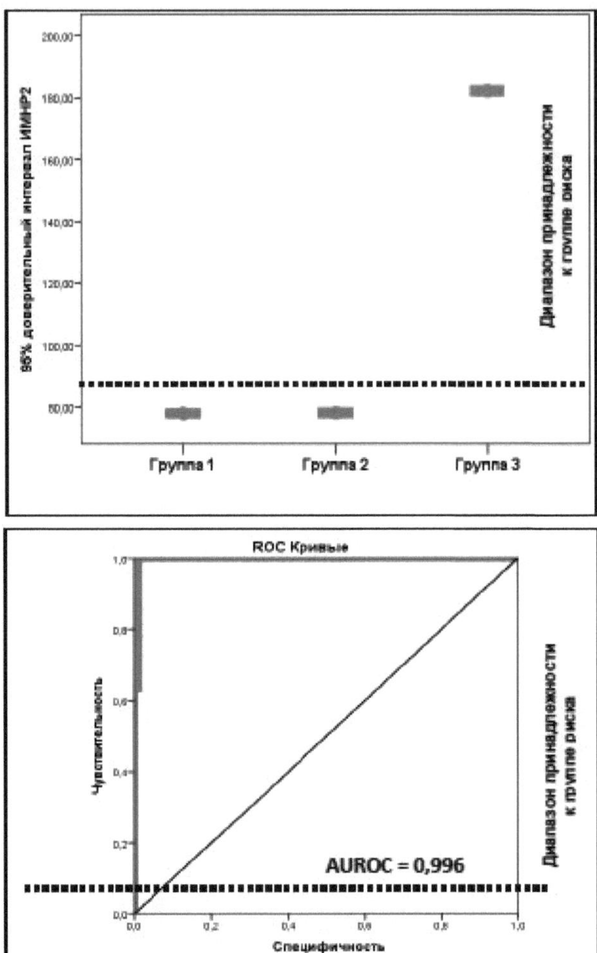

Figura 85. Intervalos de confiança a 95% do marcador integral de perturbações reprodutivas 2 (IMNR2) devido a hormonas em mulheres da população russa e a curva ROC do valor preditivo do teste

(a linha a tracejado indica o limite entre os intervalos de valores valores prognosticamente significativos de IMNR e os dos grupos de comparação)

Assim, para a população russa de mulheres, foi possível desenvolver dois marcadores integrais que, com um significado prognóstico quase absoluto, nos permitem assumir distúrbios reprodutivos de várias géneses.

6.1.2 Controlo da eficácia dos marcadores integrais no reconhecimento de perturbações da saúde reprodutiva nas mulheres da população russa

Para controlar a eficácia dos marcadores integrais de doenças reprodutivas 1 e 2 desenvolvidos em mulheres da população russa, foi especialmente formado um grupo de 30 mulheres solteiras. Tratava-se de mulheres jovens recém-casadas que não tinham dado à luz antes do exame, mas que planeavam engravidar num futuro próximo. Estas mulheres, sem antecedentes obstétricos, constituíram o grupo de estudo número 4.

O objetivo do grupo 4 era tentar avaliar prognosticamente o estado da saúde reprodutiva destas mulheres utilizando os marcadores integrais de perturbações reprodutivas (IMNR1 ou IMNR2) desenvolvidos por nós, a fim de confirmar ou não a sua eficácia. Para o efeito, todas as mulheres deste grupo foram seguidas para um acompanhamento a longo prazo (3 anos) da sua fertilidade após exame laboratorial. Quatro mulheres que não engravidaram durante os três anos seguintes foram posteriormente excluídas do estudo, uma vez que este fenómeno pode estar relacionado com perturbações da saúde reprodutiva não só feminina mas também masculina ou com um elevado grau de concordância entre os genótipos do casal.

As características dos parâmetros laboratoriais informativos deste grupo de 26 mulheres, em termos da sua conformidade com os valores de referência para a população russa incluída no IMNR1 e IMNR2, bem como o grau em que os parâmetros laboratoriais se enquadram nos intervalos de valores prognosticamente significativos, são apresentados na Tabela 32.

Tabela 32. Caracterização do grupo de comparação 4 (mulheres não nascidas na população russa) em termos de cumprimento dos valores de referência e da presença de marcadores de risco

Marcadores de grupos de risco como componentes de IMNR1 e IMNR2	**Intervalo de referênci a**	**Percentagem de mulheres com um valor no**	**Número/per centagem de mulheres com um**
Células T citotóxicas (CD3+CD8+) > 20,2%	16,8 - 26,8	26 / 100%	2 / 8%
Células assassinas naturais (CD16+CD56+) > 14,6%	10,6 - 18,8	26 / 100%	2 / 8%
Linfócitos B (CD19+) > 9,3%	5,4 - 13,6	26 / 100%	1 / 4%
IgG > 10,6 mg/ml	8,6 - 13,6	26 / 100%	7 / 27%
$_2$Anticorpos IgG contra a β-	2,0 - 7,2	26 / 100%	3 / 12%
Prolactina > 136 mIU/ml	121,0 - 224.2	26 / 100%	8 / 31%
Estradiol > 237 pmol/l	228,0 - 253,6	26 / 100%	14 / 54%
Tiroxina total > 86,5nmol/l	78,8 - 120,0	26 / 100%	3 / 12%
Cortisol < 291 nmol/l	214,3 - 341,9	26 / 100%	5 / 20%

Como mostra a tabela, todos os indicadores testados nas mulheres do grupo 4 estão totalmente dentro dos intervalos de referência. Ao mesmo tempo, entre 1 e 14 das mulheres do grupo 4 podem ter indicadores que fazem parte dos marcadores integrais

IMNR1 e IMNR2 dentro dos intervalos de risco para cada indicador estabelecidos nos capítulos 4 e 5. É difícil assumir que todas as mulheres seleccionadas aleatoriamente e clinicamente saudáveis têm perturbações da saúde reprodutiva, e o facto de os seus indicadores sanguíneos individuais se encontrarem dentro dos intervalos de valores prognosticamente significativos mostra mais uma vez que cada indicador individual, bem como o seu agregado arbitrário, dificilmente podem servir como critérios para prever funções reprodutivas prejudicadas. A este respeito, deve ser dada especial atenção ao controlo da eficácia de tal prognóstico, não por sinais laboratoriais individuais, mas por marcadores integrais de distúrbios reprodutivos.

Para o efeito, foram calculadas as duas equações de regressão para cada mulher do grupo 4, de modo a determinar os marcadores integrais de comprometimento da saúde reprodutiva 1 e 2 (IMNR1 e IMNR2). Os dados brutos e os resultados dos cálculos de ambos os marcadores integrais, tendo em conta os resultados do seguimento obstétrico e ginecológico de cada uma das 26 mulheres durante os três anos seguintes, são apresentados na íntegra no Quadro 33

Tabela 33. Dados individuais e resultados da determinação IMNR1 e IMNR2 em mulheres que não deram à luz

Não. n/a	Dados de entrada e resultados do cálculo do IMNR1 (intervalo significativo em termos de prognóstico > 11,5)	Dados de entrada e resultados do cálculo do IMNR2 (intervalo significativo em termos de prognóstico > 85)	Obstetrícia 3 catamnese de verão
1	2	3	4

1.	0,257*16,7 + 0,266*12,6 + + 0,122*7,9 + 0,107*10,3 + + 0,209*6,2 = **11,04**	0,341*310,7 + 0,257*300,8 + + 0,184*83,4 - 0,153*309,0 = = **151,33**	Uma gravidez não levada a termo e uma gravidez que resultou no nascimento de uma criança
2.	0,257*17,0 + 0,266*12,6 + 0,122*6,0 + 0,107*9,5 + + 0,209*2,4 = **10,0**	0,341*139,0 + 0,257*232,0 + + 0,184*82,3 - 0,153*312,5 = **= 74,36**	Uma gravidez terminou com o nascimento de um bebé saudável
3.	0,257*17,7 + 0,266*11,6 + + 0,122*8,2 + 0,107*9,8 + + 0,209*7,0 = **10,17**	0,341*130,6 + 0,257*268,4 + + 0,184*84,7 - 0,153*310,0 = **= 81,20**	Uma gravidez terminou com o nascimento de um bebé saudável
4.	0,257*17,2 + 0,266*11,7 + + 0,122*5,0 + 0,107*10,5 + + 0,209*2,3 = **9,76**	0,341*127,6 + 0,257*259,6 + + 0,184*84,6 - 0,153*308,1 = **= 78,38**	Uma gravidez terminou com o nascimento de um bebé saudável
5.	0,257*17,3 + 0,266*13,2 + + 0,122*6,3 + 0,107*9,3 +	0,341*130,1 + 0,257*200,9 + + 0,184*125,7 - 0,153*210,6 =	Aborto espontâneo de uma gravidez

Continua no quadro 33

1	2	3	4
6.	0,257*24,8 + 0,266*16,8 + + 0,122*12,9 +0,107*11,7 +	0,341*138,7 + 0,257*231,3 + + 0,184*83,4 - 0,153*307,7 =	prematuro perda de trabalho feto
7.	0,257*17,7 + 0,266*10,4 + + 0,122*6,0 + 0,107*8,6 + [illegible]	0,341*130,1 + 0,257*230,0 + + 0,184*84,7 - 0,153*310,7 = [illegible]	Duas gravidezes resultaram em bebés saudáveis
8.	0,257*18,5 + 0,266*11,9 + + 0,122*7,4 + 0,107*10,2 + + 0,209*2,4 =	0,341*130,0 + 0,257*249,5 + + 0,184*87,8 - 0,153*311,2 = = **77,0**	Uma gravidez terminou com o nascimento de um bebé saudável
9.	0,257*16,5 + 0,266*13,5 + + 0,122*7,3 + 0,107*10,6 +	0,341*132,2 + 0,257*230,0 + + 0,184*85,3 - 0,153*308,2 =	Uma gravidez terminou com o nascimento de um bebé saudável
10 .	0,257*18,8 + 0,266*11,9 + + 0,122*7,2 + 0,107*10,8 +	0,341*131,3 + 0,257*258,0 + + 0,184*83,9 - 0,153*310,2 =	Uma gravidez terminou com o nascimento de um bebé saudável
11 .	0,257*17,0 + 0,266*11,2 + + 0,122*4,7 + 0,107*9,7 +	0,341*132,5 + 0,257*269,8 + + 0,184*89,9 - 0,153*309,0 =	Uma gravidez terminou com o nascimento de um bebé saudável
12 .	0,257*20,6 + 0,266*12,4+ + 0,122*5,3 + 0,107*7,9 +	0,341*138,0 + 0,257*241,5 + + 0,184*84,6 - 0,153*252,2 =	Aborto espontâneo de uma gravidez
13 .	0,257*18,7 + 0,266*12,3 + + 0,122*6,1 + 0,107*10,1 +	0,341*139,0 + 0,257*219,0 + + 0,184*83,8 - 0,153*291,0 =	Uma gravidez terminou com o nascimento de um bebé saudável
14 .	0,257*19,9 + 0,266*10,4 + + 0,122*6,3 + 0,107*9,5 +	0,341*129,6 + 0,257*280,3 + + 0,184*82,2 - 0,153*310,5 =	Uma gravidez terminou com o nascimento de um bebé saudável
15 .	0,257*19,2 + 0,266*12,4 + + 0,122*5,5 + 0,107*10,3 +	0,341*131,1 + 0,257*270,0 + + 0,184*84,9 - 0,153*310,7 =	Uma gravidez terminou com o nascimento de um bebé saudável
16 .	0,257*18,4 + 0,266*12,9 + + 0,122*7,0 + 0,107*9,8 +	0,341*138,4 + 0,257*271,5 + + 0,184*81,7 - 0,153*308,6 =	Uma gravidez terminou com o nascimento de um bebé saudável

1	2	3	4
17 .	0,257*17,8 + 0,266*13,9 + + 0,122*7,8 + 0,107*11,1 + + 0,209*2,4 = **11,15**	0,341*139,3 + 0,257*274,0 + + 0,184*80,9 - 0,153*317,0 = = **84,21**	Uma gravidez terminou com o nascimento de um bebé saudável
18 .	0,257*17,4 + 0,266*11,3 + + 0,122*8,3 + 0,107*8,8 +	0,341*131,6 + 0,257*227,0 + + 0,184*84,8 - 0,153*308,2 =	Uma gravidez terminou com o nascimento de um bebé
19 .	0,257*17,7 + 0,266*13,6 + + 0,122*7,2 + 0,107*9,4 +	0,341*131,0 + 0,257*270,3 + + 0,184*84,6 - 0,153*307,4 =	Duas gravidezes acabaram por dar à luz bebés saudáveis
20 .	0,257*18,1 + 0,266*15,2 + + 0,122*5,0 + 0,107*11,9 +	0,341*135,6 + 0,257*220,0 + + 0,184*85,6 - 0,153*309,9 =	Uma gravidez terminou com o nascimento de um bebé
21 .	0,257*17,8 + 0,266*10,6 + + 0,122*6,1 + 0,107*9,3 +	0,341*131,0 + 0,257*221,5 + + 0,184*85,7 - 0,153*290,2 =	Uma gravidez terminou com o nascimento de um bebé
22 .	0,257*18,5 + 0,266*11,2 + + 0,122*8,7 + 0,107*9,5 +	0,341*130,2 + 0,257*263,0 + + 0,184*84,8 - 0,153*312,3 =	Uma gravidez terminou com o nascimento de um bebé
23 .	0,257*19,5 + 0,266*10,0 + + 0,122*6,3 + 0,107*9,5 +	0,341*320,0 + 0,257*301,5 + + 0,184*85,7 - 0,153*207,5 =	Existe um historial de não gravidez
24 .	0,257*18,1 + 0,266*11,6 + + 0,122*6,6 + 0,107*11,1 +	0,341*131,4 + 0,257*218,7 + + 0,184*85,3 - 0,153*211,4 =	Uma gravidez terminou com o nascimento de um bebé
25 .	0,257*18,2 + 0,266*12,4 + + 0,122*5,4 + 0,107*11,0 +	0,341*135,4 + 0,257*220,0 + + 0,184*84,9 - 0,153*314,4 =	Uma gravidez terminou com o nascimento de um bebé
26 .	0,257*17,6 + 0,266*13,4 + + 0,122*4,8 + 0,107*9,1 +	0,341*125,8 + 0,257*210,0 + + 0,184*85,4 - 0,153*310,5 =	Uma gravidez terminou com o nascimento de um bebé

Nota: a cor vermelha indica um desvio desfavorável do marcador em relação ao
indicadores de mulheres com saúde reprodutiva preservada

Como mostra a tabela, o acompanhamento a longo prazo (três anos) de 26 mulheres não picadas com gravidezes/gravidezes subsequentes mostrou que em 21 casos as gravidezes ocorreram e resultaram no nascimento de uma criança saudável, e em dois casos até de duas crianças. Quatro mulheres sofreram um aborto espontâneo (num caso combinado com uma segunda gravidez que terminou em segurança) e uma mulher teve um parto anterior que resultou na perda de um filho.

A determinação do marcador integral de doenças reprodutivas associadas a alterações predominantes do estado imunitário (IMNR1) permitiu-nos atribuir uma mulher ao grupo de risco apenas num caso (IMNR1>11,5). Esta mulher desenvolveu um trabalho de parto pré-termo às 28 semanas e o feto não pôde ser salvo.

Quatro mulheres com insucesso da gravidez apresentavam valores elevados de IMNR2 (>85) associados a alterações hormonais. Por outras palavras, nestes casos, os valores de IMNR2 indicavam claramente a possibilidade de disfunção reprodutiva mediada por hormonas, embora os indicadores do estado hormonal neste caso estivessem dentro dos valores de referência.

Assim, os marcadores integrais de perturbações da saúde reprodutiva IMNR1 e IMNR2 propostos para a população de mulheres russas podem efetivamente servir de critérios para a seleção de mulheres no grupo de risco de perturbações da saúde reprodutiva de origem imunológica e hormonal, respetivamente.

6.1.3 Algoritmo para a realização de testes de despistagem para a previsão de perturbações da saúde reprodutiva na fase pré-natológica em mulheres da população russa

Os estudos realizados com base no teste dos indicadores do estado hormonal, do estado imunitário e dos sinais de reacções antifosfolipídicas que não excedem os valores de referência foram utilizados como base para o desenvolvimento de um esquema de previsão de possíveis perturbações da saúde reprodutiva nas mulheres da população russa (Figura 86).

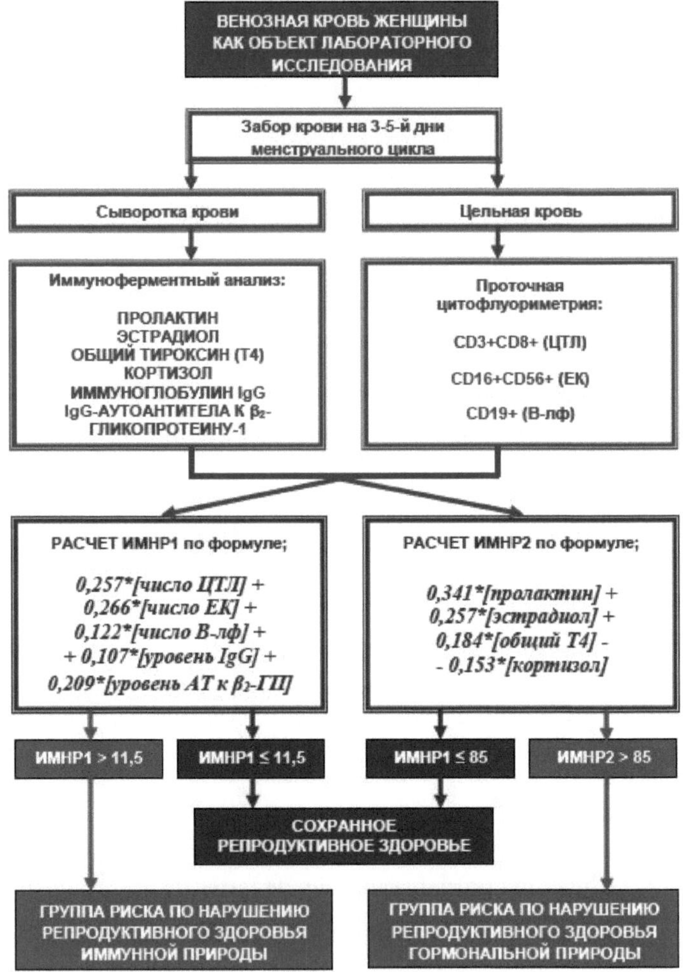

Fig. 86. Algoritmo de previsão de perturbações da saúde reprodutiva na fase pré-estenológica em mulheres da população russa

Como decorre dos materiais apresentados, o mais relevante para a organização de medidas preventivas para manter a saúde reprodutiva em mulheres jovens na ausência de antecedentes obstétricos e sinais clínicos de doenças genitais (na fase pré-natológica) é a previsão do grau de risco de possíveis distúrbios reprodutivos.

Deste ponto de vista, o algoritmo que propomos para o exame destas mulheres satisfaz as exigências dos cuidados de saúde modernos e contribui para a solução de problemas médicos e sociais importantes.

Recomenda-se que as mulheres sejam examinadas entre o 3º e o 5º dia do ciclo menstrual, uma vez que o esquema de exame inclui hormonas como o estradiol e a prolactina, sendo a determinação dos seus níveis efectuada precisamente nestas alturas.

O sangue é recolhido como duas amostras em dois tubos. Um tubo com EDTA para obter uma amostra de sangue total para a fenotipagem de linfócitos (linfócitos T citotóxicos, células assassinas naturais, linfócitos B) por citofluorimetria de fluxo,

$_2$O segundo tubo seco destina-se à obtenção de soro sanguíneo para determinar neste material biológico os níveis de hormonas (prolactina, estradiol, tiroxina total, cortisol), imunoglobulinas da classe IgG, bem como auto-anticorpos IgG para a β-glicoproteína I. Os dados laboratoriais quantitativos obtidos são substituídos nas fórmulas de cálculo de IMNR1 e IMNR2.

Um valor de 11,5 é utilizado como critério para avaliar o IMNR1. Se o IMNR1 de uma mulher for superior a este valor, considera-se que ela está em risco de ter problemas de saúde reprodutiva. Recomenda-se um estudo pormenorizado do estado hormonal e a observação por um ginecologista-obstetra.

Se o IMNR1 for igual ou inferior a 11,5, a mulher é considerada condicionalmente saudável do ponto de vista da função reprodutiva. A mesma conclusão é feita nos casos em que o IMNR2 é igual ou inferior a 85, porque este valor deste marcador é o valor de critério.

Se o valor IMNR2 for superior a 85, a mulher também é considerada em risco de possível falha reprodutiva, mas as recomendações para o seu exame, para além da observação por um obstetra-ginecologista, incluem características do estado imunitário - uma gama mais ampla de fenotipagem de linfócitos, obtenção das suas características funcionais, determinação dos níveis de imunoglobulinas, deteção de auto-anticorpos contra componentes da glândula tiroide, sistema hemostático, fosfolípidos, testes para a presença de anticoagulante lúpico no sangue e, se necessário e se possível, estudos imunogenéticos sobre .

Os testes descritos não são de rotina, mas oferecem novas possibilidades muito específicas para prever perturbações da saúde reprodutiva

6.2 Eficácia do sistema de determinação do risco de infracções Saúde reprodutiva das mulheres na população tajique

6.2.1 Desenvolvimento de marcadores integrais de perturbações Reprodução em mulheres da população do Tajiquistão

Na população feminina tajique, tal como definida nas secções anteriores do estudo, o sistema de marcadores de perturbações da saúde reprodutiva, no âmbito das características fenotípicas e genotípicas estabelecidas, diferia significativamente do das mulheres tajiques e permitia também a identificação de duas categorias de sinais de perturbações reprodutivas - as associadas a anomalias do estado hormonal e imunitário (grupo 6) ou ao desenvolvimento de reacções antifosfolípidas (grupo 7).

Para o grupo 6, foram identificados 12 marcadores a partir de dados hormonais e imunológicos, e para o grupo 7, foram identificados 3 marcadores a partir de sinais de reacções antifosfolipídicas. A tarefa desta secção de investigação consiste em tentar desenvolver, nesta base, marcadores integrais para cada grupo de risco (6 e 7), que tenham em conta a contribuição de cada indicador informativo para o sistema global de previsão de perturbações da saúde reprodutiva para cada grupo de risco, tal como foi feito para a população de mulheres russas.

Para cumprir esta tarefa, começámos por determinar a frequência com que cada marcador foi registado nos grupos de mulheres tajiques inquiridas, a fim de clarificar o papel dos marcadores individuais no sistema global de testes. Além disso, uma análise deste tipo ajudaria a perceber se é suficiente confiar em marcadores de risco individuais ou se é aconselhável proceder ao desenvolvimento de um marcador integral. Os resultados de um estudo deste tipo para todos os grupos de vigilância estão resumidos no Quadro 34 e nas Figuras 87-88.

Tabela 33. Frequência dos marcadores de risco em grupos de estudo de mulheres da população tajique

Marcadores de grupos de risco		**Resultad**	**Frequência de ocorrência (pessoas/%)**			**ANOVA de uma via**	
			Grupo 1	**Grupo 2**	**Grupo 3**	**F**	**p**
1		**2**	**3**	**4**	**5**	**6**	**7**
	Prolactina	+	2 / 8%	28 / 93%	-		

Marcadores de risco	< 205 nmol/l	-	26 / 92%	-	28 / 100%	881,0	<0,001
	Estradiol < 245 pmol/l	+	2 / 8%	28 / 93%	-	881,0	<0,001
		-	26 / 92%	-	28 / 100%		
	Progesterona < 32,5 nmol/l	+	2 / 8%	28 / 93%	3 / 11%	35,94	<0,001
		-	26 / 92%	-	25 / 89%		
1	**2**	**3**	**4**	**5**	**6**	**7**	**8**
Marca	Autoanticorpos contra a tiroglobulina > 2,9 ME/ml	+	1 / 4%	28 / 100%		881,0	<0,001
		-	27 / 96%	-	28 / 100%		

Continua no quadro 33

	Autoanticorpos contra a tiroperoxidase	+	-	28 / 100%	1 / 4%	115,0	<0,001
		-	28 / 100%	-	27 / 96%		
	Cortisol > 254 nmol/l	+	2 / 8%	28 / 93%	-	8,016	<0,001
		-	26 / 92%	-	28 / 100%		
	Células T-helper (CD3+CD4+)	+	13 / 47%	27 / 94%	12 / 43%	46,88	<0,001
		-	15 / 53%	1 / 4%	16 / 57%		
	Células T citotóxicas (CD3+CD8+)	+	4 /15%	20 / 72%	1 / 4%	447,4	<0,001
		-	24 / 85%	8 / 28%	27 / 92%		
	EKT (CD3+CD56+)	+	6 / 22%	28 / 100%	-	58,14	<0,001
		-	22 / 78%	-	28 / 100%		
	Assassinos naturais (CD16+CD56	+	-	28 / 100%	-	208,8	<0,001
		-	28 / 100%	-	28 / 100%		
	Linfócitos B (CD19+) > 14,2%	+	3 / 11%	27 / 96%	3 / 11%	881,0	<0,001
		-	25 / 89%	1 / 4%	25 / 89%		
	IgG > 12,8 mg/ml	+	8 / 29%	28 / 100%	9 / 33%	287,8	<0,001
		-	20 / 71%	-	19 / 67%		
Marcadores de risco do	Anticorpos IgG para fosfolípidos > 9	+	-	-	27 / 96%	118,6	<0,001
		-	28 / 100%	28 / 100%	1 / 4%		
	2Anticorpos IgG para a β-glicoproteína-1	+	1 / 4%	1 / 4%	28 / 100%	881,0	<0,001
		-	27 / 96%	27 / 96%	-		
	Anticorpos IgG contra a protrombina > 8,7	+	-	-	28 / 100%	304,0	<0,001
		-	28 / 100%	28 / 100%	-		

Nota: n - número de mulheres no grupo; F - critério de Fisher para a distribuição dos resultados positivos dos marcadores nos diferentes grupos; p - probabilidade de diferenças na distribuição segundo o critério de Fisher; a cor cinzenta indica a fiabilidade das diferenças a p < 0,05.

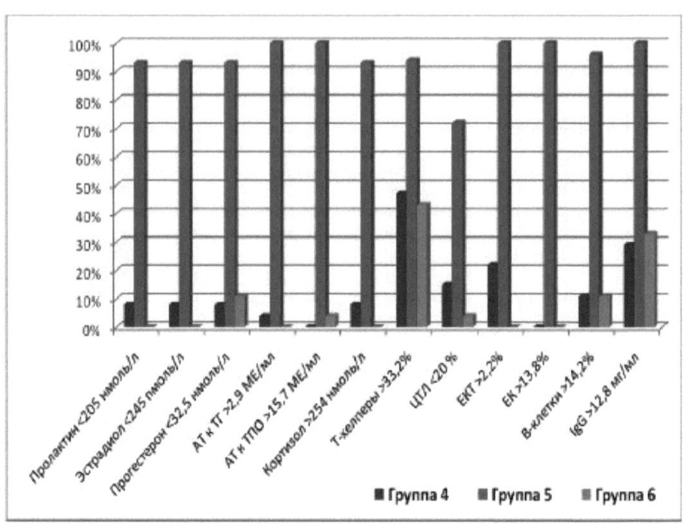

Figura 87. Frequência de ocorrência de marcadores individuais de perturbações reprodutivas associadas a alterações hormonais e imunológicas nos grupos de estudo da população tajique

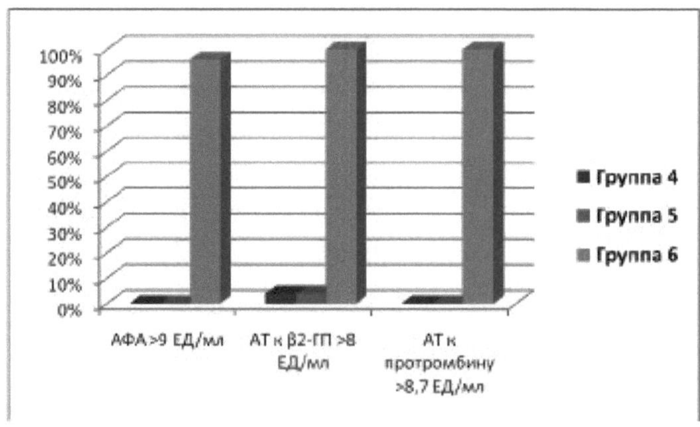

Figura 88. Frequência de ocorrência de marcadores seleccionados de perturbações reprodutivas associadas a reacções antifosfolipídicas, nos grupos de estudo da população tajique

Os dados apresentados no quadro e nas figuras confirmam plenamente a eficácia dos marcadores de perturbações reprodutivas associadas tanto a anomalias hormonais e imunológicas como ao desenvolvimento de reacções antifosfo-lipídicas numa abordagem diferenciada do seu estabelecimento.

Assim, os marcadores do grupo de risco 6 na população de mulheres tajiques têm uma frequência de ocorrência significativamente mais elevada neste grupo e em nenhum caso apresentam um valor inferior a 70%. Em todos os outros grupos, a frequência de ocorrência destes marcadores situa-se, regra geral, no intervalo de 1-8%, embora nalguns casos atinja 24-47%.

Os poucos marcadores do grupo de risco 7 são ainda mais eficazes para reconhecer se as mulheres pertencem a este grupo. No próprio grupo 7, a frequência de ocorrência destes marcadores situa-se entre 93% e 100%, enquanto nos outros grupos não ultrapassa os 4%.

Ao mesmo tempo, a ocorrência de marcadores de grupos de risco em grupos de mulheres saudáveis, por vezes até significativos, mostra a diferença de objectivos para uma avaliação mais precisa das perturbações da saúde reprodutiva. Por analogia com a população de mulheres russas, decidiu-se usar a análise de regressão para desenvolver marcadores integrais de distúrbios reprodutivos.

A análise de regressão baseada em todos os 12 marcadores associados a sinais hormonais e imunológicos de distúrbios da saúde reprodutiva (grupo de risco 6) produziu uma equação de regressão (fórmula 4) que incluiu apenas 2 indicadores imunológicos dos 12:

Fórmula 4

-9,049 + 0,537*[contagem de CE] - 0,208*[contagem de linfócitos B]

Como se depreende da equação, os factores que determinam as alterações hormonais foram completamente retirados da sua composição, apesar de todos eles apresentarem diferenças fiáveis entre as mulheres do grupo de risco 6. Isto não significa que estes factores não participem na formação de perturbações da saúde reprodutiva neste grupo, simplesmente não podem ser marcadores fiáveis destas perturbações.

Quanto aos dois marcadores imunológicos incluídos na equação de regressão - o número de células natural killer e o número de linfócitos B - formaram o chamado marcador integral de doenças reprodutivas, que no contexto destes estudos designámos por IMNR3.

Para confirmar a suficiência e o grau de significância prognóstica do IMNR3, analisámos ainda os valores dos seus intervalos de confiança a 95% e a curva ROC com o cálculo da área sob a curva - AUROC. Os resultados desta análise estatística são apresentados na Figura 89.

Os gráficos obtidos reflectem a totalidade de todos os dados individuais de mulheres da população tajique pertencentes a diferentes grupos de estudo e mostram que a equação de regressão obtida e os índices imunológicos nela incluídos caracterizam plenamente a pertença de uma mulher ao grupo de risco 6.

A análise detalhada, por meio dos desvios-padrão dos intervalos de confiança de 95%, mostrou que o desvio máximo nos grupos de comparação nas mulheres tajiques foi de 14,0 e, portanto, valores acima de 14 são desvios prognósticos significativos do IMNR3. Quanto à significância prognóstica desse teste, ela foi próxima do absoluto, a julgar pelo valor do AUROC, pois foi igual a 1,0.

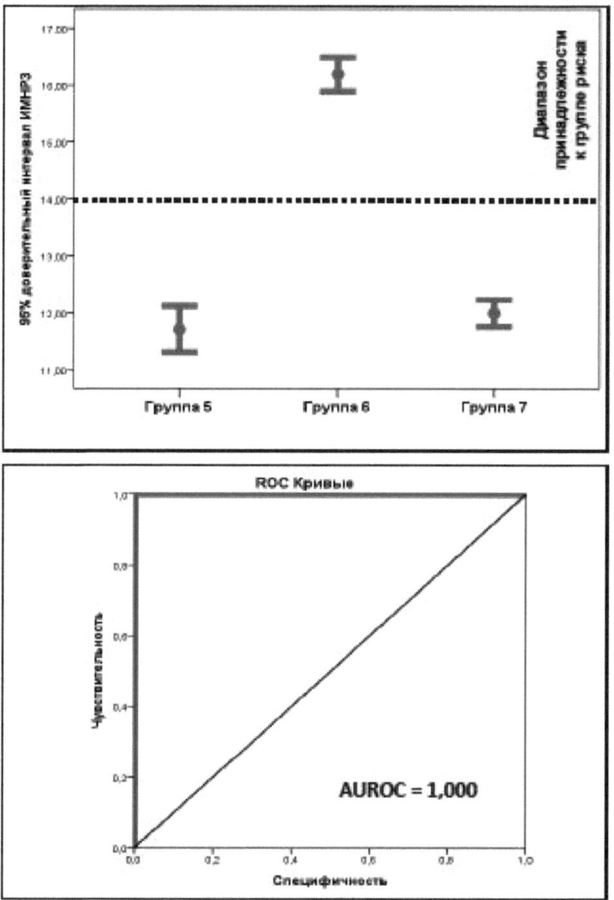

Figura 89. Intervalos de confiança a 95% do marcador integral de mulheres da população tajique com perturbações da saúde reprodutiva devidas a alterações imunológicas (IMNR3) e curva ROC do valor preditivo do teste

(a linha a tracejado indica o limite entre os intervalos de valores valores prognosticamente significativos de IMNR e os dos grupos de comparação)

AUROC = 1.000

2Foi também efectuada uma análise de regressão para o grupo de risco 7, com base na caraterística deste grupo de aumentar os valores dos auto-anticorpos IgG para fosfolípidos humanos (HPA), β-glicoproteínas e protrombina. A equação de regressão obtida tinha a forma da fórmula 5.

Fórmula 5

22,179 + 0,288*[APA] + 0,453*[AT para β -GP]

Esta equação de regressão incluiu apenas dois indicadores dos três, porque o nível de auto-anticorpos IgG para protrombina não participou na formação do marcador integral de distúrbios reprodutivos (IMNR4), uma vez que foi excluído pelo programa estatístico.

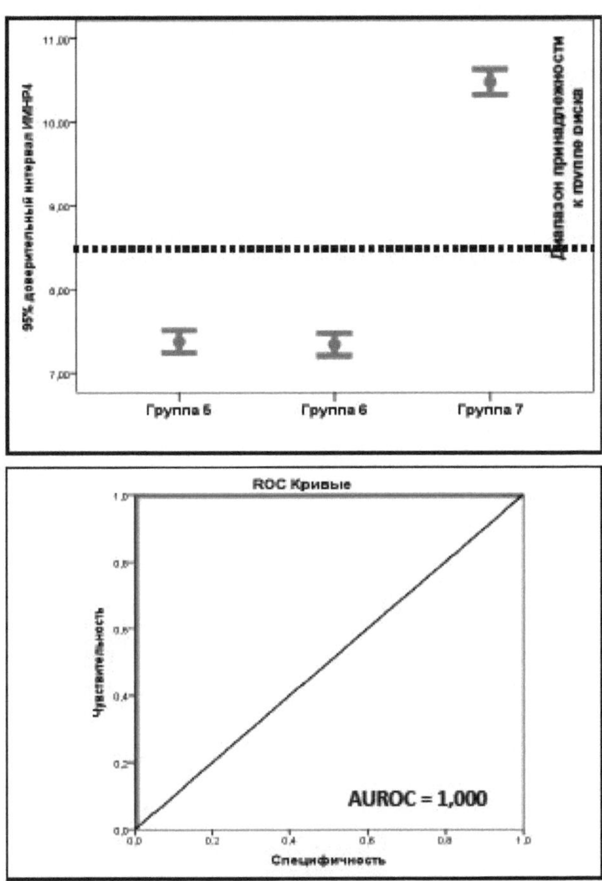

Figura 90. Intervalos de confiança a 95% do marcador integral de mulheres da população tajique com perturbações reprodutivas do tipo reação antifosfolípida (IMNR4) e curva ROC do valor preditivo do teste

(a linha a tracejado indica o limite entre os intervalos de valores valores prognosticamente significativos de IMNR e os dos grupos de comparação)

Os valores individuais de cada mulher que participou no estudo foram então substituídos na equação de regressão. Os gráficos para a análise do intervalo de significância prognóstica dos valores de IMNR4 com base em intervalos de confiança de 95% e a significância prognóstica efectiva do teste com base na curva ROC são apresentados na Figura 90.

Como se depreende dos gráficos, o marcador integral de distúrbios reprodutivos no grupo 7 (IMNR4), assim como em todos os outros casos, permitiu determinar com clareza quase absoluta (AUROC = 1,0) a pertença das mulheres a este grupo.

Uma análise detalhada utilizando desvios-padrão do intervalo de confiança de 95% mostrou que o desvio máximo nos grupos de comparação foi de 8,5 e, portanto, valores superiores a 8,5 são desvios prognósticos significativos do IMNR4 na determinação do risco de disfunções reprodutivas.

Assim, para a população tajique de mulheres foi possível, tal como para a população russa, desenvolver dois marcadores integrais que diferem, em princípio, dos da população russa e que, com um significado prognóstico quase absoluto, nos permitem presumir distúrbios reprodutivos de várias géneses nas mulheres tajiques.

6.2.2 Controlo da eficácia dos marcadores integrais no reconhecimento de perturbações da saúde reprodutiva nas mulheres da população tajique

Para confirmar a eficácia com que os indicadores integrais desenvolvidos nesta secção do estudo, IMNR3 e IMNR4, podem ser aplicados na prática médica, foram testados num grupo especialmente selecionado de 32 mulheres tajiques em gestação (grupo 8) que, tal como na população russa, foram seguidas por um obstetra-ginecologista durante os 3 anos seguintes. Este grupo era composto por mulheres jovens que planeavam engravidar. No entanto, 3 mulheres não engravidaram durante o primeiro ano de acompanhamento e foram encaminhadas para uma avaliação mais aprofundada e excluídas da coorte, enquanto as restantes mulheres foram acompanhadas.

As características dos indicadores laboratoriais informativos do grupo de 8 das 29 mulheres, em termos da sua conformidade com os valores de referência dos indicadores para a população tajique incluídos no IMNR3 e no IMNR4, bem como o grau em que os seus indicadores laboratoriais se enquadram nos intervalos de valores prognósticos significativos, são apresentados no Quadro 35.

Quadro 35. Características do grupo de comparação 8 (mulheres não grávidas da população tajique) em termos da sua conformidade com os valores de referência e da presença de marcadores de risco

Marcadores de grupos de risco como componentes de	**Intervalo de referênci**	**Percentagem de mulheres com um**	**Percentage m de mulheres**
Células assassinas naturais	8,7 - 20,1	29 / 100%	2 / 7%
Linfócitos B (CD19+) > 14,2%	6,8 - 18,6	29 / 100%	4 / 14%
Anticorpos IgG para fosfolípidos	5,7 - 11,9	29 / 100%	-
2Anticorpos IgG contra a β-	6,1 - 11,6	29 / 100%	3 / 10%

Como se pode ver na tabela, todos os indicadores testados das mulheres do Grupo 8 estão totalmente dentro dos intervalos de referência. Ao mesmo tempo, até 14% das mulheres deste grupo apresentam resultados positivos para marcadores de risco individuais que fazem parte dos marcadores integrais de IMNR1 e IMNR2, mas não estão combinados entre si. Neste sentido, deve ser dada especial atenção à monitorização da eficácia do prognóstico das perturbações da saúde reprodutiva neste grupo, mas não por sinais laboratoriais individuais, mas por marcadores integrais de perturbações reprodutivas.

A Tabela 36 apresenta um sistema de cálculo de valores individuais de cada marcador integral de distúrbios reprodutivos (IMNR3 e IMNR4) para cada uma das 29 mulheres não nascidas no grupo 8 da população tajique, e compara esses valores individuais com dados catamnésticos obtidos a partir do acompanhamento dessas mulheres por 3 anos subsequentes. A comparação dos resultados do cálculo da TMI e da catamnese obstétrica tem por objetivo confirmar ou não a eficácia da metodologia proposta.

Quadro 36. Dados individuais e resultados da determinação de marcadores integrais de perturbações reprodutivas em mulheres por nascer da população tajique

Não. n/a	Dados de base e resultados do cálculo do IMNR1 (intervalo	Dados de base e resultados do cálculo do IMNR2 (intervalo	Obstetrícia 3-catamnese de verão
1	2	3	4
1.	-9,049 + 0,537*10,9 - 0,208*12,2 = **12,4**	2,179 + 0,288*6,3 + 0,453*7,2 = **7,3**	Uma gravidez terminou com o nascimento de um bebé saudável
2.	-9,049 + 0,537*9,8 - 0,208*14,0 = **11,4**	2,179 + 0,288*6,8 + 0,453*7,2 = 7,**4**	Uma gravidez terminou com o nascimento de um bebé saudável
3.	-9,049 + 0,537*15,1 - 0,208*13,2 = **14,4**	2,179 + 0,288*6,4 + 0,453*7,1 = **7,2**	Há um historial de não gravidez

4.	-9,049 + 0,537*10,2 - 0,208*11,8 = **12,1**	2,179 + 0,288*6,4 + 0,453*7,3 = **7,3**	Duas gravidezes acabaram por dar à luz bebés saudáveis

Continuação do quadro 36

5.	-9,049 + 0,537*10,5 - 0,208*10,6 = **12,5**	2,179 + 0,288*6,8 + 0,453*7,4 = **7,5**	Uma gravidez terminou com o nascimento de um bebé saudável
6.	-9,049 + 0,537*11,1 - 0,208*13,7 = **12,2**	2,179 + 0,288*7,3 + 0,453*7,6 = **7,7**	Uma gravidez terminou com o nascimento de um bebé saudável
1	**2**	**3**	**4**
7.	-9,049 + 0,537*9,6 - 0,208*12,7 = **11,6**	2,179 + 0,288*5,8 + 0,453*7,6 = 7,**3**	Uma gravidez terminou com o nascimento de um bebé saudável
8.	-9,049 + 0,537*10,4 - 0,208*14,0 = **11,7**	2,179 + 0,288*6,7 + 0,453*6,9 = **7,2**	Uma gravidez terminou com o nascimento de um bebé saudável
9.	-9,049 + 0,537*10,7 - 0,208*11,1 = **12,5**	2,179 + 0,288*8,6 + 0,453*9,2 = **8,8**	Uma gravidez terminou com um parto prematuro do bebé sobrevivente
10.	-9,049 + 0,537*9,9 - 0,208*11,2 = **12,0**	2,179 + 0,288*7,2 + 0,453*7,4 = 7,**6**	Uma gravidez terminou com o nascimento de um bebé saudável
11.	-9,049 + 0,537*15,3 - 0,208*12,4 = **14,7**	2,179 + 0,288*8,3 + 0,453*6,5 = **7,5**	Há um historial de não gravidez
12.	-9,049 + 0,537*10,3 - 0,208*11,9 = **12,1**	2,179 + 0,288*6,4 + 0,453*7,1 = **7,2**	Uma gravidez terminou com o nascimento de um bebé saudável
13.	-9,049 + 0,537*10,5 - 0,208*13,7 = **11,8**	2,179 + 0,288*7,0 + 0,453*6,7 = **7,2**	Uma gravidez terminou com o nascimento de um bebé saudável
14.	-9,049 + 0,537*9,7 - 0,208*16,1 = **10,9**	2,179 + 0,288*6,1 + 0,453*7,1 = 7,**2**	Duas gravidezes acabaram por dar à luz bebés saudáveis

15.	-9,049 + 0,537*10,4 - 0,208*12,5 = **12,0**	2,179 + 0,288*6,5 + 0,453*7,0 = **7,2**	Uma gravidez terminou com o nascimento de um bebé saudável

16.	-9,049 + 0,537*10,5 - 0,208*14,3 = **11,7**	2,179 + 0,288*6,2 + 0,453*6,9 = **7,1**	Uma gravidez terminou com o nascimento de um bebé saudável
17.	-9,049 + 0,537*10,8 - 0,208*11,4 = **12,5**	2,179 + 0,288*6,9 + 0,453*6,6 = **7,2**	Uma gravidez terminou com o nascimento de um bebé saudável
18.	-9,049 + 0,537*9,0 - 0,208*13,5 = **11,1**	2,179 + 0,288*6,1 + 0,453*7,9 = **7,5**	Uma gravidez terminou com o nascimento de um bebé saudável
1	**2**	**3**	**4**
19.	-9,049 + 0,537*10,9 - 0,208*15,8 = **11,6**	2,179 + 0,288*6,1 + 0,453*8,0 = **7,6**	Duas gravidezes acabaram por dar à luz bebés saudáveis
20.	-9,049 + 0,537*9,9 - 0,208*9,0 = **12,5**	2,179 + 0,288*6,2 + 0,453*8,1 = **7,6**	Duas gravidezes acabaram por dar à luz bebés saudáveis
21.	-9,049 + 0,537*9,8 - 0,208*8,4 = **12,6**	2,179 + 0,288*6,3 + 0,453*8,0 = **7,6**	Uma gravidez terminou com o nascimento de um bebé saudável
22.	-9,049 + 0,537*10,5 - 0,208*7,9 = **13,0**	2,179 + 0,288*6,6 + 0,453*5,6 = **6,6**	Uma gravidez terminou com o nascimento de um bebé saudável
23.	-9,049 + 0,537*10,9 - 0,208*8,7 = **13,1**	2,179 + 0,288*7,0 + 0,453*7,1 = **7,4**	Uma gravidez terminou com o nascimento de um bebé saudável
24.	-9,049 + 0,537*10,2 - 0,208*8,1 = **12,8**	2,179 + 0,288*6,5 + 0,453*6,2 = **6,9**	Uma gravidez terminou com o nascimento de um bebé saudável
25.	-9,049 + 0,537*10,8 - 0,208*8,8 = **13,0**	2,179 + 0,288*9,0 + 0,453*8,6 = **8,7**	Existe um historial de não gravidez
26.	-9,049 + 0,537*9,9 - 0,208*15,0 = **11,2**	2,179 + 0,288*7,3 + 0,453*6,9 = **7,4**	Uma gravidez terminou com o nascimento de um bebé saudável

27.	-9,049 + 0,537*10,5 - 0,208*11,9 = **12,2**	2,179 + 0,288*6,4 + 0,453*6,6 = **7,0**	Uma gravidez terminou com o nascimento de um bebé saudável
28.	-9,049 + 0,537*9,8 - 0,208*9,5 = **12,3**	2,179 + 0,288*6,9 + 0,453*8,5 = **8,0**	Duas gravidezes acabaram por dar à luz bebés saudáveis
29.	-9,049 + 0,537*10,8 - 0,208*10,9 = **12,6**	2,179 + 0,288*6,9 + 0,453*7,5 = 7,**6**	Duas gravidezes acabaram por dar à luz bebés saudáveis

Nota: a cor vermelha indica um desvio desfavorável do marcador em relação ao
indicadores de mulheres com saúde reprodutiva preservada

Como se depreende da tabela, 25 mulheres da população tajique, que não tinham tido gravidezes antes do estudo, desenvolveram gravidezes (e em 6 casos até 2) nos 3 anos seguintes, o que resultou no nascimento de crianças saudáveis. Ao mesmo tempo, nenhuma das mulheres com função reprodutiva preservada apresentava valores de IMNR3 > 14,0 e/ou IMNR4 > 8,5, que são característicos de distúrbios reprodutivos.

Quatro mulheres da população tajique apresentavam perturbações da saúde reprodutiva. Em três casos, manifestaram-se por não gravidez, o que coincidiu com valores relativamente elevados de IMNR3 (14,4 e 14,7) e IMNR4 (8,7), e num caso a gravidez terminou em trabalho de parto prematuro com IMNR4 = 8,8.

Assim, na população de mulheres tajiques, a utilização dos marcadores integrais IMNR3 e IMNR4, desenvolvidos por nós, permitiu, em princípio, determinar se uma mulher pertence a um grupo de risco de perturbações da saúde reprodutiva na fase pré-natológica. Dependendo de qual destes dois indicadores se encontra no intervalo de valores caraterístico do desenvolvimento de doenças reprodutivas, é possível presumir se estas doenças estão associadas a alterações hormonais e imunológicas (IMNR3) ou à presença de sinais de reacções antifosfolipídicas numa mulher (IMNR4).

6.2.3 Algoritmo dos testes de despistagem para a previsão de perturbações da saúde reprodutiva na fase pré-natológica em mulheres da população tajique

Tendo em conta a eficácia dos marcadores integrais IMNR3 e IMNR4 na previsão da possibilidade de doenças reprodutivas em mulheres da população tajique, propusemos um algoritmo para a realização de investigação sob a forma de um esquema de rastreio laboratorial para a determinação destes marcadores.

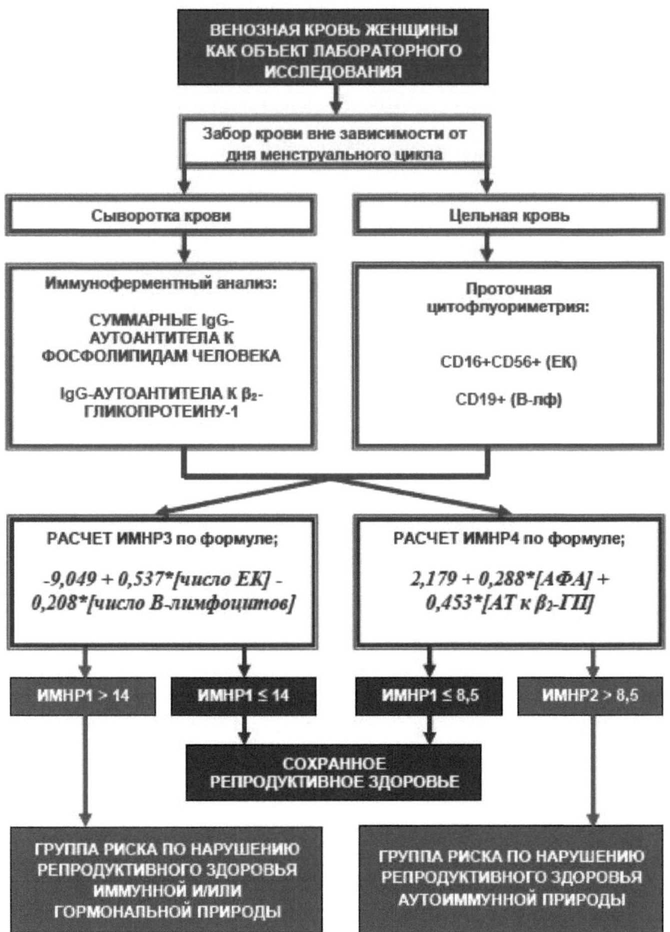

Fig. 91. Algoritmo de previsão de perturbações da saúde reprodutiva na fase pré-natológica em mulheres da população tajique

O procedimento recomendado para a realização de estudos baseados na análise das características imunofenotípicas de duas categorias de linfócitos e dos níveis de dois tipos de auto-anticorpos IgG, que são sinais de reacções anti-fosfo-lipídicas mas não excedem os valores de referência, está refletido no esquema da Figura 90 para prever possíveis perturbações da saúde reprodutiva nas mulheres da população tajique.

O algoritmo para a realização de estudos de previsão de perturbações da saúde reprodutiva nas mulheres da população tajique é muito semelhante ao algoritmo desenvolvido para as mulheres da população russa, embora existam diferenças no conteúdo dos estudos. Estas diferenças devem-se às diferenças nas fórmulas de cálculo do IMNR1 e do IMNR2.

Em primeiro lugar, os testes laboratoriais para determinar os marcadores integrais na população tajique não precisam de ser efectuados de acordo com o ciclo menstrual, uma vez que as hormonas em geral e as hormonas sexuais em particular não estão incluídas no esquema de exames.

Como já foi referido, as fórmulas de cálculo do IMNR3 e do IMNR4 são únicas e não correspondem às das mulheres russas.

Finalmente, a forma quantitativa de avaliar ambos os marcadores integrais é diferente. O critério para determinar se uma mulher pertence ao grupo de risco de acordo com o valor do IMNR3 situa-se na zona dos valores >14. Neste caso, a mulher deve estar sob a supervisão de um ginecologista-obstetra e deve ser submetida a um estudo laboratorial com caraterização detalhada do estado hormonal e imunitário.

No que diz respeito ao IMNR4, os valores que sugerem a possibilidade de uma saúde reprodutiva afetada situam-se no intervalo de >8,5. Estas mulheres necessitam, em primeiro lugar, de excluir reacções antifosfolipídicas.

De acordo com os nossos dados, os valores de IMNR3 e IMNR4 abaixo dos valores de critério são favoráveis e indicam a preservação das funções reprodutivas nas mulheres.

Resumo do capítulo 6

1. Numa população de mulheres russas, as perturbações reprodutivas associadas a alterações imunológicas podem ser identificadas e previstas na fase pré-natológica utilizando o marcador integral IMNR1 recentemente desenvolvido, calculado através da seguinte fórmula $_{2}$0,257*[número de CTLs] + 0,266*[número de ECs] + 0,122*[número de B-lf] + 0,107*[nível de IgG] + 0,209*[nível de AT para β -GP]. A presença de perturbações da saúde reprodutiva é evidenciada pelo valor de IMNR1 > 11,5.
2. Na população de mulheres russas, os distúrbios reprodutivos associados a alterações hormonais podem ser identificados e previstos na fase pré-natológica utilizando o marcador botânico integrado IMNR2 recentemente desenvolvido, calculado através da seguinte fórmula 0,341*[prolactina] + 0,257*[estradiol] + 0,184*[T4 total] - 0,153*[cortisol]. A presença de perturbações da saúde reprodutiva é indicada pelo valor de IMNR2 > 85.
3. Na população de mulheres tajiques, as perturbações reprodutivas associadas a alterações hormonais e imunológicas podem ser identificadas e previstas na fase pré-natológica utilizando o marcador integral IMNR3

recentemente desenvolvido, calculado através da seguinte fórmula -9,049 + 0,537*[número de CE] - 0,208*[número de linfócitos B]. A presença de perturbações da saúde reprodutiva é indicada pelo valor de IMNR3 > 14.

4. Na população de mulheres tajiques, as perturbações reprodutivas associadas ao desenvolvimento de reacções antifosfolipídicas podem ser identificadas e previstas na fase pré-natológica utilizando o marcador integral IMNR4 recentemente desenvolvido, calculado pela seguinte fórmula $_{2}$2,179+0,288*[AFA] + 0,453*[AT a β -GP]. A presença de perturbações da saúde reprodutiva é evidenciada pelo valor de IMNR4 > 8,5.

CONCLUSÃO E DEBATE

Os dados seguintes, constantes da literatura nacional e estrangeira, serviram de pré-requisitos para a investigação:

- A proteção da saúde reprodutiva das mulheres é um dos problemas médicos e sociais mais importantes, sem o qual não é possível o desenvolvimento económico nem social do Estado - [7, 8, 34, 74, 208].

- Tanto os indicadores fisiológicos da saúde reprodutiva como a natureza das perturbações desta dependem das condições climáticas, geográficas e ambientais em que a mulher vive e da sua etnia - [81, 101, 154].

-. O estudo do papel dos factores imunogenéticos nas doenças reprodutivas é promissor para a previsão de doenças reprodutivas e para o combate à infertilidade - [11, 31, 57, 97].

- A importância do estado hormonal na formação da saúde reprodutiva é incontestável - [15, 40, 46, 28].

- A imunologia reprodutiva, por um lado, requer uma decifração aprofundada dos mecanismos imunológicos e, por outro lado, necessita de marcadores fiáveis de condições imunopatológicas associadas a perturbações reprodutivas - [57, 177].

- O desenvolvimento de patologia autoimune contribui para alterações hormonais, formação de reacções antifosfolípidas e conduz a perturbações reprodutivas nas mulheres [36, 114, 205].

- As causas e as condições dos distúrbios da saúde reprodutiva estão intimamente relacionadas e realizam-se, regra geral, em combinações complexas entre si - [53, 92, 99, 108].

- O exemplo da síndrome antifosfolipídica mostra a perspetiva de desenvolver escalas para a avaliação quantitativa do risco de perturbações da saúde reprodutiva - [130, 28].

- A presença de manifestações clínicas de lesões genitais nas mulheres, bem como as alterações laboratoriais significativas associadas a perturbações da saúde reprodutiva, contribuem para a deteção destas últimas, mas as questões da sua previsão na fase pré-nazológica permanecem mal compreendidas e dificultam a sua prevenção em diferentes grupos étnicos - [152, 28].

Tendo em conta estes pré-requisitos, o objetivo do estudo foi testar uma abordagem de população agrupada para avaliar o risco de perturbações da saúde reprodutiva em mulheres em idade fértil nas populações russa e tajique e desenvolver critérios quantitativos para essa avaliação na fase pré-natológica.

Para atingir este objetivo, foi selecionado um grupo de 1025 mulheres clinicamente saudáveis, das quais 515 viviam na Rússia e 510 na República do Tajiquistão. ±Todas as mulheres em observação se encontravam na faixa etária fértil dos 20 aos 44 anos, sendo a sua idade média de 28,1 0,7 anos. A população de mulheres russas incluía membros do grupo étnico eslavo oriental de raça caucasóide que viviam na região de Lipetsk, num clima moderadamente continental. A população de mulheres tajiques incluía representantes da raça Pamir-Fergana do interflúvio da Ásia Central, a sub-raça mais oriental da raça caucasóide, que vivia em Faizabad, um país tipicamente montanhoso com um clima subtropical acentuadamente continental.

Na primeira fase, foi colhido sangue venoso de todas as 1025 mulheres para tipagem HLA por análise genética molecular e para determinar a gama de valores normais dos indicadores hormonais e do estado imunitário, a presença de auto-anticorpos e outros sinais de reacções antifosfolipídicas em cada população. Todas as mulheres examinadas eram clinicamente saudáveis na altura do estudo.

Para uma investigação mais aprofundada, as mulheres foram seleccionadas adicionalmente de acordo com os critérios desenvolvidos para inclusão no estudo e exclusão do estudo. O principal critério de seleção foi a ausência de queixas de doenças do aparelho geniturinário ou a sua presença na história, bem como a conformidade dos parâmetros laboratoriais básicos das mulheres com as normas fisiológicas populacionais recentemente estabelecidas.

Next, women from both populations underwent detailed laboratory examination for hormonal status (blood levels of follicle stimulating hormone, luteinising hormone, prolactin, estrogen, progesterone, testosterone, dihydroepiandrosterone, 17-OH-progesterone, thyro trope hormone, total triiodothyronine, total thyroxinea, cortisol), estado imunitário (proporção de linfócitos T, células T-helper, células T citotóxicas, ECT, células assassinas naturais, linfócitos B, níveis de IgM, IgG, IgA), presença de componente autoimune (teor sanguíneo de anticorpos IgG-autoanticorpos contra a tiroglobulina, tiroperoxidase, fosfolípidos totais, β2-glicoproteína-1, anexina V, protrombina, anticoagulante lúpico).

Os estudos laboratoriais foram efectuados utilizando método de análise genética molecular (PCR) para a tipagem de variantes alélicas dos genes HLA de classe II (loci DRB1, DQA1, DQB1); método de imunoensaio enzimático indireto para a determinação de hormonas, imunoglobulinas, autoanticorpos no soro sanguíneo; método de citofluorimetria de fluxo para a fenotipagem de linfócitos no sangue total; teste rápido Lupus e teste lebetox para a deteção de anticoagulante lúpico no plasma.

O tratamento estatístico dos dados foi efectuado com base nos programas SPSS e incluiu estatística discriminante, discriminante, cluster, regressão, análise de variância de fator único, cálculo de intervalos de confiança de 95%, construção de curvas ROC.

O primeiro objetivo do estudo era clarificar as normas fisiológicas e identificar as características populacionais das mulheres em idade fértil nas populações russa e tajique, tendo em conta as características imunogenéticas, os dados hormonais e o estado imunitário.

Utilizando a análise interactiva de dados em **cubo OLAP**, obtiveram-se intervalos de referência e verificou-se que, em geral, o intervalo de variação dos valores de referência dos indicadores no nosso estudo era um pouco mais estreito do que o indicado na literatura, o que pode ser explicado pelas limitações da população feminina.

Na população de mulheres russas, os valores de referência dos androgénios no sangue e das hormonas da tiroide eram ligeiramente inferiores aos valores geralmente aceites, enquanto na população de mulheres tajiques, pelo contrário, o nível de androgénios no sangue era mais elevado e o teor de hormonas da tiroide, com exceção da triiodotironina total, correspondia às normas geralmente aceites.

Os desvios dos valores de referência dos indicadores do estado imunitário em relação ao intervalo padrão não foram muito significativos. Na população russa de mulheres, as percentagens de células T-helper, EKT, células assassinas naturais e níveis de IgM eram ligeiramente mais elevadas, com um intervalo de variação mais estreito.

Na população tajique, o desvio mais significativo a favor de um aumento foi dado apenas pela proporção de células T-helper no sangue.

Os valores de referência do componente autoimune, tanto na população de mulheres russas como na de mulheres tajiques, eram ligeiramente superiores aos apresentados nas recomendações de outros autores, sendo a única diferença o facto de as mulheres russas apresentarem níveis mais elevados de auto-anticorpos para os componentes da tiroide e para a protrombina, enquanto as mulheres tajiques apresentavam um aumento dos níveis de todos os auto-anticorpos testados.

Com base num intervalo normativo refinado com um desvio-padrão dos valores médios, foram seleccionados grupos de estudo em cada população cujos valores laboratoriais se encontravam dentro dos valores de referência para mais de 80% dos testes, mas que apresentavam diferenças nos antecedentes obstétricos.

Em cada população de mulheres em idade fértil, foram formados os seguintes grupos de acordo com os antecedentes obstétricos:

1) mulheres que deram à luz e cuja gravidez/gravidez terminou com o parto de crianças saudáveis a termo (grupo de controlo com função reprodutiva preservada) - 28 pessoas em cada uma das populações russa e tajique;

2) mulheres que deram à luz e têm um historial de gravidez/gravidez que terminou em parto prematuro, falha fetal, nado-morto (grupo de risco com perturbações reprodutivas) - 53 pessoas na população russa e 57 pessoas na população tajique;

3) mulheres não nascidas que planeiam engravidar e que se destinam a ser observadas por um obstetra-ginecologista durante os três anos seguintes após o exame laboratorial (um grupo para testar os

métodos de previsão do risco de perturbações reprodutivas propostos neste trabalho) - 26 pessoas na população russa e 29 pessoas na população tajique.

Além disso, as diferenças populacionais nos grupos acima referidos foram determinadas por um conjunto de características hormonais, imunológicas, presença de componente autoimune e características imunogenéticas.

Os dados obtidos mostraram que existiam diferenças significativas no estado hormonal entre as populações de mulheres russas e tajiques, que se estendiam, em primeiro lugar, ao nível da hormona folículo-estimulante, que era significativamente mais elevada nas mulheres russas. Além disso, foram observadas diferenças significativas nos níveis de progesterona, 17-OH-progesterona, sulfato de dihidroepiogénio e hormona da tiroide, que eram mais elevados nas mulheres tajiques.

Estes dados, por si só, são de indubitável interesse, uma vez que não encontrámos na literatura disponível estudos comparativos para estas populações. Ao mesmo tempo, D.A. Hojamuradova e T.A. Nazarenko [93], no seu estudo, salientaram uma variante mais frequente da redução da função hormonal nas mulheres da República do Tajiquistão do que as alterações hiper-hormonais.

Como resultado da determinação de possíveis diferenças entre o estado imunitário das mulheres de diferentes populações, verificou-se que o conteúdo sanguíneo de linfócitos T, células T auxiliares e níveis de IgM não diferiam significativamente. O número relativo de linfócitos T citotóxicos, de células B e os níveis de IgG eram mais elevados na população feminina tajique, enquanto o número de células

EKT e de células assassinas naturais e os níveis de IgA se desviaram significativamente para valores mais elevados nas mulheres russas.

Os níveis de auto-anticorpos contra componentes da tiroide eram significativamente mais elevados na população de mulheres russas, e os níveis de auto-anticorpos contra componentes proteico-lipídicos do sistema hemostático, que caracterizam as reacções antifosfolipídicas, eram mais elevados na população tajique, tal como o tempo de coagulação do sangue no teste lebetox.

ıUma vez que a principal fonte de auto-anticorpos é a subpopulação B de linfócitos [90], o conteúdo sanguíneo desta categoria de linfócitos foi monitorizado em mulheres de ambas as populações. ıEste estudo mostrou que o teor de linfócitos B no sangue das mulheres tajiques é quase duas vezes superior ao da população russa, o que, do ponto de vista patogénico, pode estar associado a uma maior predisposição das mulheres da população tajique para processos imunitários auto-imunes.

Verificaram-se algumas diferenças imunogenéticas na população, mais acentuadas nos loci dos genes HLA de classe II. Os genes associados a perturbações reprodutivas nas mulheres - alelos HLA-DRB1*04, HLA-DQA1*103, HLA-DQA1*301, HLA-DQB1*302 - merecem uma atenção especial [11, 28]. Assim, o alelo HLA-DRB1*04 foi significativamente mais frequente nas mulheres da população tajique (1,4 vezes). A frequência do alelo HLA-DQA1*0103 foi significativamente mais elevada nas mulheres russas (1,6 vezes), e os alelos HLA-DQA1*0301 (1,5 vezes) e HLA-DQB1*0302 (1,5 vezes) foram significativamente mais frequentes nas mulheres tajiques. Estes dados sugerem que a natureza genética da não gravidez é ligeiramente mais frequente nas mulheres tajiques.

O segundo objetivo do estudo era realizar uma análise de agrupamento em populações de mulheres russas e tajiques para identificar características associadas a uma história obstétrica favorável e desfavorável com base em características imunogenéticas, hormonais e imunológicas informativas.

Na população russa, foram monitorizadas 81 pessoas, 28 das quais tiveram todas as gravidezes anteriores que terminaram em partos saudáveis e 53 das quais mostraram sinais de problemas de saúde reprodutiva, uma vez que os seus antecedentes obstétricos incluíam aborto espontâneo, parto prematuro, atraso no crescimento fetal ou nados-mortos. Na população tajique, um estudo semelhante envolveu 85 mulheres (28 com boa saúde reprodutiva e 57 com problemas reprodutivos).

Para realizar esta secção da investigação, as características mais informativas que permitem diferenciar entre mulheres com saúde reprodutiva preservada e com saúde reprodutiva prejudicada foram primeiro estabelecidas separadamente nas populações russa e tajique, utilizando a análise discriminante. Estas características foram utilizadas no programa de análise de agrupamentos para classificar os dados em cada população.

O cluster 1 (também conhecido como grupo 1) na população de mulheres russas consistia em mulheres reprodutivamente saudáveis, os clusters 2 e 3 incluíam mulheres com mudanças patológicas na saúde reprodutiva, mas diferindo nos conjuntos de mudanças características nos indicadores. No grupo 2, as mudanças mais pronunciadas foram observadas nos indicadores imunológicos: o número de linfócitos com atividade citotóxica aumentou e foi detectado um aumento no conteúdo de anticorpos da classe IgG para a β2-glicoproteína. No grupo 3 com patologia reprodutiva, as alterações hormonais prevaleceram entre as anomalias detectadas: o conteúdo sanguíneo de estradiol, progesterona e prolactina foi mais elevado, enquanto o nível de auto-anticorpos para a tiroglobulina foi mais baixo.

Na população de mulheres tajiques havia também 3 grupos - grupos 5, 6 e 7. Tal como no caso das mulheres russas, o grupo 5 era constituído por mulheres com função reprodutiva preservada. O grupo 6 incluía mulheres com disfunção reprodutiva, que apresentavam uma diminuição do nível das hormonas sexuais informativas e de uma das suas hormonas tiroideias, um aumento do nível de cortisol, um aumento seletivo dos auto-anticorpos contra as proteínas da tiroide, bem como as principais subpopulações de linfócitos T, assassinos de rede, linfócitos B e níveis de IgG. $_2$Outra parte das mulheres com perturbações reprodutivas do grupo 7 caracterizou-se por um aumento seletivo dos anticorpos IgG contra fosfolípidos, β-glicoproteína e protrombina.

No processo de resolução deste problema, foram também realizados estudos imunogenéticos em grupos, que revelaram uma maior ocorrência dos alelos HLA-DQB1*0303 e HLA-DQB1*0503 em mulheres russas com função reprodutiva preservada, enquanto na população de mulheres tajiques os alelos HLA-DQB1*0302 e HLA-DQB1*0602-8 foram registados com uma frequência bastante elevada e significativamente diferente.

É interessante notar que, de acordo com os nossos dados, os alelos desfavoráveis em ambas as populações foram associados a perturbações reprodutivas, independentemente da afiliação das mulheres ao cluster. Esta regra não era absoluta, porque, por exemplo, o transporte de alelos como DQA1*301 e DQB1*302 com uma frequência bastante elevada também foi observado em mulheres com função reprodutora preservada, especialmente na população tajique.

Estes resultados requerem uma análise mais pormenorizada, uma vez que sugerem que não só os alelos HLA-DRB1*04, HLA-DQA1*0103, HLA-DQA1*301, HLA-DQB1*302 podem ser marcadores genéticos de perturbações reprodutivas. A questão da associação com a reprodução de alelos como o HLA-DRB1*01, HLA-DRB1*11, HLA-DRB1*13, HLA-DQA1*0501, HLA-DQB1*050, que também podem ser considerados marcadores de patologia reprodutiva, também necessita de uma consideração especial. A questão das categorias das condições externas e fenotípicas sob as quais estes genes podem manifestar os seus efeitos indesejáveis na função reprodutiva merece uma consideração separada.

Quanto à abordagem de agrupamento como um todo, quando combinada com uma abordagem de base populacional para determinar as características dos distúrbios de saúde reprodutiva, não encontramos um método semelhante de agrupamento de dados na literatura nacional ou estrangeira.

O objetivo seguinte do estudo era caraterizar o estado hormonal das mulheres das populações russa e tajique em risco de perturbações reprodutivas, a fim de identificar alterações quantitativas nas hormonas associadas ao processo reprodutivo.

Os dados obtidos mostraram que a natureza dos desvios no conteúdo das hormonas sexuais no sangue das mulheres das populações russa e tajique pertencentes a grupos de risco de disfunção reprodutiva é ambígua.

Na categoria das mulheres russas, dos dois grupos de risco, apenas um (grupo 3) apresenta um aumento bastante significativo do conteúdo sanguíneo da hormona folículo-estimulante, da hormona luteinizante, da prolactina, do estradiol, da progesterona, da hormona da tiroide, do T3 e do T4 totais, o que ocorre no contexto de uma diminuição significativa dos níveis de testosterona, do seu metabolito dihidroepiandro esterona e do cortisol. No mesmo grupo, foi observada uma diminuição moderada dos níveis de auto-anticorpos contra os componentes da tiroide, em comparação com as mulheres saudáveis Num outro grupo de risco (grupo 2), os indicadores do conteúdo hormonal e dos anticorpos contra os mesmos correspondem quase completamente aos das mulheres saudáveis.

Na categoria das mulheres tajiques, os desvios fiáveis em relação ao controlo (indicadores de mulheres saudáveis) são de natureza diferente, embora também afectem apenas um dos grupos de risco - o Grupo 6. Neste grupo, pelo contrário, há uma queda significativa no conteúdo sanguíneo de todas as hormonas sexuais, exceto os androgénios (o nível destes últimos está a aumentar); os seus níveis de hormonas da tiroide são moderadamente reduzidos, mas ao mesmo tempo há um aumento bastante significativo no conteúdo sanguíneo de auto-anticorpos para componentes da tiroide; os níveis de cortisol são elevados.

Apesar das alterações identificadas, apenas um pequeno grupo de hormonas e de anticorpos para as mesmas pode servir como marcadores do grupo de risco para o desenvolvimento de doenças reprodutivas em cada população de mulheres. Este facto foi estabelecido através da determinação de intervalos de confiança de 95%

e da construção de curvas ROC de significância prognóstica para cada indicador do estado hormonal em cada um dos 6 grupos de estudo.

Como resultado, foi determinado um conjunto de indicadores prognósticos significativos de disfunção reprodutiva e os intervalos dos seus valores, e foi estabelecido o grau da sua importância prognóstica:

- para o grupo 3 da população russa - hormona luteinizante > 5,1 UI/l (AUROC = 0,935), prolactina > 136 mUI/ml (AUROC = 0,982), estradiol > 237 pmol/l (AUROC = 0,928), progesterona > 26,5 nmol/l (AUROC = 1,0), hormona tiroideia > 1,6 mUI/l (AUROC = 0,982). 26,5 nmol/L (AUROC = 1,0), hormona tiroideia > 1,6 mUI/L (AUROC = 0,982), tiroxina total > 86,5 nmol/L (AUROC = 1,0), cortisol < 291 nmol/L (AUROC = 0,982);

- Para o grupo 6 da população tajique - prolactina < 140 nmol/l (AUROC = 0,933), estradiol < 240 pmol/l (AUROC = 0,880), progesterona < 30 nmol/l (AUROC = 0,915), auto-anticorpos contra a tiroglobulina > 80 ME/ml (AUROC = 0,985). 30 nmol/l (AUROC = 0,915), autoanticorpos contra a tiroglobulina > 80 ME/ml (AUROC = 0,985), autoanticorpos contra a tiroperoxidase > 40 ME/ml (AUROC = 1,0), cortisol > 330 nmol/l (AUROC = 0,933).

Outro objetivo: caraterizar o estado imunitário das mulheres das populações russa e tajique em risco de perturbações reprodutivas, a fim de identificar alterações quantitativas nas células do sistema imunitário e nas imunoglobulinas de diferentes classes associadas ao processo reprodutivo.

Esta secção do estudo, tal como a anterior, consistiu em duas fases, a primeira destinada a identificar grupos de risco para doenças reprodutivas envolvendo mecanismos imunitários, e a segunda fase destinada a determinar critérios de risco prognosticamente significativos.

Na primeira fase, verificou-se que, na população de mulheres russas, as principais alterações imunofenotípicas e de imunoglobulinas foram observadas no grupo 2 com perturbações da saúde reprodutiva, enquanto as principais anomalias do estado hormonal foram registadas, como já foi referido, no grupo 3. Tal como no grupo 3, as alterações imunológicas no grupo 2 foram registadas dentro do intervalo de referência. Os maiores desvios para cima foram observados nas células potencialmente dotadas de atividade citotóxica - linfócitos T citotóxicos (CD3+CD8+), células assassinas naturais (CD16+CD56+), EKT (CD3+CD56+). Foi também observado um aumento significativo do número de linfócitos B (CD19+). Entre as três classes de imunoglobulinas, apenas o nível de IgG apresentou um significado prognóstico suficiente (elevado). $_2$No mesmo grupo, os níveis de auto-anticorpos totais da classe IgG para fosfolípidos humanos, auto-anticorpos IgG para β-glicoproteína, anexina V, protrombina, conteúdo sanguíneo de anticoagulante lúpico aumentaram significativamente.

Na população de mulheres tajiques, foram registados desvios fiáveis no grupo 6 e, neste último caso, foram também registadas alterações hormonais no mesmo grupo. O principal destaque no grau de desvio dos indicadores de mulheres saudáveis recaiu, em primeiro lugar, sobre os linfócitos da resposta imune inata que participam na realização da função reprodutiva - células assassinas naturais (CD16+CD56+) e EKT (CD3+CD56+). Paralelamente, o número de linfócitos B aumentou, o que coincidiu, nesta categoria de mulheres examinadas, com o aumento anteriormente registado nos níveis de auto-anticorpos para as proteínas da tiroide. No grupo 6, foram registados desvios significativos em relação aos indicadores das mulheres saudáveis para todas as classes de imunoglobulinas. $_2$No grupo 7, os níveis de auto-anticorpos da classe IgG para fosfolípidos humanos, β-glicoproteína-1, protrombina e tempo de coagulação sanguínea no teste de lebetox permaneceram promissores para investigação adicional como marcadores de perturbações da saúde reprodutiva.

A determinação do intervalo de confiança a 95% dos indicadores e a sua significância prognóstica sob a forma de curvas ROC permitiram-nos selecionar marcadores informativos entre os desvios marcados em ambas as populações:

- no grupo 2 de mulheres da população russa - aumento do número de linfócitos com fenótipos CD3+CD4+ > 35,7% (AUROC = 0,890), CD3+CD8+ > 20,2% (AUROC = 1,0), CD3+CD56+ > 4,2% (AUROC = 0,967), CD16+CD56+ > 14,6% (AUROC = 1,0), CD19+ > 9,3% (AUROC = 0,968), aumento dos níveis de IgG > 10,6 mg/ml (AUROC = 0,927);

- no grupo 6 de mulheres da população tajique - aumento do número de linfócitos com fenótipos CD3+CD4+ > 33,2% (AUROC = 0,942), CD3+CD56+ > 2,2% (AUROC = 0,915), CD16+CD56+ > 13,8% (AUROC = 1,0), CD19+ > 14,2% (AUROC = 0,964), bem como um aumento de IgG > 12,8 mg/ml (AUROC = 0,954) e uma diminuição da contagem de linfócitos CD3+CD8+ < 19,2% (AUROC = 0,804).

O quinto objetivo do estudo era caraterizar o componente autoimune em mulheres das populações russa e tajique em risco de perturbações reprodutivas, a fim de identificar alterações quantitativas nos auto-anticorpos que possam afetar o processo reprodutivo.

As reacções antifosfolipídicas, enquanto estado autoimune de hipercoagulabilidade causada por anticorpos antifosfolipídicos, estão intimamente associadas à patologia da gravidez numa determinada proporção de mulheres com problemas de saúde reprodutiva - [36, 114, 205].

Nas mulheres russas, observou-se um aumento dos valores dos indicadores de reação antifosfolipídica no grupo 2 com perturbações da saúde reprodutiva. $_2$Neste grupo, os níveis de autoanticorpos totais da classe IgG para fosfolípidos humanos, autoanticorpos IgG para β-glicoproteína, anexina V, protrombina e conteúdo sanguíneo de anticoagulante lúpico aumentaram significativamente.

Nas mulheres tajiques, a lista de desvios das reacções antifosfolipídicas em relação às mulheres saudáveis estendia-se a todos os parâmetros auto-imunes, com exceção dos auto-anticorpos IgG para a anexina V e o anticoagulante lúpico determinado no teste lúpico.

A determinação do intervalo de confiança a 95% dos indicadores e a sua significância prognóstica sob a forma de curvas ROC permitiram-nos selecionar marcadores informativos entre os desvios marcados em ambas as populações:

$_2$- nas mulheres do grupo 2 da população russa - um aumento dos níveis sanguíneos de auto-anticorpos para fosfolípidos > 3,6 U/ml (AUROC = 0,971) e β-glicoproteína1 > 4,8 U/ml (AUROC = 1,0);

- num grupo de 7 mulheres da população tajique - aumento do teor sanguíneo de IgG-autoanticorpos totais para fosfolípidos > 9 U/ml (AUROC = 0,993). $_2$9 U/ml (AUROC = 0,993), auto-anticorpos IgG contra a β-glicoproteína I > 8 U/ml (AUROC = 1,0), auto-anticorpos IgG contra a protrombina > 8,7 U/ml (AUROC = 0,988).

Por fim, a última tarefa do estudo consistiu em criar um sistema de avaliação integral do risco de perturbações da saúde reprodutiva em mulheres das populações russa e tajique, desenvolver algoritmos para a sua utilização e testar este sistema numa coorte de mulheres em gestação com acompanhamento posterior em catamnese.

Em primeiro lugar, foi demonstrado que a utilização de critérios de risco para doenças reprodutivas obtidos em estudos anteriores nem sempre é eficaz. Por exemplo, foram seleccionados um total de 8 marcadores para o grupo 2 da população de mulheres russas com alterações imunológicas predominantes. Ao mesmo tempo, todos estes marcadores foram registados em 22 pessoas (82%) do grupo 2, 1 pessoa deste grupo (4%) tinha 6 marcadores em 8 e 4 pessoas do grupo 2 tinham 5 marcadores em 8.

A frequência de ocorrência dos marcadores do grupo de risco 6 na população de mulheres tajiques é significativamente mais elevada neste grupo e em nenhum caso apresenta um valor inferior a 70%. Em todos os outros grupos, a frequência de ocorrência destes marcadores situa-se, regra geral, no intervalo de 1-8%, embora nalguns casos atinja 24-47%.

Os poucos marcadores do grupo de risco 7 são ainda mais eficazes para reconhecer se as mulheres pertencem a este grupo. No próprio grupo 7, a frequência de ocorrência destes marcadores situa-se entre 93% e 100%, enquanto nos outros grupos não ultrapassa os 4%.

Além disso, partimos do pressuposto de que a influência de cada indicador de critério na saúde reprodutiva é desigual e que é razoável utilizar o princípio da avaliação integral para prever o risco de perturbações reprodutivas das mulheres.

Para o efeito, foi realizada uma análise de regressão para cada grupo de risco, na qual foram incluídos todos os parâmetros laboratoriais capazes de apresentar propriedades de marcadores de perturbações reprodutivas.

$_2$Para o grupo de risco 2, foi obtida uma equação de regressão linear do seguinte tipo: 0,257*[número de CTLs] + 0,266*[número de ECs] + + 0,122*[número de B-lf] + 0,107*[nível de IgG] + 0,209*[nível de AT para β -GP]. $_2$No processo de obtenção da equação de regressão, o programa estatístico excluiu 3 indicadores (o número de T-helpers, o número de ECT e o nível de anticorpos contra fosfolípidos humanos) e, dos 5 indicadores sanguíneos restantes, o número de linfócitos T citotóxicos, o número de células assassinas naturais e o nível de auto-anticorpos IgG contra β-glicoproteínas foram os mais informativos, a julgar pelo valor dos coeficientes de peso. Como resultado, em cada caso foi obtido um índice, que doravante designámos por marcador integral de deficiência reprodutiva 1 (IMNR1).

Em seguida, nas mulheres de todos os grupos estudados, os dados correspondentes a 5 marcadores informativos do grupo 2 foram substituídos na equação de regressão. Como resultado, foram obtidos valores individuais do marcador integral de distúrbios reprodutivos 1 em cada caso.

Através da determinação do intervalo de confiança de 95% e da construção da curva ROC, foi estabelecido o seguinte. A determinação do marcador integral com base numa equação de regressão linear permite levar o valor preditivo do teste quase ao valor absoluto (AUROC = 1,0). Uma análise mais pormenorizada, utilizando os desvios-padrão do intervalo de confiança de 95%, mostrou que o máximo de desvios nos grupos de comparação era de 11,5 e, por conseguinte, o valor de IMNR1 acima de 11,5 era prognosticamente significativo em termos da possibilidade de distúrbios reprodutivos.

Do mesmo modo, foram calculados marcadores integrais de perturbações reprodutivas para todos os outros grupos de risco.

Para o grupo de risco 3 da população de mulheres russas, foi obtida uma equação de regressão com a seguinte forma: 0,341*[prolactina] + 0,257*[estradiol] + + 0,184*[T4 total] - 0,153*[cortisol]. Neste caso, três indicadores foram excluídos da fórmula pelo programa estatístico - níveis de hormona luteinizante, progesterona, hormona tiroideia, e os restantes 4 indicadores foram incluídos na equação de regressão, sendo a prolactina (coeficiente 0,341) e o estradiol (coeficiente 0,257) os mais informativos.

O cálculo do IMNR2 através da resolução desta equação de regressão linear deu origem a um teste de diagnóstico cujo valor preditivo foi extremamente elevado (AUROC = 0,996) em valores superiores a 85, ou seja, com estes valores de IMNR2, uma mulher pode ser razoavelmente classificada como um grupo de risco para perturbações da saúde reprodutiva associadas a alterações hormonais.

Na população do grupo de risco 5 de mulheres tajiques associada a sinais hormonais-imunológicos de perturbações da saúde reprodutiva, a análise de regressão produziu uma equação de regressão que incluía apenas 2 indicadores imunológicos de entre 12: -9,049 + 0,537*[contagem de CE] - 0,208*[contagem de linfócitos B].

O cálculo e a posterior análise da IMNR3 derivada desta equação de regressão mostraram que, com um valor superior a 14, o valor preditivo deste teste era próximo do absoluto, uma vez que AUROC = 1,0.

2Foi também efectuada uma análise de regressão para o grupo de risco 6, com base na caraterística deste grupo de aumento dos valores de auto-anticorpos IgG para fosfolípidos humanos (HPA), β-glicoproteínas, protrombina. A equação de regressão obtida foi a seguinte: 22,179 + 0,288*[AFA] + 0,453*[AT para β -GP].

Esta equação de regressão incluiu apenas dois dos três indicadores, porque o nível de auto-anticorpos IgG para protrombina não estava envolvido na formação do marcador intergal de distúrbios reprodutivos (IMNR4). Os valores individuais de cada mulher que participou no estudo foram então substituídos na equação de regressão. O marcador integral de distúrbios reprodutivos no grupo 6 (IMNR4), como em todos os outros casos, distinguiu com clareza quase absoluta (AUROC = 1,0) a pertença das mulheres a este grupo com um valor superior a 8,5.

Para se certificar, mais uma vez, de que os indicadores integrais IMNR1-IMNR2 para as mulheres russas e IMNR3-IMNR4 para as mulheres tajiques, desenvolvidos nesta secção da investigação, podem ser aplicados na prática médica, foram testados em grupos de mulheres em gestação de cada população.

Um acompanhamento a longo prazo (três anos) de 30 mulheres solteiras da população russa que planeavam engravidar (grupo 4) revelou o seguinte. Quatro mulheres que não engravidaram durante os três anos seguintes foram subsequentemente excluídas do estudo, uma vez que este fenómeno pode estar relacionado com perturbações da saúde reprodutiva, não só feminina mas também masculina, ou com um elevado grau de concordância entre os genótipos do casal. Todos os parâmetros testados das restantes 26 mulheres do Grupo 4 estavam totalmente dentro dos intervalos de referência, tendo sido calculadas as duas equações de regressão para determinar os marcadores integrais das perturbações da saúde reprodutiva 1 e 2 (IMNR1 e IMNR2).

Vinte e uma gravidezes resultaram no nascimento de uma criança saudável e, em dois casos, até de duas crianças. Quatro mulheres tiveram uma falha na gravidez (num caso foi combinada com uma segunda gravidez que terminou em segurança) e uma mulher teve um parto prematuro com perda de um filho. A determinação do marcador integral de doenças reprodutivas associadas a alterações predominantes do estado imunitário (IMNR1) permitiu-nos atribuir uma mulher ao grupo de risco apenas num caso (IMNR1>11,5). Esta mulher desenvolveu um trabalho de parto pré-termo às 28 semanas e o feto não pôde ser salvo. Quatro mulheres com aborto espontâneo apresentavam valores de IMC2 elevados (>85) associados a alterações hormonais. Por outras palavras, nestes casos, os valores de IMNR2 indicavam claramente a possibilidade de disfunção reprodutiva mediada por hormonas, embora os indicadores do estado hormonal neste caso estivessem dentro dos valores de referência.

Num estudo semelhante na população tajique, as medidas integrais de IMNR3 e IMNR4 foram testadas num grupo especialmente selecionado de 32 mulheres tajiques solteiras (grupo 8) que, tal como na população russa, foram seguidas por um obstetra-ginecologista durante os 3 anos seguintes. Este grupo era composto por mulheres jovens que planeavam engravidar. No entanto, 3 mulheres não engravidaram durante o primeiro ano de acompanhamento e foram encaminhadas para uma avaliação mais aprofundada e excluídas da coorte, enquanto as restantes mulheres foram acompanhadas.

Vinte e cinco mulheres da população tajique, que não tinham tido uma gravidez antes do estudo, desenvolveram gravidezes (e em 6 casos até 2) nos 3 anos seguintes e deram à luz crianças saudáveis. Ao mesmo tempo, nenhuma das mulheres com função reprodutiva preservada apresentava valores de IMNR3 > 14,0 e/ou IMNR4 > 8,5, que são característicos de perturbações reprodutivas.

Quatro mulheres da população tajique apresentavam perturbações da saúde reprodutiva. Em três casos, manifestaram-se por não gravidez, o que coincidiu com valores relativamente elevados de IMNR3 (14,4 e 14,7) e IMNR4 (8,7), e num caso a gravidez terminou em trabalho de parto prematuro com IMNR4 = 8,8.

Com base nos resultados, propusemos algoritmos para o rastreio de mulheres em ambas as populações.

De acordo com estes algoritmos, recomenda-se que as mulheres da população russa sejam examinadas nos dias 3 a 5 do ciclo menstrual, uma vez que o esquema de exame inclui hormonas como o estradiol e a prolactina, cujos níveis são determinados nestas alturas. As mulheres da população tajique podem ser examinadas independentemente da altura do ciclo menstrual.

O sangue venoso das mulheres é analisado por análise imunoenzimática em fase sólida e por citofluorimetria de fluxo para os indicadores incluídos nas fórmulas de cálculo do IMNR1/IMNR2 na população russa e do IMNR3/IMNR4 na população tajique.

De seguida, os indicadores integrais são calculados e avaliados de acordo com os intervalos de valores recomendados. Se pelo menos um dos indicadores se situar no intervalo de valores prognosticamente significativo, a mulher é colocada no grupo de risco para possíveis perturbações da saúde reprodutiva.

Assim, a investigação realizada cria uma base fiável para a possibilidade de prever perturbações de saúde nas populações de mulheres russas e tajiques na fase pré-natológica. Isto foi possível graças ao desenvolvimento de uma abordagem metodológica original para o agrupamento de dados com base na análise de grupos populacionais.

Além disso, os dados obtidos, embora caracterizem o estudo como um trabalho científico concluído, abrem a perspetiva de uma série de novas direcções de investigação. Uma delas diz respeito à correspondência das características imunogenéticas dos distúrbios reprodutivos com os outros turnos. Outra direção possível diz respeito à análise de quais as doenças reprodutivas que correspondem a cada variante na sua avaliação de risco. No futuro, também será necessário estabelecer quais os mecanismos subjacentes às variantes reprodutivas relatadas, desde que os desvios observados estejam dentro da faixa fisiológica normal.

CONCLUSÕES

1. Foram estabelecidas e cientificamente comprovadas normas regionais médias do estado hormonal em mulheres clinicamente saudáveis em idade reprodutiva que vivem no Tajiquistão e na região central de Chernozem, na Rússia.Foi demonstrado que, no âmbito das flutuações fisiológicas do estado hormonal, o nível médio das hormonas gonadotrópicas FSH, LH, P, E, PL nas mulheres tajiques era inferior ao das mulheres russas, respetivamente, em 20,0, 18,0, 36,0, 16,6 e 32,2%; o nível das hormonas da tiroide TTG, T3 total e T4 total era também inferior nas mulheres tajiques, respetivamente, em 48,2, 24,0 e 20,0%. Verificou-se que as normas regionais médias de androgénios e glucocorticosteróides nas mulheres tajiques eram mais elevadas do que nas mulheres russas: cortisol em 16,0%, testosterona em 21,0%, 17-OP em 30,0%, DHEA-C em 25,5%.

2. As normas regionais médias dos indicadores de imunidade celular e humoral foram estabelecidas e cientificamente comprovadas. Foi demonstrado que, nas mulheres russas, os indicadores regionais médios de imunidade celular eram mais elevados do que os indicadores semelhantes nas mulheres tajiques: células T-supressoras citotóxicas (CD3/8+) em 31,7%; células com atividade assassina células NK (CD56) em 26,6%; células NK (CD16) em 43,4%; células NK (CD3/16/56+) em 57,1%; células NK (CD3-/16/56+) em 16,6%; células NK (CD3/56/16-) em 8,0%. Ao mesmo tempo, nas raparigas tajiques, os indicadores regionais médios dos linfócitos B (CD19+) eram mais elevados em 51,6%, os das células

B (CD19/CD5+) em 46,1%. Ao mesmo tempo, a imunoglobulina IgA era inferior em 40,0% e a IgG superior em 18,0%.

3. Verificou-se que os indicadores regionais médios dos marcadores de AFR nas mulheres tajiques eram significativamente mais elevados do que os das mulheres russas. Assim, a APA era mais elevada em 58,2%, a β-2-glicoproteína em 50,0%, a Anexina-V em 56,8%, a Protrombina em 44,6%, a APTV em 20,0% e o Tempo de Coagulação em 44,0%. Foi demonstrado que, em comparação com a norma regional média, foi detectado um aumento do nível de anticorpos AT contra as hormonas da tiroide em 30,5% das mulheres russas. O transporte de AT-TPO foi detectado em 21,9% das mulheres examinadas e o de AT-TG em 8,1%. Nas mulheres tajiques, foram detectados níveis elevados de anticorpos AT em 10,5%, AT-TPO em 6,9% e AT-TG em 3,1% das mulheres.

4. A abordagem de agrupamento da população, baseada na utilização de discriminações e na análise de agrupamentos, é uma forma altamente eficaz de agrupar as mulheres de acordo com o seu estado de saúde reprodutiva e os factores de risco que causaram perturbações reprodutivas

5. Os factores de risco que causam perturbações reprodutivas são diferentes em combinação nas populações de mulheres russas e tajiques, incluindo uma maior frequência de variantes alélicas de HLA-DRB1*04, HLA-DQA1*0301, HLA-DQB1*0302 na população tajique e HLA-DQA1*0103 na população russa.

6. Na população de mulheres russas com distúrbios reprodutivos, distinguem-se dois grupos de risco na fase pré-natológica, um dos quais é caracterizado por alterações no estado hormonal da hormona luteinizante, prolactina, estradiol, progesterona, hormona tireotrópica, 2tiroxina total, cortisol, e a outra - mudanças imunológicas, incluindo o número de linfócitos com fenótipos CD3+CD4+, CD3+CD8+, CD3+CD56+, CD16+CD56+, CD19+, nível de IgG, conteúdo sanguíneo de auto-anticorpos para fosfolípidos e β-glicoproteína-1 em intervalos quantitativos típicos desta população.
7. Na população de mulheres tajiques com perturbações reprodutivas, existem 2 grupos de risco, um dos quais é caracterizado por alterações do estado hormonal-imune da prolactina, estradiol, progesterona, cortisol, níveis de auto-anticorpos contra a tirogl bulina, 2tiroperoxidase, número de linfócitos com fenótipos CD3+CD4+, CD3+CD8+, CD3+CD56+, CD16+CD56+, CD19+, nível de IgG, e o outro - alterações auto-imunes, incluindo níveis de auto-anticorpos IgG para fosfolípidos, β-glicoproteína, protrombina em intervalos quantitativos típicos desta população.

8. Numa população de mulheres russas, os distúrbios reprodutivos associados a alterações imunológicas podem ser identificados e previstos pelo valor do marcador integral IMNR1 > 11,5, calculado pela fórmula: 20,257*[número de CTLs] + 0,266*[número de ECs] + 0,122*[número de linfócitos B] + 0,107*[nível de IgG] + 0,209*[nível de auto-anticorpos para β-glicoproteína].

9. Na população de mulheres russas, as perturbações reprodutivas associadas a alterações hormonais podem ser identificadas e previstas pelo valor do marcador integral IMNR2 > 85, calculado pela fórmula: 0,341*[prolactina] + 0,257*[estradiol] + 0,014*[TSH] + + + 0,184*[T4 total] - 0,153*[cortisol].

10. Numa população de mulheres tajiques, as perturbações reprodutivas associadas a alterações hormonais e imunológicas podem ser identificadas e previstas pelo valor do marcador integral IMNR3 > 14, calculado pela fórmula: -9,049 + 0,537*[número de CE] - 0,208*[número de linfócitos B].

11. Numa população de mulheres tajiques, as perturbações reprodutivas associadas ao desenvolvimento de reacções antifosfolipídicas podem ser identificadas e previstas pelo valor do marcador integral IMNR4 > 8,5, calculado pela fórmula 22,179 + 0,288*[nível de autoanticorpos para fosfolípidos] + 0,453*[nível de autoanticorpos para β-glicoproteína].

RECOMENDAÇÕES PRÁTICAS

1. Aquando da introdução de novas tecnologias laboratoriais relacionadas com a identificação de sinais fica de perturbações da saúde reprodutiva em mulheres em idade fértil na fase pré-natológica, é aconselhável utilizar uma abordagem metodológica de agrupamento de populações.

2. No estudo das funções fisiológicas de certos grupos étnicos e populações de mulheres, é necessário clarificar os intervalos de referência dos valores laboratoriais.

3. Dada a natureza multifatorial das causas das perturbações reprodutivas nas mulheres em idade fértil, ao desenvolver um algoritmo de previsão destas perturbações, deve ser dada preferência a marcadores integrais de perturbações reprodutivas, desenvolvidos, por exemplo, através da análise de dados de regressão.

4. Para prever as perturbações da saúde reprodutiva nas mulheres em idade fértil da população russa, é aconselhável utilizar os indicadores integrais IMNR1 e IMNR2 propostos, contribuindo o IMNR1 para a deteção do risco de perturbações reprodutivas de origem imunitária e o IMNR2 para o risco de perturbações reprodutivas de origem hormonal.

5. Para prever as perturbações da saúde reprodutiva nas mulheres em idade fértil na população tajique, é aconselhável utilizar os indicadores integrais IMNR3 e IMNR4 propostos, sendo que o IMNR3 ajuda a identificar o risco de perturbações reprodutivas de origem hormonal e imunitária e o IMNR2 - o risco de perturbações reprodutivas devido à ameaça de reacções antifosfolípidas.

6. Para prever perturbações da saúde reprodutiva em mulheres em idade fértil nas populações russa e tajique, é aconselhável utilizar os algoritmos relevantes desenvolvidos neste estudo.

LISTA DE REFERÊNCIAS

1. Aghajanyan N.A., Manapova I.I. Aspeto étnico da fisiologia da adaptação e morbilidade da população // Human Ecology. - 2014. - № 3. - C. 3-13.

2. Azimova M.K.. Impacto da poluição atmosférica na saúde reprodutiva das mulheres //Biologia e Medicina Integrativa 2016, 1(1), 64-69.

3. Aleksandrova EM, Botasheva TL, Ermolova NV, Khloponina AV, Pligina EV Influência das características étnicas nos processos de adaptação do corpo feminino no período reprodutivo // Boletim Médico do Sul da Rússia, 2013. - № 4. - C. 5-8.

4. Anoshkina N.L., Gulin A.V. Some aspects of health and physical development of students of a large industrial centre // Medico-social problems of modern Russia. Moscovo, 2008, p.10-14.

5. Apolikhin O.I., Moskaleva N.G., Komarova V.A. Situação demográfica moderna e problemas de melhoria da saúde reprodutiva da população russa // Urologia Experimental e Clínica, 2015. - № 4. - C. 4-14.

6. Arabzoda S.N., Shukurov F.A. Atividade do sistema de realização de stress em estudantes no processo da sua educação // Boletim da Academia de Ciências Médicas do Tajiquistão. 2016. № 4. C. 19-23.

7. Arabzoda S.N., Shukurov F.A., Melikova N.H. Estado psicovegetativo na avaliação da capacidade de adaptação ao stress emocional // Aspectos da informação aplicada à medicina. 2015. T. 18. № 1. C. 32-37.

8. Arabova Z.U., Nevzorova E.V. pH do sangue arterial em humanos em condições de hipoxémia de alta altitude // Boletim da Universidade Estatal de Polessky. - 2013. - PARTE 1 - P. 7-9

9. Arabova Z.U., Nevzorova EV, Shukurov FA, Gulin AV Change in electrolyte concentrations in hypoxia // Vestnik of Tambov University. Série: Ciências Naturais e Técnicas. 2013. T. 18. № 6-2. C. 3283-3285.

10. Arabova Z.U., Shukurov F.A. Previsão da duração óptima da habitação humana a grandes altitudes na coleção: problemas ecológicos e fisiológicos de adaptação. Materiais do

XVIII simpósio russo com participação internacional. Universidade de Amizade dos Povos da Rússia. 2019. C. 28-30.

11. Arabova Z.U., Shukurov F.A. Estado do sistema nervoso autónomo na avaliação da adaptação humana à hipoxia de alta montanha // Applied Information Aspects of Medicine. 2015. T. 18. № 1. C. 73-75.

12. Arabova Z.U., Shukurov F.A., Malysheva E.V. Avaliação dos parâmetros de oxigenação em condições de altitude elevada // Boletim da Universidade de Tambov. Série: Ciências Naturais e Técnicas. - 2012. - Vol. 17, Vyp. 4. - C. 1282-1285.

13. Arabova Z.U., Shukurov F.A., Nevzorova E.V. Parâmetros do estado ácido-base do sangue na avaliação da hipoxemia de alta altitude // Boletim da Universidade Pedagógica do Estado de Lipetsk. - 2013 - Série MIFE, Vol. 1 (4). - C. 58-66.

14. Akhmedov A.A., Bobokhodjaeva M.O., Nazirova M.A. et al. Tendências da fertilidade na República do Tajiquistão nas novas condições económicas // Cuidados de saúde do Tajiquistão, 2010. - № 2 - C. 5-11

15. Akhmedov K.Y., Shukurov F.A. Relationship of heart rate parameters with physical performance of people during adaptation to high-altitude hypoxia // Human Physiology. 1984. T. 8. № 6. C. 943.

16. Akhmedov F.K. Estudo do papel do fluxo sanguíneo renal e da concentração de ácido úrico no sangue e na urina no diagnóstico da pré-eclâmpsia// Theoretical and Clinical Medicine. - 2015. - №3. - C. 63-66.

17. Akhmedov F.K., Negmatullaeva M.N. O ácido úrico como fator patogénico na pré-eclâmpsia //Biologia e Medicina Integrativa 2020, 6(46), 31-40.

18. Ashurova N.G., Bobokulova S.B. Estudo da função menstrual em raparigas adolescentes //Biologia e Medicina Integrativa 2021, 6(53), 30-35.

19. Ashurova N.G., Mavlonova G.Sh. Papel do estado hormonal da recuperação do sistema reprodutivo na idade puberal // Novo Dia da Medicina. - 2018. - №3. - C. 57-59.

20. Babadjanova G.S., Tukhtamisheva N.O. Visão moderna do diagnóstico e tratamento do mioma uterino em mulheres em idade reprodutiva //Biologia e Medicina Integrativa 2017, 2(8), 64-79.

21. Badritdinova MN, Kudratova D.Sh., Ochilova D.A. Prevalência de alguns componentes da síndrome metabólica na

população feminina //Biologia e Medicina Integrativa 2016, 2(2), 53-61.

22. Badritdinova MN, Tukhtaev DA Frequência de ocorrência de factores de risco de perturbações do metabolismo dos hidratos de carbono em doentes com hipertensão //Biologia e Medicina Integrativa 2021, 5(52), 58-64.

23. Baevsky R.M. Norma fisiológica e o conceito de saúde //Russian Physiological Journal. 2003, T.89, 4, 473-489.

24. Balmukhamedova J.A., Zemlyanskaya N.S., Derbisalina G.A. Disfunção subclínica do ventrículo esquerdo em mulheres no período da menopausa //Biologia e Medicina Integrativa 2021, 6(53), 36-43.

25. Boldonosova NA, Druzhinina EB. Folículo e oogênese: propriedades químicas e ação biológica do hormônio luteinizante // Siberian Medical Journal, 2014. - T. 129, № 6. - C. 28-31.

26. Borisova O.I. Características ecológico-fisiológicas comparativas da dependência da função reprodutiva das mulheres em relação ao nível do índice de carga antropotecnogénica // Avicenna Bulletin, 2008, 2 (35), 22-25.

27. Gadzhieva IA, Chistyakova GN Violação da regulação imunitária na fase de placentação como causa de perdas reprodutivas // Problems of Reproduction, 2011, 4, 102-107

28. Gulzoda K., Halimova F.T., Shukurov F.A. Ethnicity and reproductive health - a cluster-population approach to assessing the reproductive health of women of fertile age LAP LAMBERT, Maurícia, 2019, 305

29. Gulin A.V., Shukurov F.A., Halimova F.T. Saúde reprodutiva de mulheres de diferentes grupos étnicos //Biologia e Medicina Integrativa 2019, 9(37), 4-67.

30. Danishevsky K.D. Saúde reprodutiva: objectivos de desenvolvimento global e potencial económico da Rússia //Medicina, 2013. - N 2. - C. 13-28.

31. Dobrohotova Yu.E., Dzhobava E.M., Ozerova R.I. Gravidez não desenvolvida: factores tromboembólicos e clínicos e imunológicos M.: GEOTAR-Media, 2010, 144 pp.

32. Elifanov A.V. Lepunova O.N. O nível de hormônios gonadotrópicos e sexuais em algumas formas de infertilidade endócrina em mulheres // Boletim da Universidade Estadual de Tyumen, 2014, nº 6, 114-122.

33. Ermenteva L.N., Aitbaeva J.B., Akpolatova G.M. Efeito de "substâncias mediadoras" de células fetais nas alterações da atividade das enzimas transaminases séricas em ratos após hipoxia

hipobárica letal //Biologia e Medicina Integrativa 2016, 4(4), 5-14.

34. Zakhryapina L.V. Peculiaridades regionais das doenças endócrinas em mulheres em idade fértil em condições de diferentes níveis de carga antropotecnogénica do território de residência // Uspekhi sovremennomennoi naukhestvosnaniya, 2010, 3, 37-39.

35. Kalachikova O.N. Tendências e perspectivas do comportamento reprodutivo da população (com base no exemplo do Oblast de Vologda). Cand. ekon. nauk. Moscovo, 2013. - 24 c.

36. Karomatov I.D., Takaeva Sh.K. Aplicação de geleia real de abelha em doenças do sistema urogenital em homens e mulheres // Biologia e Medicina Integrativa 2020, 3(43), 137-154.

37. Kiseleva AN, Zaitseva GA, Isaeva NV, Butina EV Características do polimorfismo dos genes do sistema HLA nas perturbações da reprodução // **International** Research Journal, 2015, 7-5(38), 23-24.

38. Kozlov A.I. Mudanças no património genético das populações do Norte: "ocaso das etnoses" ou formação de um novo grupo adaptativo? // Boletim de Arqueologia, Antropologia e Etnografia, 2014, Vol. 3, 26, 99-107.

39. Komilzhanova D.K. O papel da síndrome antifosfolipídica na prevenção da falha na gravidez //Biologia e Medicina Integrativa 2017, 5(11), 21-27.

40. Konovalova S.G., Conteeva N.A. Ecological morphology of the feto-placental system (literature review) // Human Ecology, 2005, 2, 17-24.

41. Labygina AV, Zagarskikh EY, Darjaev ZY, Shipkhineeva TI Doenças da tiroide e saúde reprodutiva da população feminina dos principais grupos étnicos da Sibéria Oriental // Boletim do Centro Científico da Sibéria Oriental SB RAS, 2013, 92, 41-45.

42. Laptina T.A. Imunogenética e reprodução humana Rostov-on-Don, 2013. 80 c.

43. Leonova Z.A., Florensov V.V.. Síntese e funções das hormonas sexuais femininas // Siberian Medical Journal, 2013, 2, 10-13.

44. Marinkin I.O., Kuleshov V.M., Galkina Y.V., Aidagulova S.V. Correção da síndrome neuroobmeno-endócrina em mulheres em idade reprodutiva // Medicina e Educação na Sibéria, 2012, 2, 65-66.

45. Mindubaeva F.A., Shukurov F.A., Salikhova E.Y. Características étnicas das reacções adaptativas dos estudantes que vivem em diferentes condições climáticas e geográficas / Na coleção: Ritmo cardíaco e tipo de regulação vegetativa na avaliação do nível de saúde pública e aptidão funcional dos atletas. Anais do VI simpósio totalmente russo. 2016. C. 209-213.

46. Mukhamadieva S.M., Nirzabekova B.T., Usmanova F.I. Manifestações clínicas da síndrome do climatério em mulheres na meno e pós-menopausa// Relatórios da Academia de Ciências da República do Tajiquistão, 2007. T. 50, 1, 79-84.

47. Nabieva F.C. Aspectos modernos da epidemiologia, etiologia e diagnóstico do cancro do ovário (revisão da literatura) //Biologia e Medicina Integrativa 2016, 2(2), 110-131.

48. Nikolaeva V.V., Shukurov F.A. Características étnicas do crescimento e do peso das raparigas no Vale de Hissar do Tajiquistão //Biologia e Medicina Integrativa 2020, 6(46), 23-30.

49. Orziev Z.M., Suleymanova G.T. Causas regionais de anemia por deficiência de ferro em mulheres em idade fértil //Biologia e Medicina Integrativa 2018, 4(21), 74-82.

50. Pakhomov S.P. Peculiaridades regionais da saúde reprodutiva da mulher e factores que contribuem para a sua formação. Doutor em ciências médicas. Moscovo, 2006. - 41 c.

51. Pisareva E.V., Razumnaya A.E., Borzenkova A.V. Estudos do estado hormonal de mulheres com vários distúrbios reprodutivos // Bulletin of SamSMU - Natural Science Series, 2013, 9/1 (110), 197.

52. Rakhimova Z.A. Otimização de métodos de diagnóstico para várias formas de adenomiose em mulheres em idade reprodutiva //Biologia e Medicina Integrativa 2016, 5(5), 48-53.

53. Rakhmatova D., Karomatov I.D. Fitoterapia na prevenção e tratamento da síndrome pré-menstrual //Biologia e Medicina Integrativa 2018, 11(28), 93-104.

54. Rakhmatullaeva M.M. Microecological aspects of women's reproductive health// Almanaque da Ciência Jovem. Orenburg. - 2018, №4, 24-30.

55. Russkova AN, Kosynkina T.M. Síndrome antifosfolipídica - uma das variantes de violação da relação entre os sistemas reguladores // International Journal of Applied and Basic Research, 2012, 1, 69.

56. Tananakina TP, Lysenko EA, Zadorozhny SP, Parinov RA, Kutsevol OV Avaliação comparativa do índice do estado físico do organismo de rapazes e raparigas estudantes de universidades médicas que estudam em diferentes condições socioeconómicas //Biologia e Medicina Integrativa 2021, 6(53), 350-358.

57. Tuksanova D.I. Alterações estruturais e geométricas na função ventricular esquerda em mulheres grávidas com pré-eclâmpsia //Biologia e Medicina Integrativa 2020, 6(46), 49-58.

58. Tuksanova D.I., Negmatullaeva MN Ecocardiografia Doppler no decurso da pré-eclâmpsia no contexto da hipertensão crónica //Biologia e Medicina Integrativa 2020, 3(43), 24-35.

59. Khalimova F.T. Hormonal profile in women of reproductive age of different ethnic groups / Health of the population - the basis of prosperity of Russia, Materials of the X Anniversary All-Russian scientific-practical conference with international participation. Filial da RGSU em Anapa. 2016, 322-324

60. Halimova F.T. Hormonas da tiroide e supra-renais na previsão do grupo de risco de violação da saúde reprodutiva da mulher / Actas do XXIII Congresso da Sociedade Fisiológica I.P. Pavlov com participação internacional, Moscovo, 2017, 201-202

61. Halimova F.T. Marcadores imunogenéticos de predisposição hereditária para a reação antifosfolipídica // Boletim da Academia de Ciências Médicas do Tajiquistão 2017, 4(24), 78-81

62. Halimova F.T. Abordagem de grupo para a avaliação da saúde reprodutiva das mulheres //Vestnik da Academia de Ciências Médicas do Tajiquistão 2017, 2(22), 72-76

63. Halimova F.T. Predisposição hereditária para a reação antifosfolipídica /Problemas ecológicos e fisiológicos de adaptação - materiais do XVIII simpósio russo com participação internacional. Universidade de Amizade dos Povos da Rússia. 2019, 239-241

64. Halimova F.T. Características das hormonas gonadotrópicas e tiroideias em mulheres que vivem em diferentes zonas climatogeográficas / Agajanianov Leituras - materiais da II Conferência Científica e Prática de toda a Rússia com participação internacional. Universidade da Amizade dos Povos da Rússia. Moscovo, 2018, 271-272

65. Halimova F.T. Características dos indicadores de reação antifosfolipídica em mulheres que vivem em diferentes

zonas climatogeográficas //Vestnik da Academia de Ciências Médicas do Tajiquistão 2018, 8, 1(25), 98-103

66. Halimova F.T. Características dos indicadores regionais médios de imunidade celular em mulheres que vivem em diferentes condições climatogeográficas // Vestnik da Universidade de Tambov. Série: Ciências Naturais e Técnicas 2017, 22, 1, 217-220

67. Halimova F.T. Avaliação do sistema da tiroide em mulheres de diferentes grupos étnicos tendo em conta as condições climatogeográficas de residência //Health, Demography, Ecology of Finno-Ugric Peoples 2015, 4, 88-91

68. Halimova F.T. Indicadores do perfil imunogenético na avaliação da saúde reprodutiva de mulheres que vivem em diferentes zonas climáticas e geográficas // Boletim da Academia de Ciências Médicas do Tajiquistão 2016, 3, 114-119

69. Halimova F.T. Population features in women of fertile age /Ecological and physiological problems of adaptation - materials of the XVII All-Russian symposium with international participation. Universidade de Amizade dos Povos da Rússia. 2017, 274-275

70. Halimova F.T. Factores epigenéticos no diagnóstico de doenças reprodutivas // Boletim da Academia de Ciências Médicas do Tajiquistão 2017, 3(23), 91-97

71. Khalimova F.T., Abdusattorova M.A. Estado da saúde reprodutiva de acordo com os indicadores de autoimunidade celular /Agadzhanyanov Readings - materiais da II Conferência científica-prática totalmente russa com participação internacional. Universidade de Amizade dos Povos da Rússia. Moscovo, 2018, 273-274.

72. Khalimova F.T., Ganizoda M.H., Abdusattorova M.A. Características imunofisiológicas do desenvolvimento da saúde reprodutiva da síndrome antifosfolipídica /Problemas ecológicos e fisiológicos de adaptação - materiais do XVIII simpósio russo com participação internacional. Universidade de Amizade dos Povos da Rússia. 2019, 241-243.

73. Halimova F.T., Gulin A.V., Malysheva E.V., Nazirova A.A. Características clínicas e laboratoriais da síndrome antifosfolipídica em mulheres com história obstétrica // Vestnik da Universidade de Tambov. Série: Ciências Naturais e Técnicas 2012, 17, 4, 1285-1288.

74. Halimova F.T., Gulin A.V., Malysheva E.V., Nazirova A.A. Características dos parâmetros de coagulação

sanguínea na síndrome antifosfolipídica // Vestnik da Universidade de Tambov. Série: Ciências Naturais e Técnicas 2102, 17, 5, 1449-1451

75. Halimova F.T., Gulin A.V., Nevzorova E.V., Nazirova A.A., Shukurov F.A. Determinação dos valores de critério das hormonas reprodutivas na formação do grupo de risco de doenças reprodutivas // Vestnik da Universidade de Tambov. Série: Ciências Naturais e Técnicas. 2015. T. 20. № 6. C. 1640-1643.

76. Halimova F.T., Gulin A.V., Nevzorova E.V., Nazirova A.A., Shukurov F.A. Avaliação do perfil hormonal reprodutivo em mulheres de diferentes grupos étnicos, tendo em conta as condições climáticas e geográficas de residência // Vestnik of Tambov University. Série: Ciências Naturais e Técnicas. 2015. T. 20. № 6. C. 1644-1648.

77. Halimova F.T., Gulin A.V., Nevzorova E.V., Shukurov F.A. Peculiaridades étnicas do perfil imunogenético das mulheres que vivem em diferentes zonas climatogeográficas // Na coleção: Saúde da população - a base da prosperidade da Rússia. Materiais da conferência científica-prática russa do X Jubileu com participação internacional. Filial da RGSU em Anapa. 2016. C. 325-328.

78. Halimova F.T., Gulin A.V., Shukurov F.A. Características dos indicadores regionais médios do perfil hormonal em mulheres que vivem em diferentes condições climatogeográficas // Vestnik da Universidade de Tambov. Série: Ciências Naturais e Técnicas. 2016. T. 21. № 6. C. 2289-2294.

79. Halimova F.T., Gulin A.V., Shukurov F.A. Características da autoimunidade humoral em mulheres de diferentes grupos étnicos // Saúde, Demografia, Ecologia dos Povos Fino-Úgricos 2015, 4, 91-93

80. Halimova F.T., Nevzorova E.V., Gulin A.V., Nazirova A.A. Imunoreactividade do corpo de mulheres em idade reprodutiva que vivem na região de Lipetsk // No Mundo das Descobertas Científicas. 2014. № 2 (50). C. 353-359

81. Halimova F.T., Nevzorova E.V., Gulin A.V., Nazirova A.A. Determinação da norma regional de parâmetros imunológicos em mulheres em idade fértil que vivem na região de Lipetsk // Vestnik da Universidade de Tambov. Série: Ciências Naturais e Técnicas 2013, 18, 6-2, 3286-3288.

82. Halimova F.T., Nevzorova E.V., Gulin A.V., Nazirova A.A., Shutova S.V. Características do estado imunitário das mulheres que vivem na República do Tajiquistão / Problemas actuais das ciências naturais - materiais da conferência internacional extramural científico-prática. otv. 2014, 118-123.

83. Halimova F.T., Nevzorova E.V., Gulin A.V., Shukurov F.A. Características comparativas do perfil imunogenético das mulheres do Tajiquistão e da região central da Terra Negra da Rússia // Vestnik da Universidade de Tambov. Série: Ciências Naturais e Técnicas. 2016. T. 21. № 1. C. 231-235.

84. Halimova F.T., Nevzorova E.V., Gulin A.V., Shutova S.V. Determinação de anticoagulantes do tipo lúpico na avaliação da síndrome antifosfolípide /Problemas Actuais das Ciências Naturais 2013, 19-24.

85. Halimova FT, Nevzorova EV, Shukurov FA, Gulin AV Determinação do valor preditivo do IGG para a protrombina em relação à avaliação da síndrome antifosfolipídica // In Proceedings: Health for All. Coletânea de artigos da V Conferência Internacional Científica e Prática. Conselho Editorial: K.K. Shebeko [et al]. 2013. C. 267-268.

86. Halimova FT, Nevzorova EV, Shukurov FA, Gulin AV Papel das proteínas - cofactores no desenvolvimento da síndrome antifosfolipídica // Herald of Lipetsk State Pedagogical University. Série MIFE: Matemática, Tecnologias da Informação, Física, Ciências Naturais 2013, 1(4), 113-115.

87. Halimova FT, Nevzorova EV, Shukurov FA, Gulin AV Características comparativas do imunofenótipo reprodutivo e dos níveis de imunoglobulina sérica em mulheres de diferentes grupos étnicos // Vestnik of Lipetsk State Pedagogical University. Série MIFE: Matemática, Tecnologias da Informação, Física, Ciências Naturais 2015, 1(16), 115-119.

88. Halimova F.T., Shukurov F.A. Estado hormonal na avaliação de perturbações da saúde reprodutiva //Biologia e Medicina Integrativa 2019, 10(38), 4-12.

89. Halimova F.T., Shukurov F.A., Arabzoda S.N. Características comparativas de diferentes formas de agressão com ansiedade, ritmos de correlação e estado funcional do corpo //Vestnik da Academia de Ciências Médicas do Tajiquistão 2020, 10, 2(34), 196-201.

90. Khalimova F.T., Shukurov F.A., Gulin A.V. Immuno-endocrine aspects of reproductive health of women of different ethnic groups (literature review) // No livro: HUMAN SCIENCE - FROM AVICENNA TO MODERNITY. Aslonova I.J., Aslonova Sh.J., Baimuradov R.R., Vorobeychik Y.N., Gulin A.V., Karomatov I.D., Mavlonov A.A., Orziev Z.M., Orzieva Sh.Z., Ochilova D.A., Porsoev J.A., Ruziev O.A., Saidov S.A., Khaidarov N.K., Khaidarova D.K., Halimova F.T., Hodjaeva D.T., Sharipova D.S., Shukurov F.A. Bukhara, 2018. C. 4-69.

91. Halimova F.T., Shukurov F.A., Nurmatov A.A. Avaliação e previsão da saúde reprodutiva de mulheres em idade fértil // Boletim da Academia de Ciências Médicas do Tajiquistão. 2019. T. 9. № 2 (30). C. 199-208.

92. Hamdamova M.T., Akhmatova D.F. Osteoporose em mulheres jovens em idade reprodutiva, factores de risco //Biology and Integrative Medicine 2021, 1(47), 146-159.

93. Hamdamova M.T. Idade e variabilidade individual da forma e tamanho do útero de acordo com a morfologia e a ecografia // Novosti dermatovenerologii i reproductive health. - 2020. - №1-2(88-80). - C. 49-52

94. Hikmatova S., Aslonova S.J. Ideias modernas sobre a síndrome dos ovários poliquísticos (SOP) //Biologia e Medicina Integrativa 2017, 10(16), 4-22.

95. Khlyakina, O.V.; Gulin, A.V. Hygienic characterisation of the action of anthropogenic environmental factors on the state of health of the population of the Lipetsk region (in Russian) // Medico-social problems of modern Russia. Moscovo, 2007. - C.92-97.

96. Khodjamuradova D.A., Nazalenko T.A. Formas endócrinas de infertilidade em mulheres do Tajiquistão // Actas da Academia de Ciências da República do Tajiquistão. Departamento de Ciências Biológicas e Médicas, 2012, 1, 60-69.

97. Shodiev B.V., Mukhidova G.H. Microelementosis como fator causal na estrutura das perdas reprodutivas// New Day in Medicine. - 2018. - №3(23). - C. 45-47.

98. Sholokhov L.F., Kolesnikova L.I., Dolgikh V.V. Reestruturação da atividade funcional da glândula tiroide e do metabolismo das hormonas terioides em raparigas adolescentes de diferentes grupos étnicos da Sibéria Oriental como componente importante da adaptação a longo prazo a condições climáticas e

geográficas extremas de residência // Boletim do Centro Científico da Sibéria Oriental SB RAMS, 2013, 4, 77-80.

99. Shukurov F.A. Adaptação, stress e saúde Mat. 49ª Conf. Científica e Prática TSMU "Adaptação, stress, saúde", Dushanbe, 2001, pp.193-204.

100. Shukurov F.A. Relações interpessoais e estado vegetativo na avaliação das capacidades de adaptação dos estudantes // Saúde, demografia, ecologia dos povos fino-úgricos. 2015. № 4. C. 65-68.

101. Shukurov F.A. Assessment and prediction of human adaptation capabilities to high altitude / Na coleção: Ecological and physiological problems of adaptation. Actas do XVII simpósio totalmente russo. 2017. C. 276-277.

102. Shukurov F.A. Avaliação e previsão de formas individuais de adaptação humana a grandes altitudes / Mat. I Interd.Conf. "Chronostructure and Chronology of Reproductive Function" e IX Interd.Conf. "Ecological and Physiological Mechanisms of Adaptation", Moscovo, 2000, 233-235.

103. Shukurov F.A. Avaliação e previsão da eficácia da adaptação humana a grandes altitudes / In Proceedings: Proceedings of the XXIII Congress of the I.P. Pavlov Physiological Society with international participation. 2017. C. 1503-1504.

104. Shukurov F.A. Fundamentação fisiológica dos critérios de avaliação e previsão da adaptação individual de uma pessoa a uma altitude elevada. Resumo da dissertação para um doutor em ciências médicas. Moscovo, 1995, 39 p.

105. Shukurov F.A., Arabzoda S.N. Características das formas de agressão e estado vegetativo na avaliação das capacidades de adaptação dos estudantes //Vestnik da Academia de Ciências Médicas do Tajiquistão. 2018. T. 8. № 1 (25), 111-117.

106. Shukurov F.A., Arabova Z.U. Estado vegetativo na avaliação da adaptação humana à hipóxia de alta montanha // Boletim da Academia de Ciências Médicas do Tajiquistão. 2018. T. 8. № 1 (25). C. 118-123.

107. Shukurov F.A., Arabova Z.U. Indicadores integrais da variabilidade da frequência cardíaca na avaliação da adaptação humana à altitude elevada // Boletim da Academia de Ciências Médicas do Tajiquistão. 2019. T. 9. № 1 (29). C. 89-95.

108. Shukurov F.A., Arabova Z.U. Previsão da fase de adaptação estável e do estado pré-natológico em pessoas com diferentes períodos de residência nas altas montanhas // Actas da Academia Nacional de Ciências da República do Quirguistão. 2019. - №4. - C. 83-87.

109. Shukurov F.A., Boboev A.A. O estado do sistema nervoso autónomo na avaliação dos níveis de saúde // Applied Information Aspects of Medicine. 2015. T. 18. № 1. C. 212-220.

110. Shukurov F.A., Irgasheva D.Z. Índice de massa corporal e índice de altura-peso na avaliação do estado de saúde dos estudantes //No livro: Agajanyanov Readings. Materiais da II Conferência científico-prática de toda a Rússia. Dedicado ao 90º aniversário do nascimento do acadêmico N.A. Aghajanyan. 2018. C. 304-306.

111. Shukurov F.A., Nidekker I.G. Dynamic structure of heart rhythm in the process of adaptation to high-altitude hypoxia //Cosmic Biology and Aerospace Medicine. 1981. № 3. C. 28.

112. Shukurov FA, Nidekker IG, Brodetskaya EE Características individuais da resposta do sistema cardiorrespiratório em humanos durante a adaptação à altitude elevada // Human Physiology. 1991. T. 15. № 4. C. 105.

113. Shukurov F.A., Halimova F.T. Estados pré-natológicos do corpo //Biologia e Medicina Integrativa 2019, 9(37), 68-80.

114. Shukurov F.A., Halimova F.T. Normal physiology Textbook for students of medical universities / Maurícia, 2020.

115. Shukurov F.A., Halimova F.T., Arabzoda S.N. Características comparativas de diferentes formas de agressão com ansiedade, ritmos de correlação e estado funcional do corpo // Boletim da Academia de Ciências Médicas do Tajiquistão. 2020. T. 10. № 2 (34). C. 196-201.

116. Shukurov FA, Halimova F.T., Arabova Z.U. Homeostasis indicators in short-term human adaptation to high altitude conditions and re-adaptation //Biology and Integrative Medicine 2020, 6(46), 5-22.

117. Shukurov F.A., Halimova F.T., Nurmatov A.A. Avaliação e previsão da saúde reprodutiva de mulheres em idade fértil // Vestnik da Academia de Ciências Médicas do Tajiquistão 2019, 9, 2(30), 199-208

118. Ermatov N.J., Abdulkhakov I.U. Avaliação sócio-higiénica da morbilidade entre diferentes segmentos da população com base em materiais de aplicações e exames médicos aprofundados //Biologia e Medicina Integrativa 2021, 6(53), 472-488.

119. Yuldasheva D.Y., Usmonova A.O., Kayumova D.T. Características comparativas das causas de hemorragia uterina disfuncional recorrente em mulheres na pré-menopausa //Biologia e Medicina Integrativa 2017, 2(8), 80-89.

120. Yakovenko N.V., Markov D.S. Factores ambientais na formação da saúde da população da região de Ivanovo (ar atmosférico) // Problemas modernos de ciência e educação, 2013, 5, 461.

121. Adeel M., Song X., Wang Y.et al. Environmental impact of estrogens on human, animal and plant life: A critical review // . Int. 2017. Vol. 99, 107-119.

122. Agostinis C., Durigutto P., Sblattero D.et al. Um anticorpo não fixador de complemento para a β2 glicoproteína I como uma nova terapia para a síndrome antifosfolípide // Sangue, 2014. - Vol. 123, N 22. - P. 3478-3487.

123. Akhmatova D.F., Khamdamova M.T. Análise da eficácia da terapia hormonal em pacientes com síndrome pós-castração //Biologia e Medicina Integrativa 2021, 3(50), 27-33.

124. Akhmedov F.K. Peculiaridades da hemodinâmica cardíaca em grávidas com pré-eclampsia ligeira// Europen Science Review. - 2015. - №4-5. - C. 56 -58.

125. Akhmedov F.K. Papel do estudo do fluxo sanguíneo renal e da concentração de ácido úrico no sangue e na urina no diagnóstico da pré-eclâmpsia //Biologia e Medicina Integrativa 2020, 2(42), 86-94.

126. Alijotas-Reig J., Llurba E., Gris J.M. Potenciar a tolerância imunitária materna na gravidez: um novo papel desafiante para as células T reguladoras // Placenta, 2014. - Vol. 35, N 4. - P. 241-248.

127. Al-Saab R., Haddad S. Deteção de marcadores de autoimunidade da tiroide em mulheres eutiroides com síndrome dos ovários poliquísticos: um estudo de caso-controlo da Síria // Int. J. Endocrinol. Metab, 2014, Vol. 12, 3, 79-54.

128. $_2$Andreoli L., Chighizola C.B., Nalli C. et al. Caracterização clínica da síndrome antifosfolipídica através da deteção de anticorpos IgG contra o domínio 1 da β-glicoproteína i e o domínio 4/5: rácio entre o anti-domínio 1 e o anti-domínio 4/5

como um novo biomarcador útil para a síndrome antifosfolipídica // Arthritis Rheumatol. 2015. - Vol. 67, N 8. - P. 2196-2204.

129. Aquenor A., Bhatta-charya S. Infertilidade e aborto espontâneo: vias comuns de manifestação e manejo // Womens Health (Lond), 2015, Vol. 11, 4, 527-541.

130. Awoyemi T., Motta-Mejia C., Zhang W., Kouser L., White K., Kandzija N., Alhamlan F.S., Cribbs A.P., Tannetta D., Mazey E., Redman C., Kishore U., Vatish M. Syncytiotrophoblast Extracellular Vesicles From Late-Onset Preeclampsia Placentae Suppress Pro-Inflammatory Immune Response in THP-1 Macrophages. //Front. Immunol. 2021, Jun 7, 12, 676056.

131. Barut M.U., Agacayak E., Bozkurt M. et al. Existe uma correlação positiva entre o estatuto socioeconómico e a reserva ovárica em mulheres em idade reprodutiva // Med. Sci. Monit, 2016, Vol. 22, 4386-4392.

132. Bertolaccini M.L., Sanna G. Avanços recentes na compreensão da síndrome antifosfolípide // F1000 Res, 2016. - Vol. 5. - P. 2908-2923.

133. Bi M., Meng L., Bai L. Effects of Comprehensive Nursing Based on Orem's Self-Care Theory on Symptom Improvement and Pregnancy Outcome in Patients with Antiphospholipid Syndrome: A Retrospective Cohort Study. //Comput. Math. Methods Med. 2022, May 19, 2022:4133812.

134. Bliddal S., Boas M., Hilsted L. et al. Aumento dos níveis de anticorpos de tiroglobulina e de anticorpos de peroxidase da tiroide, mas não da taxa de partos prematuros, em mulheres dinamarquesas grávidas após a fortificação com iodo // Eur J Endocrinol, 2017, Vol. 176, 5, 603-612.

135. Busse M., Campe K.J., Redlich A., Oettel A., Hartig R., Costa S.D., Zenclussen A.C. As células B reguladoras estão diminuídas e a sua função está comprometida no sangue materno periférico em partos prematuros. //Front. Immunol. 2020, 20 de março, 11, 386.

136. Busse M., Scharm M., Oettel A., Redlich A., Costa S.D., Zenclussen A.C. Enhanced S100B expression in T and B lymphocytes in spontaneous preterm birth and preeclampsia. //J. Perinat. Med. 2021, 1 de novembro, 50(2), 157-166.

137. Canaud G., Bienaimé F., Tabarin F. et al. Inibição da via mTORC na síndrome antifosfolipídica // N. Eng. Engl. J. Med. 2014, Vol. 371, 4, 303-312.

138. Carolan-Olah M., Frankowska D. Temperatura ambiental elevada e parto prematuro: uma revisão das evidências // Midwifery, 2014, Vol. 30, 1, 50-59.

139. Chen S., Liu Y., Sytwu H. Regulação imunológica na gravidez: do mecanismo à estratégia terapêutica para a imunomodulação // Clin. Develop. Immunol. 2012, Vol. 2012, 1-10.

140. Choudhury S.R., Knapp L.A. Human reproductive failure I immunological factors // Hum. Reprod. Update. 2001, Vol.7, 2, 113-134.

141. Christian L.M., Glaser R., Porter K., Iams J.D. Respostas inflamatórias induzidas pelo stress nas mulheres: efeitos da raça e da gravidez // Psychosom. Med., 2013, Vol. 75, 7, 658-669.

142. Christiansen O.B.. Avanços da imunoglobulina G intravenosa na modulação da imunidade anti-fetal em populações de risco seleccionadas: ciência e terapêutica // Clin. Exp. Immunol, 2014, Vol. 178, 120-122.

143. Clark M.M., Chazara O., Sobel E.M. et al. Peso à nascença humano e imunologia reprodutiva: teste de interacções entre os genes KIR e HLA-C maternos e da descendência //Hum Hered, 2017, Vol. 81, 4, 181-193.

144. Classen-Linke I., Mullen-Newen G. O recetor de citocinas GP 130 e a sua forma solúvel estão sob controlo hormonal no endométrio e nas decíduas humanas // Mol Hum Reprod, 2004. - Vol. 10. - P. 495-504.

145. Dadvand P., Wright J., Martinez D. et al. Desigualdade, espaços verdes e mulheres grávidas: papéis da etnia e do estatuto socioeconómico individual e da vizinhança // Environ. Int, 2014, Vol. 71, 101-108.

146. De Carolis C., Perricone C., Perricone R. Guerra e paz na linha da frente feto-placentária: aborto espontâneo recorrente // Isr. Med. Assoc. J., 2014, Vol. 16, 10, 667-668.

147. Dewailly D., Andersen C.Y., Balen A. et al. A fisiologia e a utilidade clínica da hormona anti-Mulleriana nas mulheres // Hum. Reprod. Update, 2014, Vol. 20, 3, C. 370-385.

148. Donato J., Frazão R. Interacções entre a prolactina e a kisspeptina no controlo da reprodução // Arch. Endocrinol. Metab, 2016, Vol. 60, 6, 587-595.

149. Du V.X., Kelchtermans H., de Groot P.G. et al. Do anticorpo ao fenótipo clínico, a caixa negra da síndrome

antifosfolipídica: mecanismos patogénicos da síndrome antifosfolipídica // Thromb. Res., 2013, Vol. 132, 3, 319-326.

150. Eastwood E.D., Kemp L., Jalaludin B. Explicando grupos ecológicos de depressão materna no sudoeste de Sydney // BMC Pregnancy Childbirth, 2014, Vol. 14, 47.

151. Erlebacher A. Mechanisms of T cell tolerance towards the allogeneic fetus // Nat. Rev. Immunol, 2013, Vol. 13, 1, 23-33.

152. Findeklee S., Costa S.D., Tchaikovski S.N.. Trombofilia e síndrome HELLP na gravidez relato de caso e visão geral da literatura // Z. Geburtshilfe Neonatol. Geburtshilfe Neonatol. 2015, Vol. 219, 1, 45-51.

153. Franchini M., Mannucci P.M. Impacto das alterações climáticas na saúde humana // Eur. J. Intern. Med., 2015, Vol. 26, 1, 1-5.

154. Gailly-Fabre E., Kerlan V., Christin-Maitre S. [Hormonas associadas à gravidez e relações feto-maternas] // Ann. Endocrinol. (Paris), 2015, Vol. 76, 6, Suppl 1, 39-50.

155. Ghaebi M., Nouri M., Ghasemzadeh A. et al. Rede de regulação imunitária na gravidez bem sucedida e nos fracassos reprodutivos // Biomed. Pharmacother. 2017, Vol. 88, 61-73.

156. Gleicher N., Weghofer A., Barad D.H.. Avaliação de ponta do impacto da autoimunidade no sucesso reprodutivo feminino // J. Autoimmun. Autoimmun. 2012, Vol. 38, 74-80.

157. Gonzales G.F., Zevallos A., Gonzales-Castañeda C. et al. Poluição ambiental, variabilidade climática e alterações climáticas: uma análise dos impactos na saúde da população peruana // Rev. Peru Med. Exp. Salud. Publica, 2014, Vol. 31, 3, 547-556.

158. Green D. Fisiopatologia da Síndrome dos Antifosfolípidos. //Thromb. Haemost. 2021, Nov 18.

159. Grimstad F., Krieg S. Contributos imunogenéticos para a perda recorrente da gravidez // J. Assist. Reprod. Genet. 2016, Vol. 33, 7, 833-847.

160. Harris R., Cormack D., Stanley J., Rameka R. Investigando a relação entre consciência étnica, discriminação racial e saúde auto-avaliada na Nova Zelândia // PLoS One, 2015, Vol. 10, N 2. - P. 317-343.

161. He Y., Pan A., Yang Y. et al. Prevalência de peso insuficiente, excesso de peso e obesidade entre mulheres em idade reprodutiva e raparigas adolescentes na China rural // Am. J. Public. Health, 2016, Vol. 106, 12, 2103-2110.

162. Heyn H., Moran S., Hernando-Herraez I. et al. A metilação do ADN contribui para a variação humana natural // Genome Res. 2013, Vol. 23, 9, 1363-1372.

163. Hsiang J., Selvaratnam S., Taylor S. et al. Aumento da resistência primária aos antibióticos e diferenças étnicas nas taxas de erradicação da infeção por Helicobacter pylori na Nova Zelândia - um novo olhar sobre um velho inimigo // N.Z. Med. J., 2013, Vol. 126, 1384, 64-76.

164. Ivarsson M.A., Stiglund N., Marquardt N. et al. Composição e dinâmica do repertório KIR das células NK uterinas no sangue menstrual // Mucosal. Immunol, 2017. Vol. 10, 2, 322-331.

165. Jiang T.T., Chaturvedi V., Ertelt J.M. et al. Regulatory T cells: new keys for further unlocking the enigma of fetal tolerance and pregnancy complications // J. Immunol. Immunol. 2014. - Vol. 192, N 11. - P. 4949-4956.

166. Khamdamov I.B. Uma abordagem diferenciada para a escolha de diagnósticos e prevenção de complicações da plastia protésica em mulheres em idade fértil //Biologia e Medicina Integrativa 2022, 1(54), 5-14.

167. Khamdamova M.T. Características ecográficas etárias do útero e dos ovários em mulheres do primeiro e segundo período da meia-idade //Biologia e Medicina Integrativa 2020, 2(42), 75-85.

168. Khamdamova M.T. Características ecográficas da gama de variabilidade do tamanho do útero e dos ovários em mulheres em idade menopáusica que utilizam formas orais e injectáveis de contraceção/American Journal of Medicine and Medical Sciences. - 2020. - N10 (8). - P. 580- 583.

169. Khamdamova M.T., Teshaev Sh.J., Haribova E.A., Ikhtiyarova G.A. Características do diagnóstico por ultrassom de processos inflamatórios do útero e apêndices ao usar contraceptivos intra-uterinos em mulheres que vivem na região de Bukhara // Biologia e Medicina Integrativa 2020, 5 (45), 76-94.

170. Khatamova M.T., Burkhanova M.E., Fayzulloeva N.Sh. Aspectos do parto durante a descarga pré-natal de líquido amniótico //Biologia e Medicina Integrativa 2021, 1(47), 110-120.

171. Kholova N.F., Khamdamova M.T.. Diagnóstico de perturbações da saúde reprodutiva em raparigas em idade reprodutiva precoce //Biologia e Medicina Integrativa 2021, 5(52), 34-41.

172. Kiely M., A.A.El-Mohandes, M.G.Gantz et al. Understanding the association of biomedical, psychosocial and behavioural risks with adverse pregnancy outcomes among African-Americans in Washington, DC // Matern. Child. Health J. 2011, Vol. 15, Suppl 1, 85-95.

173. Kim K., Bloom M.S., Browne R.W. et al. Associações entre os componentes das partículas de lipoproteínas de alta densidade do fluido folicular e a qualidade do embrião em pacientes de fertilização in vitro // J. Assist. Assist. Reprod. Genet. 2017, Vol. 34, 1, 1-10.

174. Kjellstrom T. Impact of climate conditions on occupational health and related economic losses: A new feature of global and urban health in the context of climate change // Asia Pac. J. Public. Health. 2016. - Vol. 28, 2 Supl., 28-37.

175. Knight J.S., Kanthi Y. Mecanismos de imunotrombose e vasculopatia na síndrome antifosfolipídica. //Semin. Immunopathol. 2022, maio, 44(3), 347-362.

176. Kövér Á., Lampé R., Szabó K., Tarr T., Papp G. A Comprehensive Investigation into the Distribution of Circulating B Cell Subsets in the Third Trimester of Pregnancy. //J. Clin. Med. 2022, 26 de maio, 11(11), 3006.

177. Koyuncu T., Metintas S., Ayhan E. et al. Avaliação dos critérios de saúde reprodutiva em trabalhadores agrícolas sazonais: uma amostra de Eskisehir, Turquia // Rural. Remote Health, 2016, Vol. 16, 4, 3489.

178. Kust A.V., Sotnikova N.Y., Malyshkina A.I., Voronin D.N.. Papel dos linfócitos B CD20 + IL-10 + nos processos imunoreguladores em mulheres com aborto espontâneo recorrente. //Klin. Lab. Diagn. 2021, 13 de agosto, 66(8), 485-488.

179. Kwak-Kim J., Skariah A., Wu L. et al. Autoimunidade humoral e celular em mulheres com perdas recorrentes de gravidez e falhas repetidas de implantação: um possível papel da vitamina D / / Autoimmun. Rev, 2016, Vol. 15, 10, 943-947.

180. La Rocca C., Carbone F., Longobardi S., Matarese G. A imunologia da gravidez: as células T reguladoras controlam a tolerância imunitária materna em relação ao feto // Immunol. Lett, 2014, Vol. 162, 1, Pt A., 41-48.

181. Lacorcia M., Bhattacharjee S., Laubhahn K., Alhamdan F., Ram M., Muschaweckh A., Potaczek D.P., Kosinska A., Garn H., Protzer U., Renz H., Prazeres da Costa C. A conversa cruzada imune fetomaterna modifica a preparação das

células T através de alterações sustentadas na função das CD. //J. Allergy Clin. Immunol. 2021, Sep., 148(3), 843-857.

182. Lassi Z.S., Middleton P.F., Bhutta Z.A., Crowther C. Strategies for improving health care see-king for maternal and newborn illnesses in low- and middle-income countries: a systematic review and meta-analysis // Glob. Health. Action. 2016, Vol. 9, 1, 31408.

183. Lawson A.K., Marsh E.E.. Hearing the silenced voices of under-served women: The role of qualitative research in gynecologic and reproductive care // Obstet. Gynecol. Clin. North Am, 2017, Vol. 44, 1, 109-120.

184. Lee S.K., Kim C.J., Kim D.J., Kang J.H.. Células imunes no trato reprodutivo feminino // Immune Netw, 2015,Vol. 15, 1, 16-26.

185. Lin X., Liang Q., Lin L. et al. Identificação de anticorpos antimiosina nos soros de pacientes com síndrome antifosfolípide// Thromb. Res, 2015, Vol.135, 5, 867-872.

186. Liu J.J., Davidson E., Bhopal R., White M., Johnson M., Netto G., Sheikh A.. Adaptação de intervenções de promoção da saúde para grupos de minorias étnicas: um estudo qualitativo// Health Promot. Int. 2016, Vol. 31, 2, 325-334.

187. Liu N., Chen J., He Y., Jia H., Jiang D., Li S., Yang Y., Dai Z., Wu Z., Wu G. O que é que a mãe tem a ver com o facto de o seu filho ser um bebé? //Aminoácidos. 2020, Abr., 52(4), 587-596.

188. Londra L.C., Tobler K.J, Omurtag K.R., Donohue M.B.. Conteúdo em língua espanhola em sítios Web de endocrinologia reprodutiva e de prática de infertilidade // Fertil. Steril. 2014, Vol. 102, 5, 1371-1376.

189. Maaki S.M., Nick S., Macklon J., Coboi J. Embryonic implantation: cytokines, adhesion molecules and immune cells in establishing an implantation environment // J. Leukocytes. Leukoc. Biol. 2009, Vol. 85, 1, 4-19.

190. Magatti M., Masserdotti A., Cargnoni A., Papait A., Stefani F.R., Silini A.R., Parolini O. The Role of B Cells in PE Pathophysiology: A Potential Target for Perinatal Cell-Based Therapy //Int. J. Mol. Sci. 2021, 26 de março, 22(7), 3405. doi: 10.3390/ijms22073405.

191. Manukyan G., Martirosyan A., Slavik L., Ulehlova J., Dihel M., Papajik T., Kriegova E. O 17β-Estradiol Promove o Fenótipo Proinflamatório e Procoagulatório das Células Imunes

Inatas na Presença de Anticorpos Antifosfolípidos. //Biomedicinas. 2020, 15 de junho, 8(6), 162.

192. Mavlyanova N.N., Ikhtiyarova G.I., Tosheva I.I., Aslonova M.Zh., Narzullaeva N.S. The State of the Cytokine Status in Pregnant Women with Fetal Growth Retardation// Journal of Medical - Clinical Research & Reviews. ISSN 2639 - 944X. - 2020, №4(6), 18-22.

193. FHMonteiro C., Kasahara T., Sacramento P.M., Dias A., Leite S., Silva V.G., Gupta S., Agrawal A., Bento C.A.M. Human pregnancy levels of estrogen and progesterone contribute to humoral immunity by activating T /B cell axis. //Eur. J. Immunol. 2021, Jan., 51(1), 167-179.

194. Muller A.F., Berghout A. Consequências da tiroidite autoimune antes, durante e após a gravidez // Minerva Endocrinol, 2003, Vol. 28, 3,247-254.

195. Muzzio D., Zenclussen A.C., Jensen F. O papel das células B na gravidez: o bom e o mau // Am. J. Reprod. Immunol. 2013, Vol. 69, 4, 408-412.

196. Nalli C., Tincani A. Gravidez na síndrome antifosfolipídica: podemos melhorar o tratamento das pacientes? // Isr. Med. Assoc. J. 2014, Vol. 16, 10, 614-615.

197. Palmeira P.. Quinello C., Silveira-Lessa A.L. et al. Transferência placentária de IgG em gestações saudáveis e patológicas // Clin. Dev. Immunol. 2012, Vol. 2012, 1-13.

198. Panova I.A., Kudryashova A.V., Panashchatenko A.S., Rokotyanskaya E.A., Malyshkina A.I., Parejshvili V.V., Harlamova N.V. Carácter da diferenciação dos linfócitos β em mulheres com distúrbios hipertensivos durante a gravidez. //Klin. Lab. Diagn. 2021, 13 de agosto, 66(8), 489-495.

199. Paterson J., Berry P., Ebi K., Varangu L. Health care facilities resilient to climate change impacts // Int. J. Environ. Res. Publ. Health, 2014, Vol. 1, 12, 113-116.

200. Piccinni M.P., Lombardelli L., Logiodice F. et al. Como é que a gravidez pode afetar a progressão das doenças auto-imunes? // Clin. Mol. Allergy, 2016, Vol. 14, 11-22.

201. Ponce A., Rodríguez-Pintó I., Basauli J.M., Espinosa G., Erkan D., Shoenfeld Y., Cervera R; Em nome do Grupo de Projeto do Registo CAPS/Fórum Europeu sobre Anticorpos Antifosfolípidos. O significado clínico de níveis baixos de complemento em doentes com síndrome antifosfolipídica catastrófica: uma análise descritiva de 73 doentes do "Catastrophic

antiphospholipid syndrome registry". //Lupus. 2022, Jun 10, 9612033221107583.

202. Posch F., Gebhart J., Rand J.H. et al. Os factores de risco cardiovascular são os principais determinantes do risco trombótico em doentes com o anti-coagulante lúpico // BMC Med. 2017, Vol. 15, 54-66.

203. Rabiev S.N., Teshaev Sh.J., Khamdamova M.T., Haribova E.A. Características dos indicadores antropométricos do desenvolvimento fetal em mulheres de diferentes somatótipos //Biology and Integrative Medicine 2021, 3(50), 34-46.

204. Rebello K., Silva J., Brito R.C.S. Fatores fundamentais na satisfação conjugal: Uma avaliação de casais brasileiros // Psicologia, 2014, Vol. 5, 7, 777-784.

205. Rocheleau C.M., Bertke S.J., Lawson C.C. et all. Factors associated with employment status before and during pregnancy: Implications for studies of pregnancy outcomes // Am. J. Ind. Med. 2017, Vol. 60, 4, 329-341.

206. Rosa Dos Santos A.P., de Oliveira Vaz C., Hounkpe B.W., Jacintho B.C., Oliveira J.D., Tripiquia Vechiatto Mesquita G.L., Pereira Dos Santos I., Annichino-Bizzacchi J., Appenzeller S., de Moraes Mazetto Fonseca B., Orsi F.A. Associação entre células dendríticas plasmocitóides produtoras de interferon-I e síndrome antifosfolípide trombótica. //Lupus. 2022, 25 de maio, 9612033221101731.

207. Rosenblum M.D., Way S.S., Abbas A.K.. Memória das células T reguladoras // Nat. Rev. Immunol. 2016, Vol. 16, 2, 90-101.

208. Rylander C., Odland J.O., Sandanger T.M. Climate change and the potential effects on maternal and pregnancy outcomes: an assessment of the most vulnerable--the mother, fetus, and newborn child // Glob. Health. Action. 2013, Vol. 6, 195-198.

209. Sarfaty M., Mitchell M., Bloodhart B., Maibach E.W.. Um inquérito a médicos afro-americanos sobre os efeitos das alterações climáticas na saúde // Int. J. Environ. Res. Publ. Health, 2014, Vol. 11, 12, 173-185.

210. Schander J.A., Marvaldi C., Correa F., Wolfson M.L., Cella M., Aisemberg J., Jensen F., Franchi A.M. Maternal environmental enrichment modulates the immune response against an inflammatory challenge during gestation and protects the offspring. //J. Reprod. Immunol. 2021, Abr., 144, 103273.

211. Scholz P., Auler M., Brachvogel B. et al. Deteção de múltiplos autoanticorpos de anexina num doente com abortos recorrentes, AVC fulminante e síndrome antifosfolípido seronegativo // Biochem. Med. (Zagreb), 2016. Vol. 26, 2, 272-278.

212. Sciascia S., Sanna G., Murru V. et al. Anticorpos anti-protrombina (aPT) e anti-fosfatidil-serina/protrombina (aPS/PT) e o risco de trombose na síndrome antifosfolipídica. Uma revisão sistemática // Thromb. Haemost. 2014, Vol. 111, 2, 354-364.

213. Skjærvø G.R., Fossøy F., Røskaft E.Solar activity at birth predicted infant survival and women's fertility in historical Norway // . Biol. Sci, 2015, Vol. 282, 1801, 2014-2032.

214. Slawek A., Lorek D., Kedzierska A.E., Chelmonska-Soyta A. Células B reguladoras com expressão de IL-35 e IL-10 num modelo de gravidez murina normal e propensa a aborto. //Am. J. Reprod. Immunol. 2020, Mar., 83(3), e13217.

215. Sletner L., Nakstad B., Yajnik C.S. et al. Diferenças étnicas na composição corporal neonatal numa população multiétnica e o impacto dos factores parentais: um estudo de coorte de base populacional // PLoS One, 2013, Vol. 8, 8, 730-758.

216. Sonecha S., Noble A.J., Morgan M., Ridsdale L. Percepções e experiências de epilepsia entre pacientes de grupos étnicos negros no sul de Londres // Prim. Health Care Res. Dev. 2014, Vol. 15, 1-11.

217. Southcombe J.H., Redman C.W., Sargent I.L., Granne I. IL-1 family cytokines and their regulatory proteins in normal pregnancy and pre-eclampsia/ J.H.Southcombe, // Clin. Exp. Immunol. 2015, Vol. 181, 3, 480-490.

218. Staun-Ram E., Shalev E. Função do trofoblasto humano durante o processo de implantação // Reprod Biol Endocrinol, 2005, Vol. 3, 56-67.

219. Stouffs K., Seneca S., Lissens W. Genetic causes of male infertility // Ann. Endocrinol. (Paris), 2014, Vol. 75, 2, 109-111.

220. Thayaparan A.S. Lowe S.A.. Pseudovasculite cutânea, síndrome antifosfolípide e desventura obstétrica // Lupus, 2015, Vol. 24, 10, 1107-1110.

221. Tincani A., Dall'Ara F., Lazzaroni M.G. Gravidez em pacientes com doença autoimune: uma realidade em 2016 // Autoimmun. Rev. 2016, Vol. 15, 10, 975-977.

222. Ulrich V. Gelber SE, Vukelic M. et al. ApoE Recetor 2 Mediação da Disfunção do Trofoblasto e Complicações da

Gravidez Induzidas por Anticorpos Antifosfolípidos em Ratos // Artrite Reumatol. 2016. - Vol. 68, N 3. - P. 730-739.
223. Urbanus R.T., Pennings M.T., Derksen R.H. et al. A ativação das plaquetas pela beta2-glicoproteína I dimérica requer a sinalização através da glicoproteína Ibalfa e do recetor 2 da apolipoproteína E' // J. Thromb. Thromb. Haemost. 2008, Vol. 6, 8, 1405-1412.
224. Valeff N., Muzzio D.O., Matzner F., Dibo M., Golchert J., Homuth G., Abba M.C., Zygmunt M., Jensen F. As células B adquirem um perfil transcriptómico único e diferencial durante a gravidez. //Genómica. 2021, Jul., 113(4), 2614-2622.
225. Valeff N.J., Ventimiglia M.S., Dibo M., Markert U.R., Jensen F. As células B1 esplénicas adquirem um perfil proliferativo e anti-inflamatório durante a gravidez em ratinhos. //Front. Immunol. 2022, 28 de abril, 13:873493.
226. Wakeel F., Witt W.P., Wisk L.E. et al. Disparidades raciais e étnicas no capital pessoal durante a gravidez: resultados do estudo Los Angeles mommy and baby (LAMB) de 2007 // Matter. Child. health J. 2014, Vol. 18(1), 209-222.
227. Wang W.J., Liu F.J., Xin-Liu et al. A transferência adotiva de células T reguladoras CD4+CD25+ induzidas pela gravidez inverte o aumento da taxa de aborto provocado pela interleucina 17 no modelo de ratinho CBA/JxBALB/c // Hum. Reprod. 2014, Vol. 29, 5, 946-952.
228. Warembourg C., Debost-Legrand A., Bonvallot N. et al. Exposição de mulheres grávidas a poluentes orgânicos persistentes e níveis de hormonas sexuais do cordão umbilical // Hum. Reprod. 2016, Vol. 31, 1, 190-198.
229. Yan H., Li B., Su R., Gao C., Li X., Wang C.. Estudo Preliminar sobre o Desequilíbrio entre Th17 e Células T Reguladoras na Síndrome Antifosfolípide. //Front. Immunol. 2022, 6 de maio, 13:873644.
230. Zhai X., Yang S., Cui L. Anticardiolipina IgA como potencial fator de risco para a morbilidade na gravidez em doentes com síndrome antifosfolipídica. //Lab. Med. 2022, 29 de maio, lmac028.
231. Zhu R., Cheng C.Y., Yang Y., Denas G., Pengo V. Prevalência de anticorpos aPhosphatidylserine/prothrombin e associação com perfis de anticorpos antifosfolípidos em doentes com síndrome antifosfolípido: Uma revisão sistemática e meta-análise. //Thromb. Res. 2022, Jun., 214, 106-114.

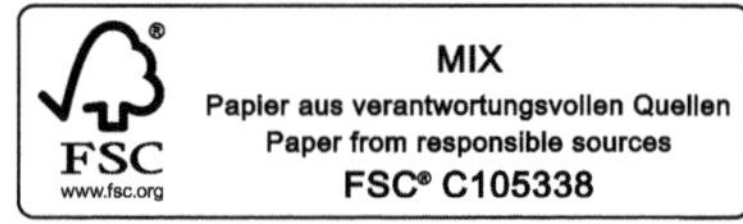

Printed by Books on Demand GmbH, Norderstedt / Germany